原來這就是
心身症！

疲憊易怒、恐慌憂鬱、失眠反胃
權威心理醫師教你擺脫身心問題
不再依賴藥物

Alles zur Psychosomatischen Medizin -
"Dann ist das wohl psychosomatisch!":
Wenn Körper und Seele SOS senden und
die Ärzte einfach nichts finden

亞歷山大‧庫格史塔 Alexander Kugelstadt 著
魏佐君 譯

目 錄

前言

這是一本醫學科普書。

本書旨在說明：身體和心靈如何相互影響，並藉此鼓勵您促進自身的心身健康。我的目標是希望能消除人們對心身疾病的焦慮。

當您在讀這本書的時候，也許某些段落會讓您惱怒、疲憊，也可能會感到自己被深深地理解了。這並不是什麼奇怪的事。
如果發生這種情況，很可能是您內心的傷痛被觸碰到了，這對您來說是個機會，可以直面自己內心的負擔，並著手處理它。
這會是一個好的開始。

序章

突如其來的心身症狀

　　那是1999年的12月31日，當所有人都在關心千禧蟲危機*時，我卻忙著面對別的問題：被迫和我的「室友」，一個45歲的老菸槍，深刻探討煙癮帶給他的幸與不幸。

　　當時，我正因為氣胸而躺在病床上，在接下來的幾個小時內就要接受手術，不過我並不是很擔心。醫生和我解釋道，像我這種十八歲年輕男性，其實很容易毫無預警發生氣胸（肺泡因為發育的關係破裂，於是空氣進入胸腔，壓迫到肺和心臟。）這可不是什麼美好的想像。不過醫生們看起來都非常鎮定，並說：「只是例行公事而已！」就好像被擠壓變小的肺對他們而言不過是家常便飯。

　　幾週過去了，我依然躺在醫院，因為後來有些不同的問題。不過，當一切終於都好轉，我終於可以康復出院時，我的身體才真正

＊是指從1999年進入2000年時，電腦可能會將00誤認為1900，從而發生大故障的推測。

開始出狀況：心悸、背部疼痛、皮膚起疹子、暈眩，讓我在出院後沒多久，又必須一而再、再而三地跑醫院。這些症狀來得毫無預警，就像某種嚴重傳染病一樣，我覺得自己的身體好像少了某種傳導物質，讓器官機能無法正常運作。

不過醫院卻找不出什麼原因。「檢查不出異常，那應該是心身方面的原因了！」我的醫生解釋道。

2000 年的電腦大故障事件並沒有發生，機器顯然比我們想像得更為可靠。而我的心理呢？其實它比想像中更靠不住嗎？

因為我的心悸症狀不見好轉，在父母的建議下，我前往心身科就診。「心身醫學與心理治療」這個專業領域，是在探究心理和生理疾患之間的關聯。

也許您也曾經遇過類似的事：旁人試著小心翼翼地跟您提起，也許您的症狀都是自己想像出來的，其實您可能根本沒生病？這就是我當時遇到的情況。

那位心身科醫師聽了我的症狀，看了所有顯示為「沒有異常」的檢驗報告，並提出她的假設：「您可能是失去了安全感，因為自從上次氣胸發作，您似乎覺得自己的身體不再可靠了。」我向她解釋，我很確定一切都很正常，而我現在只是想擺脫這些症狀。如今的我明白，我當時的看法是相當典型的，我們的心理總是會告訴我們：一切盡在掌握之中，但它其實不像電腦一樣是一個能編程的系

統,並能藉此順利地從 1999 跳到 2000 年。

　　醫師給了我第一個建議:如果我對自己身體情況的信任感打了折扣,而心悸是出於被壓抑的焦慮的話,那我也許可以透過新的經驗來抵銷它,也就是自己製造信賴感,這聽起來真的很「心理」。我應該著手計畫一些小事情,並付諸實現(用非常可靠的方式!)這個技巧的目的在於擺脫生理不適的症狀,並克服其背後隱藏的不安全感。於是,我把剛從書局訂購的胸腔醫學專書(裡面專門在講肺部醫學)放回書架,開始專注於和自己訂下約定和付諸行動上。

　　那些之前看似難以擺脫的症狀,真的慢慢消退了,情況開始得到控制。而我開始察覺,自從氣胸發作以來,我的心中的確有對安全感的需求。同時我也了解到,這種安全感並不是透過攝取物質或照超音波影像所能提供的。

　　我的好奇心就這樣從 2000 年正當紅的 Pentium III 電腦,轉移到了「心身醫學」這個相當新穎又神秘的醫學領域上。很快的,我開始在大學修讀人類醫學,並在之後進修成為心身科醫師和心理治療師。在這個過程中,我學到了很多適合日常生活,而且非常有用的東西,想透過這本書和讀者朋友們分享。我相信對於身心靈連結的認識,會是改變情況的關鍵。如果今天有人面臨由心理狀態引發的生理症狀(心身症),成因可能和症狀本身相去甚遠,但是探詢原因是值得的,因為即使是長久的經驗和反應模式,也能在此時

此刻改變，並讓人變得更健康、更快樂。

　　與此同時我還了解到，其實我們時不時都會有心身症狀，有可能長時間都相安無事，但也有可能會使我們分崩離析。在持續數年的內科和急性心身醫學進修後，我從 2011 年開始，在柏林一間心身醫學和心理治療的大型機構擔任醫師。透過這些年來的諮詢、研究和許多個人或小組心理治療，我認識到心身症的模式，通常都有長期的就醫背景，而且時常是由一直沒意識到的恐懼、社會排斥感、貶低感或羞辱感所引起的。我們不該對一些找不出原因的症狀或心因性的生理疾患掉以輕心，即使這些病症的成因往往長期潛藏在黑暗之中。

　　心身疾病的治療，其實比人們一直以來認為的要容易得多。從發現自己受心身症影響直到就醫，或者直到醫生發現患者的症狀屬於心身症，常常需要一段時間。雖然坊間常有傳言，說很多症狀都和心理狀況有關，但真正遇到時究竟該怎麼做，還是有很大的不確定性，因為心身症時常是毫無預警地找上我們。

　　我們可以為自己做什麼？其實有一系列要點。我非常確定，了解心理和身體如何共同運作，會是促進或恢復心身健康的關鍵。在這本書中，我會用淺顯易懂的方式，讓讀者與我共同分享相關的理論知識和實務經驗。

本書的使用指南

　　我接下來要跟各位分享的內容，關於身體和心理如何協同作用，都是我個人的經歷。之所以特別強調這點，是因為您不需要把書中的知識與例子照單全收，這點很重要。在心身醫學中，有各式各樣的作用形式，更有無數的成因，可能會讓我們的心靈和身體發出 SOS：心理狀態會引發或加重生理的不適，身體狀態也會影響心理，兩者建構了一個症狀循環，以及諸如此類的模式。我不能判斷您屬於哪一種模式，也不願意這麼做。更好的做法是：本書的內容應該要激勵您成為「自己的專家」，並讓您對心身疾病可能的作用方式，有更確實、更精準的概念。至於準確的診斷，只有醫生和心理治療師和您親自接觸後才能判斷。

本書適合以下對象閱讀：
● 對身體和心靈之間的關係感興趣的人
● 時不時有原因不明的不適症狀的人

● 認識為上述狀況所苦惱的人

● 認為心理和生理反應值得進一步了解的人

　　無論您是身心失調或完全健康，我很確信這本書的某些章節會讓您重新找到自我，並更進一步了解自己。

　　為了達到上述目的，並讓您步入正軌，我相當肯定某些理論能夠派上用場。那麼到底該用在何處呢？我也會在書中指出，在您的日常生活中可以如何開始實踐。您會發現，我提供的方法一方面是練習，另一方面是透過簡單的心身醫學自我照護，讓你更了解自己的心理並且幫助自己。

　　我是用一位實際執業的醫師和心理治療師的視角來寫這本書，準確來說，我的職業是心身醫學和心理治療的專科醫師，簡稱為心身科醫師。在念完一般的醫學院後，我花了數年時間進修這門專業（它仍然是個很小的科別），在進修的過程中，很大一部分是在學習心理治療，如此一來，才能成為醫師暨心理治療師。心身醫學大約成形於一百年前，是由內科和心理分析結合而成的學科，而我如今也是協助其發展的一員。「心身醫學和心理治療」這門現代專科承載著這樣的發展史，但也有許多不同的延伸方向：在它發展的期間，也出現許多同樣被認可且有效的心理治療方式，例如行為治療或整體心理治療（systemic therapy）。這些其他的治療法在本書中

只會稍微提及，但絕對不代表它們不重要。不管怎麼說，現代心身醫學都被認為是一門跨方法的學科。

本書中所提到的例子，都是心理諮商或心理治療中可能會發生的案例，這些例子是我編造的，其中的人名也都是虛構的。

打從開始撰寫這本書，我便十分留意「語言公平性」的問題，因為我的病患中有很大一部分是女性，而且在心身醫學與心理治療領域中，也有非常多的女性醫師，所以這點我特別放在心上。在今天，如果內容同時指涉到男性與女性，有些作家會在文章裡隨機代換性別，但這種作法對我來說太容易混淆了。讀者會搞不清楚：這個段落究竟都在指男性？還是都在指女性？還是兩者都有？這樣很容易導致內容被錯誤詮釋。在沒有一個精確替代用法的情況下，我會使用男性的「他」或「你」來指代所有性別，同時，我也對所有性別真誠以待。我認為，現存的性別不平等問題主要並不是因為語言的使用方式，而是我們的集體意識和文化背後的深層現象。

本書共分為四個部分：在第一部分「身體和心靈如何共同運作」中，我會介紹心身醫學的基本原則，並在第二部分「心身醫學面面觀」中具體闡釋。在第三部分「DIY：促進自己的心身健康」中，您可以找到一些建議，運用心身機制來恢復或維持健康。而在第四部份「關係是最好的藥方：心身專家如何幫助您」的內容，則是關於尋求專業協助時，醫師或心理治療師進行心身治療的過程。

　　能夠促進心靈健康的方法有很多，我在本書中不會提到和醫藥有關的方法。雖然在特定的情況下，患者需要借助藥物的幫助，但只有主治醫生才能決定是否需要開藥。

　　在閱讀這本書的時候，您會看到很多名叫「脫離心身陷阱」的小單元，提供您一些擺脫所謂「心身陷阱」的辦法。心身陷阱的意思是，如果您只知道「心身症」這個名稱，對其背後的原因和機制卻沒有具體的想法，那麼身體的病症有時會成為陷阱。這也是許多心身疾病的主要特性：引發痛苦的真正問題和原因，往往都被掩飾和隱藏了。正因如此，有許多人會感覺自己好像踩中陷阱，進退兩難，尤其是我們的醫療體系和社會往往更重視身體本身，針對這些病症，往往也都是從身體的角度來處理，而非由心理的角度來看待。

這些心理詞彙是什麼意思？

在進入主題之前，我先簡單介紹一些專業名詞，讓您在閱讀時更輕鬆。

心身醫學和心理治療：

這是一門專業醫學領域，能夠辨別心身疾病並進行心理方面的治療與預防。在心身疾病中，社會因素和心理因素扮演著很重要的角色，也能從中看出身體與心靈之間的交互影響作用。

心身醫學：

1.「心身醫學和心理治療」的簡稱

2. 全面看待身體和心靈的方式（在古希臘語中，psyché 一詞是指呼吸或靈魂，而 soma 指的是肉身、身體，而德語的心身醫學一詞正是 Psychosomatik。）

心身的：

意指同時涉及身體和心理，也就是身體和心靈的交互作用。

心身醫師：

心身醫學和心理治療領域的專業醫師，在醫學院畢業後至少要繼續研究心身疾患五年，並學習系統性的心理治療法。德國心身醫學的診斷與治療，以「心理治療」原則為主，搭配藥物或其他身體治療為輔。

心理治療師：

完成心理治療的進修或專門訓練的醫師或心理學家*。

心理還是心靈？

心理（Psyche）：心理上的功能和結構，特指可以被觀察到的思考和感受。

心靈（Seele）：還包含了內心無法名狀、矛盾的部分，以及內心的圖景。（註1）這兩個詞時常被當作同義使用，兩者之間並沒有明確的分別。

＊通過國家認證的進修／訓練才能以此為頭銜。是透過國家嚴格訓練，考核培養的專業工作頭銜

第一部分

身體和心靈
如何共同運作

心身醫學——不可思議的世界

當心靈和身體對我們發出求救訊號時，該怎麼做？這可是個大哉問，也是我身為心身醫學醫師和心理治療師每天的工作動力。不管是感覺自己「麻木不仁」的老師，對癌症感到恐慌的律師，或是在經歷了兩次心肌梗塞後依然無法停止吸菸的工人，他們都在和我們這些醫師和心理治療師一起努力，尋找症狀的解藥。

讓我們透過這本書，一起來了解如何處理身體與心靈發送給您的求救信號。所謂的心身醫學，並不是只有心理影響身體的一條「單行道」（雖然很多人可能會有這樣的誤會），也不是找不到病因的「不治之症」的統稱，事實上，在所有疾病當中，身體和心理之間的交互作用或多或少都有所影響。正因如此，我們在心身醫學這個專業領域中的任務，就是要找出或改變這些交互作用；而這樣的處置對病況來說，往往是必須且有幫助的。

在我的診療室

為什麼這位老師會這麼需要麻痺自己呢？眼前的律師對生病和

失去，有哪些深埋在心中的經歷？在這位工人心裡，是否有什麼驅使著他自我毀滅？而對上述這三位範例人物而言，是否有能將他們從痛苦和壓力中解放出來的辦法？

當一個病人來到我的心身醫學門診時，其實和一般的醫學領域一樣，我的判斷基礎還是建立在身體的檢測與診斷之上。只不過，關於生活中的其他面向，是病理學檢查、實驗數據、X 光和超音波所無法掌握的。然而，在心身醫學中，個人層面卻是至關重要的，也就是要認識自己內心的真實和主體性。如此一來，等於是掌握了關鍵的概念，又像是得到一張地圖，可以藉此脫離這些綑綁患者的症狀。

在這樣的情況下，心身醫學往往令人覺得不可思議（雖然所有醫學專科都有它不可思議的地方）：我們會結合兩種不同的觀念：一種是客觀、傳統的醫學觀點，另一種是去觀測病患充滿矛盾張力的心理，換句話說，就是觀測一個充滿感受、想像和經驗的主觀世界，而這個世界是無法用標準量測，也沒有絕對的對或錯。

身為心身醫師，我們自身就是診斷和治療的儀器，因為目前為止還沒有任何設備可以檢測或治療人的內心。感到麻木的老師，不知道自己為何陷入這種情緒；感到恐慌的律師，無法理解自身的恐懼；而無法戒菸的工人，其實根本不想再繼續抽菸了……面對這些情況，我們需要運用知識與經驗，從患者的內心世界中，找出他們

痛苦的源頭。而這些經驗與知識，有一部分來自病患的真實經歷與故事，而另一部分則是心身醫學中的一些概念、模式和理論，可以幫助心身醫師歸納病患所給出的資訊。

與您一起「環遊世界」

關於心身醫學的一些概念、模式和理論，很可能會讓您覺得「啊哈！原來是這樣！」我的病患也常因此覺得如釋重負，因為從心身醫學的觀點來看，他們所面對的症狀以自身的觀點更說得通，也更能夠掌握。

所以，在接下來的內容中，我想帶您在心身醫學這個領域「環遊世界」。環遊世界的意思就是，並不會在每個地方都停下來，我在書中採取的方法也是同樣：如果要傳授心身醫學的所有面向，會太複雜而令人難以理解，所以我會展示一些有代表性、我自己覺得相當重要的部分。

在這趟旅程的開始，我們要前往生命的起點，來看看您是怎麼成為「您自己」的（**詳見第 44 頁「心身解剖學：為什麼我們是我們？」**）；接著，我們將會繞到感覺的世界（**詳見第 66 頁「為什麼感覺如此複雜」**），它位於身體經驗和心理經驗的交界處，也正是心身病症的原產地。

從 83 頁開始**「身心的連結」**（註 2），我們會深入了解這個

問題，也就是心身醫學是否真的有作用？它怎麼作用的？身體和心靈是透過什麼系統聯繫在一起的？而在這趟旅程的尾聲，我們會看到，是什麼讓我們的心靈生病（**詳見第 111 頁「心靈是怎麼運作的？是什麼讓它生病？」**）。

那麼接下來，讓我們用一個小小的時光旅行開始這場冒險：我們即將追溯現代心身醫學的足跡，追尋一個不僅是醫學，也牽涉到哲學的永恆問題。那就是：身體和心靈之間，究竟存在著什麼樣的關係？

身體和心靈之間的愛情故事

一分為二的人

請您花點時間回想一下：上一次出現原因不明的生理不適是什麼時候？請想像一下那個症狀，也許是沒來由的盜汗、顫抖、心悸、暈眩或頭痛，然後在繼續閱讀之前，請把您的注意力放在那個伴隨的不適症狀上，維持一小會兒。

您相信這個症狀可能是由心理引起的嗎？或者您認為，心理狀況並不會引起這種程度的生理反應？

現在再請您回想一些場景：上次得到流行性感冒時，因為發燒而忽冷忽熱、睡也睡不安穩；或者是不愉快的看牙經驗，也許在拔牙的時候，您下顎的骨頭有被撼動的感覺。請稍微花一點時間，讓自己沉浸在這些生理上相當不舒服的回憶之中。

此時，您的心中感覺如何？

相信您一定不怎麼好受，也許會覺得煩躁又不滿，但是，究竟為什麼會這樣呢？您的心理層面並沒有遭遇任何事，上述的一切都是發生在生理方面……

身體和靈魂的分離從何而來

從古至今，人們都一直在探究心靈和身體之間的聯繫，以及它對我們生活的影響。而現在，我們也要來探討一些關於身體與心靈的基本問題。

前些日子，我在一間大醫院的心身醫學科擔任住院醫師時，有這樣的體會：要做出正確而合理的診斷，就像走鋼絲一樣，實在需要維持平衡、多方考量。一位病患的症狀究竟主要是來自他的心理，還是生理？我們往往無法做出進一步的定論，有時甚至會束手無策。畢竟，如果患者本身不相信這一套，我們又該如何告訴他，

他的症狀可能和心理層面有關？如果我們真的這樣講了，患者有可能覺得自己被誤解，轉而尋求其他醫生的幫助。其實這樣的反應是可以理解的，畢竟這等於是要患者接受疾病的成因和自己有關，對他們而言往往像是一個莫須有的罪名。

此外，也有一些患者深信自己患有心理方面的疾病，並為自己生理上的不適找了所有可能的理由，但卻從來沒有接受過徹底的身體檢查。本身身體就有一些疾患（例如高血壓、胃炎或糖尿病）的人，因為壓力或過勞而導致血壓或血糖更加上升的情況，並不在少數。這樣的患者相當好辨認：他們就是會在醫師查房時回 e-mail，或是說「我稍微快速接個小小的電話」的那種人。這些患者往往沒有理解到自身的重要性，以及要照顧好自己的事實。

無論一個病症主要是由心理還是生理所引起的，在我擔任住院醫師的那段期間，我看到病人、照顧者、心理治療師、創意治療師和我們醫師之間，其實一直都有摩擦。這有時就像拔河一樣：到底是誰的證據更有說服力？就連我自己內心都時有動搖，有時我會認定是心理上的原因，有時會覺得是生理因素居多。我的朋友們對此也都見怪不怪了：我有時是理性嚴謹的醫師，只根據客觀的證據說話，像是檢測報告或超音波等等；有時卻更傾向停留在灰色地帶。這時，我常常會有一種感覺：好像病人自己的故事和內心世界，才是最能幫助我找出治療方法的。

在我們普遍的想法中，心理和身體常常是對立的，而在醫療體系中也一樣。

這是為什麼呢？

心與身的歷史

身體和心靈之間的故事，一直以來都被不斷重複述說。它們兩者之間不斷追尋、彼此靠近，但卻永遠不可能真正合而為一，因為數百年來，這兩者之間的鴻溝早已深深地刻劃在我們的腦海裡。

笛卡爾的世界觀：
身體和心靈是如何分開的

笛卡爾（René Descartes）這位哲學家可以說是塑造了我們對於身體和心靈的想法，直到今天依然如此。他生於 1596 年，歿於 1650 年，有鑑於當時教會喪失了絕對的權威，出現許多對上帝、律法和存在證明的質疑，因此笛卡爾致力於研究自身存在的基礎：如果不是上帝將他帶來這

個世間，他又怎麼能確信自己真的存在呢？

笛卡爾認為，視覺、聽覺這類的感官並不一定為真，而且他也找不到能從客觀角度來證明自己感受為真的證據，因此，他將目光轉往內心深處。在他的內心世界，有著各種想法與懷疑，他抱持著懷疑的念頭自我檢視，思考在這個世界上，到底存不存在能夠被證明為真的東西？然後間一個念頭閃過：這份懷疑，這個想法，這樣的探尋！它們確實存在！他並沒有找到這個世界存在的證明，但是他對這個世界的懷疑與沉思得到了證實。因此，笛卡爾提出了著名的哲學命題：「我思故我在。」

然而，笛卡爾對於肉身的看法卻對我們造成了很大的影響，因為從他的觀點來看，身體成為了不必要的部分，甚至根本沒辦法證明它的存在。畢竟我們只要能夠思考，就是存在的！對笛卡爾而言，身體和其他外界的事物一樣，並不真正屬於「我」的一部分。他認為會思考的部分才是真正的「我」，並將其稱為「思維物」（res cogitans）；而身體相形之下顯得較不重要，他稱之為「廣延物」（res extensa），也就是延伸出去的部分。其他像是樹木、桌

子或書本這些我們能觸摸到的物體（也就是物質世界），
也被歸類在廣延物的範疇。

從他的觀點來看，我們的身體和思想就這樣被分為兩個截
然不同的部分，連本質都是不一樣的。這就是我們現今想
法的起點。

「二選一」的陷阱

直到今天，也不是所有的「生理醫師」都會詢問病人的心理狀
況；也只有少數的「心理醫師」會在心理層面已經有合理解釋的情
況下，還去關注病人的身體狀況。這可以說是一個「二選一」的陷
阱：我們總是習慣在這兩者之間做選擇，身體和心靈被認為是兩個
截然不同的世界，可事實上並非如此。

也許您會覺得：「哎唷，那都是以前的觀念了，我們現在懂得
更多，已經不會這樣想了。」對此我要提出反駁，而且有證據能夠
證明「身體和心靈是分開的」這個觀念，至今仍然根深蒂固，從
日常生活中的對話就能看出來。舉例來說，我們有時其實是想表
達「我好累」，但說出來的卻是：「我覺得有點心悸耶。」在描
述精神上的行為時，我們通常是主動的主體（例如：我想、我思

考……），不過生理現象好像就只是發生在我們身上而已。在德國也有一種習慣說法是「我和我的身體」（註3），例如：「我和我的身體想睡了，但我的大腦卻……」透過這種說法可以看出，我們其實是把「我」定義為自己的意識，而非身體。雖然我們每個人都有著一個身體和一個大腦，但卻不會有人說「我」就是「大腦」，而是會說「我的大腦」。

不過，我們也不能把這種「身心分離」的窘境全部推給笛卡爾，他的理論之所以會廣為流傳，還要歸因於數百年來的醫學發展，一直聚焦在對人體的科學研究，也就是笛卡爾所說的「廣延物」，而心靈則是被排除在外。也正是這種「身心分離」，使得醫學上出現許多重大發現，舉例來說：細胞病理學家菲爾紹（Rudolf Virchow）就發現細胞的病變和衛生環境不良，可能會導致人類患上各種疾病，這是相當了不起的成就！

眾多醫學家抱持著無與倫比的熱情，研究疾病在科學上的成因，和一切有形、能夠量測的事物，讓人類醫學得以往前邁進。至於看不見也摸不著的心靈問題呢？醫生們寧可把這部分留給咬文嚼字的哲學家和神職人員。我還記得在 2001 年，當我剛開始讀醫學院的時候：一連串的大體解剖、化學實驗和物理課程，讓我很難把「人」和活生生的存在畫上等號。

直到今天，在醫學方面仍然和笛卡爾的時代有類似的情況，也

就是身體各個器官幾乎都有專科醫師，心理當然也不例外。這就造成了以下的情況：我在和病人進行心身科的晤談時，雖然是同時針對身體和心靈的晤談，但還是常常有病人覺得，好像不該和我談到生理方面的情況（他們覺得我比較像心理師）；有些病人則很少透露他們的心理狀態，因為他們認為，我畢竟還是個「醫生」。

人們還是時常把自己的身體視為巧奪天工的機器，忠實地運轉，與此同時，我們過著自己的生活，就好像兩者之間沒有關係似的。大概只有在淋浴或泡澡時，我們的身心才會短暫相遇吧。

心身醫學存在已久

儘管從歷史上可以看出身體和心靈根本上的分離，但人們對此始終抱持著懷疑。從 1818 年開始，一位醫師海因洛特（Christian August Heinroth）宣稱，疾病是由人們心中不正當的狂熱所產生的，除此之外，他也推廣了「心身醫學」這個概念。這些行為慢慢發展成一個「反對派」，抵制廣為流傳的「身心分離」狀況，但成效還是有限。

大約在 1900 年左右，一個新的轉機在維也納出現了。一位奧地利神經學家在巴黎的硝石庫慈善醫院（Salpêtrière）和當時赫赫有名的沙爾科（Jean-Martin Charcot）研讀醫學，並學習如何用催眠的方式治療歇斯底里的病人。您一定聽過他的名字，他就是大名

鼎鼎的佛洛伊德（Sigmund Freud）。當時他們的病患，出現明顯的運動障礙和意識改變，卻不是由器質性（生理方面）原因所引起的。這種非神經性的病症發作時，患者的身體會劇烈地後仰，形成一個拱形，這樣的現象也是所謂「歇斯底里發作」的主要特徵。

歇斯底里：今昔對比

在十九世紀末，巴黎的沙爾科醫師指出，歇斯底里是一種遺傳性的神經疾病，主要好發於女性。這項疾病會伴隨著個性異常以及和癲癇發作很像的神經症狀，在當時是使用相當粗暴的方式來治療，例如要求患病的女性結婚，而這還是只是最溫和的手段。這些治療方式的目的在於，透過引發性高潮來讓女性平靜下來，當時甚至會公開在課堂上利用「卵巢震動器」來進行。時至今日，「歇斯底里」這個病名已經從醫學領域中消失，但在日常生活用語中，還是會用來形容誇張或激動的態度舉止，在德語中通常還伴隨著性暗示。

> 佛洛伊德在沙爾科的門下學習後，對於「歇斯底里」發展
> 出另一套更溫和也更人道的概念，他認為童年和性有關的
> 事件是導致歇斯底里的原因，這些事件可能已經被患者給
> 遺忘，所以必須要重新想起來，症狀才有可能會消失，可
> 以說現代的心理治療就此產生。今天我們在心身醫學中，
> 會提到「表演型人格障礙」（過度戲劇化、自我表現強
> 烈），也就是過於誇張、情緒不穩定、自我中心且缺乏真
> 實性，這通常和早期的經驗或影響有關。

　　年輕的佛洛伊德從巴黎回到維也納後，針對非器質性的歇斯底里症狀發展出他自己的治療方法，他後來稱之為心理分析，也就是對心理的「解剖分析」。在這種方法中，患者所接受的治療是談話形式的，他可以說出任何想到的事物。

　　當佛洛伊德和患者一起將目光轉向內心，並談及患者的生活和想法時，他將患者的症狀和過去的創傷連結在一起，這種朝著內心的轉變，讓我們對人類及其內心有了全新的看法（註4）。

　　我們今天的想法，很多都奠基在佛洛伊德所發現的「潛意識」之上，也就是我們已知、卻無法或不願意想起來的事物。所以在心理分析或大腦研究的過程中，我們常會發現這些「想不起來的事

物」引發了某些症狀，或造成病人特定的行為；而這些症狀或行為背後的真正原因，往往不會出現在我們意識的表層。

許多現象都有其背後的意涵，有時候看似不太明確；即使我們沒有具體感受到，但很多特定的事物還是對我們有很深的影響；我們會被內心的力量所驅動，有時甚至會去做完全相反的事……這些劃時代的觀念之所以產生，都要歸功於心理分析學派的出現。

有越來越多內科或全科醫師會將佛洛伊德的談話治療稍加改變，運用在自己的治療方法中，因為他們漸漸發現：僅透過生理方面的醫學來治療，有一定的極限。舉例來說，大約在 1920 年，果代克醫生（Georg Groddeck）就以兩件事而聞名：其一是用心理療法來治療慢性病，其二是將「生病」定義為患者自身的感受，而不僅是透過外在可見的證據，來推斷患者生病與否（註 5）。

而在大約一百年後的今天，我們依然可以從這些觀點中學習，因為這些和病患相處的方式非常符合人性，而且往往是現代醫學中缺少的一部分。

融合的時代

現在正是對的時機，是時候從我們的腦海中，把分離身體與心靈的那道牆給推倒了。

大約從二十年前開始，針對數千年來一直撲朔迷離的腦部生物

科學研究，也開始變得可行了。

迷思

如果利用功能性磁振造影（fMRI）技術來觀察一個人的腦部，我們會發現，在任何感受和想法形成之前，腦中都會出現電子和生物化學反應。也就是說，心理和身體根本就不是分開的，因為任何的心理狀態都和腦內的物質有關聯；笛卡爾所說的「思維物」和「廣延物」其實是一體兩面。

身體和心靈其實是一體的！

在我們的身體裡（特別是在大腦），心理的經歷會不斷被轉換為生物反應，而生物反應又會轉換行為和溝通。舉例來說，和朋友之間的對話會改變我們的大腦，產生新的神經連結並改變腦內的化學物質；閱讀這本書也會改變您的身體，因為您對這本書的內容可能會有各種不同的反應，而這些變化會讓您在今後做出與過去不同的反應，無論是心理上或是生理上！

直到最近的研究才發現，我們在與周圍的人談話或溝通時，不只是思考會有變化，就連神經元之間的連結和大腦的生物構造，也會產生改變。這是一項令人振奮的發現。

我們可以確信：身體和心靈緊密連結、分工合作，幫助我們應付生活中的大小事。我們應該可以更充分地利用這份潛力，不管是在個人生活或者醫學方面。雖然我們已經確定身體和心靈是不可分的，不過在之後的章節，我們還是會繼續把兩者分開來陳述，這是為了讓讀者更容易理解。

主觀性

笛卡爾認為，靈魂是和身體完全不同的存在，是我們在出生之時由上帝所給予，死亡時又會再度分離，並前往天堂的存在。所以傳統上，人們認為死亡後一半會前往天上（靈魂），而另一半會前往地下（身體）。比起「靈魂只是身體的一部分，一樣會跟著身體死亡」這種解釋，西方世界的「靈魂不滅說」顯然更令人覺得寬慰。也就是說，對於一個活著的人，雖然我們可以從科學上來解釋他的身體機能運作，但他身上仍然有超脫世俗、令人驚奇的部分，也就是他的靈魂。其實如果一個人擁有某種信仰，相信有某種凌駕於自身之上的崇高力量存在，對他的健康是有幫助的（註6），不過當然要在不過分誇張、偏激的情況下。這一方面是靈性和宗教方面的問題，另一方面，也可以從腦部研究的方向來著手；在未來，我們不需要再面對「身體心靈二選一」的問題，它們兩者會共同構築一個包含許多面向的愛情故事。

其中一個面向就包含了以下的問題：為什麼我們是用「我們的方式」來感受世界呢？關於這點，沒有任何腦科學家能夠解釋。我們的主觀性，也就是我們自身感受和感覺的「自主性」，是沒辦法用科學的方式確切並客觀掌握的。比方說，我可以試著用言語描述我的痛是怎麼樣的痛，而您可以透過同理心，稍微體會到一點我的感受，不過在訊息傳遞的過程中，還是流失了很大一部分，所以您永遠不會知道，我真正的感受是什麼。這也是為什麼要建立一門全面性、包含人類所有面向的醫學專科，會如此困難的緣故。

三角關係

過去，人們認為人類是一部近乎完美運作的機器，而且還能加以改良，甚至可以維修。不過這種「機器人」模式近年來被「生物心理社會」模式給取代了。在這個模式中，不會僅僅把個體當作一個生理系統、一個心靈、或是社會環境的一部分來看待，而是提醒我們：應該把生物觀點、心理層面和社會關係看得同等重要；而且不應該是「先看這個，再看那個」，而是應該要同時看待。這三個層面應該要像三枚硬幣疊在一起那樣，完美重疊才對。

反動學說：生物心理社會模式

哲學家史賓諾沙（Baruch Spinoza）在三百多年前就將「肉體—靈魂—認同」（註7）這個關鍵字帶入我們的視野，他的意思是，我們並不是一個擁有靈魂的肉體，我們兩者皆是，肉體和靈魂合而為一，造就了我們。根據這樣全面性的模式來說，其實沒有什麼身體疾病或心理疾病，我們只是不斷試圖在兩者之間達到一個健康的平衡。這種反對「身心分離說」的整體思想，直到近幾年才被結合到現代的生物心理社會模式中（註8），不過這樣的想法如果要得到認同，那我們得試著不把疾病當作是由特別的病因引起的，而是由於整體網路的失衡。事實上，在我的診療室裡，也從來沒有出現過「一個身體」或「一個靈魂」，我的患者從來都不只有純粹的生理問題或心理問題，這是不可能的，當我們生病的時候，這兩個系統都會有所反應。

所謂的生物心理社會模式，並不是僅由哲學或美學思考構成，它對醫學方面也有重大的影響：醫生對病人的診斷，應該要同時並列進行，而不只是為了找出心理上或生理上

的病因。這點之所以重要，是因為長久以來人們都認為，先進行身體的檢查是合理的做法，如果身體沒有檢查出任何問題，那才需要檢視病人的心理，因為那應該就是「心身方面的原因」了。然而，不管是什麼樣的疾病，身體和心靈都有著強烈的交互作用，而這種分離的觀念並不會讓這種情形合理化。我們提供給病人的療法，應該要盡可能對心靈、身體和社會生活三方面都產生影響。

我們是一體的

我要在此和您強調很重要的一點：我們當然需要依循生物心理社會模式的醫生，但我們也需要能對此表示理解，並知道這是為了他好的病人。

很遺憾，目前還是有許多人對疾病抱有心理上的刻板印象，這些人自然就不會覺得自己需要接受整體的治療方式。另外也要注意，雖然我們已經知道二分法是過時的，在本書中還是會使用「身體」和「心靈」兩個名詞，這是為了讓人容易理解，我們現在在談論哪一個部分。實際上，兩者之間的界線是會有變化的，就像一對戀人一樣。佛洛伊德在 1930 年出版的《文明與缺憾》一書中提到，在相當熱烈的愛戀之中，彼此之間的界線會變得模糊：「儘管與認

知相悖，戀愛中的人們總會宣稱『我』和『你』是一體的，並且隨時表現得像一體的。」（註9）*而身體和心靈也是如此。

*王冬梅、馬傳兵（譯）（2017）。文明與缺憾（中英對照）（原作者：S. Freud）。香港：商務。（原著出版年：1930）

● 脫離心身陷阱 ●

01：學習傾聽自己的身體

透過通訊軟體 Skype，我們可以和全世界接軌，但我們上一次和自己的身體溝通，是什麼時候呢？其實，它一直都在發訊息給我們。我在這邊想和您分享一些訣竅，好讓您更能解讀身體所發送的訊息。

每個人的身體訊號各有不同：
面對一場充滿壓力的談話時，您是會流汗、心悸或者精疲力盡？這些要靠您自己來發現。請您開始留意，在什麼樣的狀況下，身體會傳送什麼樣的訊息吧！

下一個問題是：當您面對挑戰或過重的負擔時，您的身體又會發送哪些訊號呢？

是心悸嗎？暈眩？失眠？疲乏無力？腸胃問題？在經過醫生檢查釐清之後，請您把這個當作身體的指示燈來看待。

如果您已經能辨認一到兩項經常出現的身體訊號，請回想一下，目前為止您都是怎麼處理這些訊號的？

我斗膽推測，您也許跟很多人一樣，都採取「麻痺策略」來幫助自己忽略這些身體的訊息和它們背後的緣由。比方說：喝咖啡配甜食來讓自己更集中、緊張的時候喝點小酒放鬆、滑社交軟體來迴避生活中的衝突……等等。

這些確實能短暫幫助您，但是一段時間之後，身體的警訊會變得更大！所以，請您問問自己：在情況不好的時候，您都會做什麼讓自己感覺更好一點？發現自己的「麻痺策略」吧！然後請幫這個策略取個名字，我的叫做「資訊超載」，因為我會去找超多關於手邊議題的資訊，然後大量灌輸給自己。

這個策略的效果通常能持續多久？

我的最多可以維持一天。您對自己的「麻痺策略」了解得越多，就越能成功傾聽到身體發送的重要訊息，並破譯出自己的內心狀態（註10）。

　　為了更進一步了解心身醫學的奧秘，我們要來仔細探究：一個人是怎麼成為他現在的模樣的？他面對挑戰時，會如何反應？什麼讓他緊張害怕？什麼會引發他的壓力？

　　心身醫學中的「解剖」和人體器官並沒有關係，而是和我們記憶裡「看不見的網路」有關，這個網路往往是在我們身心發展過程中所遇到的關鍵時刻產生的。

心身解剖學——
為什麼我們是我們？

　　我們可以看到，在身體的嚴重急症方面（例如心肌梗塞），我們的尖端醫學發展得非常出色。而技術發展得越進步，我們就越容

易認為，醫生和病人之間的言語交流和個人接觸並沒有那麼重要，特別是和精密的顯微手術相比，它並沒有那麼有效，在急性病症方面也確實是如此，例如闌尾炎或心肌梗塞。所以心身方面的解剖學長久以來一直被忽略，我把它稱為「第二解剖學」的原因在於，應該要更強調心靈的結構，以及心靈和身體之間的種種聯繫。然而，現在心身疾病的立即發病數量正急遽上升。

近幾年來，有件值得注意的情形：我們的壓力處理系統對病況的發展影響甚大，因此，瞭解壓力是怎麼產生的，以及我們可以如何影響壓力，是非常重要的。對兒童來說，在早期發育階段所經歷的人際關係和相關的感受是至關重要的，同時對大腦和其他器官的生理發展也有相當大的影響，這點無庸置疑。對此，主流神經生物學家的看法是：影響我們生病與否的因素不只是基因，還包括我們胎兒時期在媽媽肚子裡的經歷、和父母的第一次互動以及處理壓力的方式。（註 11）。

嬰兒的壓力

當神經生物學家與腦部專家，總是一再強調胎兒時期有多麼重要時，我們應該來簡單看一下，這個時期究竟發生了哪些事：

根據神經生物學，我們的思維、感受與經歷，和大腦裡特定的神經活動有關。另外，我們大腦所接受的初次經驗，也對我們個性

和特質的發展有很大的影響（在這個過程中，大腦內部的邊緣系統也扮演了很重要的角色），因為胎兒在母親子宮內時，大腦的發展就已經開始了。舉例來說，胎兒的大腦已經需要處理一定量的壓力，這些壓力是透過胎盤和臍帶接收的，因為媽媽所分泌的壓力荷爾蒙會傳導給胎兒。

另一方面，其實並沒有決定特定性格或導致焦慮症、憂鬱症的基因存在；當我們試圖說明，如果一個成年人面對壓力、重擔和負面情緒總是易感或堅強時，反而是胎兒的原始壓力處理系統影響後天更大。

如果一位懷孕的婦女，在孕期被同事排擠或甚至霸凌、與伴侶離異、或者因為經濟壓力而擔心自己流離失所，這些負面經歷會增加壓力荷爾蒙「皮質醇」的分泌，而腹中胎兒的腦部同樣會受到影響。皮質醇是由腎上腺所生成，當身體或心靈的負擔加重，它可以為人體提供更多的能量。如果我們一直處於過重的負擔或過度的壓力之下，會使得血液中的皮質醇經常過高，身體的各個系統也會受到過度的刺激，這會對腦部、免疫系統和心血管系統造成負面的影響。和在健康條件下度過孕期的媽媽與胎兒相比，如果心理壓力太大，超出對於已經處於臨界點的胎兒的負荷極限，那麼在未來的生活中，他會更容易對壓力產生反應。

童年的經歷

和胎兒出生之前，如同在媽媽肚子裡的時期一樣，早期的童年階段也被認為是一個非常重要的階段，影響了之後的健康和心理滿足感。如果想促進心臟健康，就必須先對心臟本身有所瞭解；同樣的，如果想瞭解心身醫學，就一定要認真看待童年時期才行。

心靈和身體的共同運作，也就是心身醫學，是由童年時期的經歷所建構的。

不過，並不是過了童年時期，我們的發展就已經完成並固定不變了，雖然早期的人們是這麼認為的。

如果一個人想要描繪並建置一份「心靈地圖」，透過觀察自己內心的景象和印象，並找出它們形塑了哪些今日的感受，如此一來，就有機會透過轉換不同的觀點，或是在關鍵的轉振點上透過不同的關係走向不同的方向，藉此達到治癒內心的目的。由於神經的可塑性，我們的大腦直到高齡都可以不斷密集地改變。「神經可塑性」的意思是：我們的大腦並不是和石頭一樣固定不變，反而比較像橡皮黏土，當我們有了目標或體驗到新的事物，大腦的神經就會跟著我們的目的而改變型態。

接下來，讓我們來看看一個人在早期和晚期的發展中，會經歷

到哪些階段；而未滿足的需求和失敗的挑戰，又有可能會對一個人造成那些影響。在接下來的篇章中，我會把不同的理論和思考模式混合在一起，我們心身科醫師在日常實務中，其實也常常會這麼做。根據臨床狀況的不同，我們也必須要考量到：對當前的案例來說，什麼才是有效且能夠接受的？在我接下來所撰寫的內容中，您所看到的想法，主要是引用神經生物學、「依附理論」和佛洛依德「性心理發展」理論。

出世以前：在羊膜裡的胎兒

安全地帶

在媽媽肚子裡的時候，我們並沒有「有意識」的記憶，也不可能把它「發掘」出來，不過在這段時期，我們倒是有另一種記憶的形式，主要是透過習慣、熟悉而建立的。所以，我們可能會習慣一些不斷重複出現的刺激，並把它連結到「安全感」，例如：媽媽的聲音、熟悉的節奏、心跳或其他器官運作的聲音，例如媽媽腸胃蠕動或爸爸輕撫媽媽肚子的聲音。

能力

胎兒還在媽媽肚子裡的時候，就已經能區分爸爸媽媽的聲音和其他聲音有何不同。（註 12）。他們會習慣媽媽的心跳聲（註

13），也能記住一些其他的聲音，例如媽媽所朗讀的故事，在他們出生後，會對這些故事表現出有印象的樣子，這是透過研究嬰兒聽到不同歌謠時吸吮姆指的頻率所得出來的結論。在聽到曾經聽過的歌謠時，嬰兒會感覺更自在，吸吮姆指的頻率也會更高（註14）。此外，嬰兒在出生後也能辨別自己的母語，當聽到母語時，他們會顯得更開心（註15）；透過羊水，孩子會記住媽媽的氣味，在出生之後也一直都能辨認出來。

另一方面，焦慮和壓力會透過腎上腺素和皮質醇傳給胎兒，也會因此造成血管收縮，氧氣的供給量隨之減少。因此，在懷孕期間的壓力，會增加嬰兒出生之後發生憂鬱症的機率，這點已得到了證實（註16）。

在懷孕第八週時，胎兒大約只有 2.5 公分大，不過此時他的發育已經完備到可以接收到刺激了，也可以說在這個時間點，靈魂的發展也向前邁進了一大步。靈魂並不是在嬰兒出生那一刻，才進入這具「完成的」身體，而是在出生前的好幾個月就開始一同成長，一方面是生物學上，透過神經元和神經突觸的建構；另一方面則是透過和周遭人們的聯繫，這些過程都是非常自然而然的，或者我們可以說：「與生俱來」。

大腦調整

　　研究顯示，懷孕期間的壓力是形塑孩子人生的條件之一，而對心身醫學的研究而言，是非常重要且有意義的。關於壓力和壓力荷爾蒙「皮質醇」對胎兒的影響，已經有了很充分的研究。媽媽所分泌的皮質醇，大約有 10% 會經由胎盤和臍帶傳送給胎兒，如果媽媽長期處於壓力之下，胎兒的大腦中的海馬迴和下視丘會將這種情況視為「正常」並自我調適，如此一來，當他之後處於壓力之下時，這個機制也會很容易被啟動，好讓身體能達到最佳效能，而不是冷靜沉著地處理眼前的任務，或者在衝突中依然保持冷靜（註 17）。

　　從心身醫學的角度來看，胎兒已經是個完整的存在，他們並不會區分生理上的壓力和心理上的壓力：不管是遇到哪種壓力，在血糖值方面的表現都是一樣的；母體在遇到壓力時血糖值會升高，這樣的荷爾蒙訊息傳遞給胎兒，於是胎兒的血糖也會跟著調整升高，並把這個過程視為一種標準程序，就像媽媽示範的情形那樣。事實上，胰島素和瘦蛋白能幫助身體處理攝取的食物，讓身體與心靈有飽足感。然而，懷孕期間的一些生理機轉，可能會讓我們的大腦對這些訊息物質變得遲鈍，於是孩子就會需要更多卡路里，才能有飽足感。

　　瞭解上述的機制對我們而言是很有幫助的，如此一來，當我們下次節食又失敗的時候就會知道，其實不需要這麼貶低自己。這也

打破了「身體的一切都在我們掌控之中」和「只要轉念和堅持，就能達成目標」的迷思。

接受自我

　　話雖如此，我們絕對還是有機會能改變自己，可以透過長期反覆實踐，來鞏固一個新的行為模式。不過在那之前，我們必須要先接受自我，並學習去愛自己原本的模樣。一些廣告或所謂的「成功顧問」常常會這麼建議我們：「你必須要有強烈的信念，在心中想像自己希望達到的境界」，但這通常並不管用，除非我們先認識真正的自己，並接受所有可能會產生的結果。關於這方面，我會在之後的第三部分：「DIY：促進自己的心身健康」做更詳細的說明。

　　在媽媽子宮裡度過的生命階段，可能會為將來許多生理和心理疾病造成影響，不過事實上，我們其實無法透過媽媽的生活方式，區分出究竟是心理的影響還是生理的影響：因為心理的負擔會導致身體產生化學變化，而這些化學作用會讓寶寶的大腦產生變化，也造成不同的感受。

　　為了改善並預防一些不好的情況，我們肯定需要讓更多民眾瞭解心身方面的知識，也要將這些知識普及到家庭當中，特別是那些遭受精神疾病、虐待、過勞及其他危難的家庭。

　　在我進行心身諮商或心理治療的時候，常常會遇到懷孕的婦女

前來求助，希望能減少壓力帶來的影響。在這方面，心理治療有著巨大的潛能，能夠給予幫助：透過正面的依附經驗和行為的改變，可以幫助下一代免於疾病之苦。

● 脫離心身陷阱 ●

02：肢體接觸和深情凝視

為了發展出「對自我」的健康感受，在人際關係中的肢體接觸是非常重要的，特別是在幼年時期。透過爸爸媽媽的肢體接觸，兒童對自己的身體會有健康的概念，父母和孩子肢體接觸的部位越多，將來孩子長大進入青春期時，對自己的身體感受就會越瞭解，這是因為他們對自己的身體有著和諧的概念。不過，來自媽媽的肢體接觸卻也不宜過多，因為有可能會產生反效果（註 18）。

對成年人來說也是一樣的，我們的肢體接觸都太少了，尤其是在伴侶關係中。撫摸（自己或他人）能夠促使催產素（Oxytocin）分泌，加強對他人的信任感，讓人更坦率、

> 更放鬆也更有自信（註19）；它也能減少我們內心的壓力，並使壓力荷爾蒙（皮質醇）降低（註20）。情緒上的僵硬可以透過按摩、依偎他人來舒緩，如此一來，情緒就會再次流動（註21）。長時間彼此凝視，也能促進兩人之間的聯繫，讓心情平靜。

我在這裡：一歲時期

依附

依附、依附、再依附，這可以說是嬰兒出生後的寫照了。除了進食之外，寶寶其實也沒有其他事好做，除了和周遭的人建立連繫，並和他們「閒話家常」。但是從近三、四十年的嬰兒認知行為發展研究發現，嬰兒其實比我們想像中更聰明，除了肚子飽飽、乾淨清爽之外，寶寶其實還想要更多東西：他們打從出生開始，就有能力和他人建立關係了（註22）。

喜歡與討厭

直到1980年代以前，人們一直認為嬰兒只有喜歡（想要）與討厭（不想要）兩種感受，這是佛洛伊德的理論之一。根據他的說法，嬰兒想要一直窩在母親的胸懷吸吮母乳，在這之外的其他事物

都會被視為阻礙，進而導致討厭的情緒，並會盡可能地避免被干擾。事實上，剛出生的小嬰兒已經能用細膩的感情來體驗世界，也擁有七個基本情緒：興趣、驚奇、厭惡、愉快、憤怒、悲傷和恐懼，也擁有與各種情緒對應的典型面部表情（註 23）。

全能的感受

除此之外，這些小小的人類還擁有完善的工具，可以進行完美的溝通：他們的聲音和手勢通常都能完整傳達給周遭，一旦他們有不舒服或不愉快的地方，往往能藉此讓父母一目了然。但是當嬰兒啼哭時，他們具體想表達的是什麼？是累了、餓了、還是無聊了？是流汗了嗎？還是被嚇到了？這些有時要靠父母的直覺來判斷。此時，父母會本能地用童言童語向寶寶解釋，現在可能發生了什麼事（「是不是餓餓？要不要睡覺覺了？」）如果爸爸媽媽的判斷大多時候都是正確的，那嬰兒就會越來越瞭解自己，內心也會漸漸形塑出對自我和自身需求的適當概念。

嬰兒們往往會體驗到巨大的權力：他們有能力把父母呼來喚去、剝奪他們的睡眠、成為家中的「老大」，甚至在一歲之後也是如此。真是「醒掌天下權」啊！我們可以把這種現象稱為「原初自戀」或全能感（註 24）（相信讀到這裡的家長們一定很清楚我指的是什麼）。早期廣為流傳的教育學說法是，必須要阻止這種情況，

不能被小嬰兒「牽著鼻子走」；不過，如果是發生在幼兒時期的話，對健康是絕對有益的（當然，是對寶寶來說）。

　　內在信念對一件事的發展影響是非常大的，對兒童時期和往後長大成人也相當重要，它可以幫助建立健康的自我意識，特別是在提升自我效能方面，也就是：相信自己能夠改變周遭的環境。這也是能最有效預防倦怠（burnout）的方法。當孩童第一次遇到恐懼或其他情緒滿溢而出的情況，他們會以自己的家長為參考對象，學習如何處理這些情緒。這些機制並不是天生就設定好，而是後天學習而成的：小嬰兒會透過模仿照顧者的臉部表情和反應，學習到害怕、痛苦和開心等情緒，正是因為感受到照顧者的反應，嬰兒才開始理解自己內心狀態所代表的意義，也就是喜怒哀樂等情緒。

　　除此之外，孩子還會經歷到許多其他情況：媽媽不只會透過臉部表情，反應出寶寶目前的狀態如何，還可能會發出悅耳的聲音，穩穩地抱住寶寶，並化解寶寶的一些負面情緒。透過這樣的經歷，原本對寶寶而言混亂的情緒和無法理解的生理感受與反應，會慢慢成為可以理解的情緒。在理想的情況下，當寶寶長大成人後，也會因此擁有較為穩定的自我感受。

如果此時出了問題

　　大約在一歲左右，嬰兒會嘗試建立和父母的依附關係，但如果

此時家長因為一些狀況而沒能好好配合的話（例如：成癮問題、壓力或面臨其他危機），這份重要的依附關係就會脆弱且易碎，可能會對之後的健康狀況造成隱憂。舉例來說，可能會發展出情緒不穩定的人格障礙，或者自戀型人格疾患，而這往往又是許多心身病症的基礎。

嬰兒必須克服的恐懼，來自他對於週遭環境的懼怕和對自我瓦解的恐懼；如果寶寶沒有經歷到足夠的原初信賴感，可能會對整個世界都有不信任感，也可能會產生一種衝動，想要透過主導情勢，來認同自己是足夠強大且有價值的。如果一個人的身上出現這種情況，接受心理治療會有正向的改變，也可以讓我們知道，如何在這樣的心理狀態下過更好的生活。

透過長期矯正的依附經驗，也可以讓當事人的觀念轉變，讓他的世界變成一個更安全、也更能給予慰藉的地方。

爬爬與舔舔：一到兩歲時期
分離

在一歲以前，嬰兒會開始理解：自己是一個獨立的個體，雖然與母親和母親的胸脯總是如此貼近，但還是可能會分離。當寶寶學會爬行後，這種分離便開始有了真實感：雖然他們還沒有長大到要搬出去住或學會上網，但至少可以靠自己爬開幾公尺遠的距離，而

且爬得很開心。如果在前一個階段已經建立確實的依附關係的話，那寶寶心裡就能夠確信，就算自己爬開，也會有人來接他回去。

舔食

在這個階段還有一些新進展：小朋友把口水滴在所有東西上，只要看到感興趣的東西，就拿起來往嘴裡送。佛洛伊德把這個時期稱為「口腔期」，大概會持續到快要三歲，在他的理論中，把東西送入嘴巴不只是代表「想吃」，還代表一種想據為己有的欲望。嘴巴是和性慾有關聯的區域，成年人在親密關係中會彼此親吻，在性行為中也會使用到嘴。

除此之外，因為嬰兒不久前才體驗過「全能感」，也就是前面所提到的「原初自戀」現象，所以嘴巴也與關愛和飽足感（生理及心理）有關。媽媽的母乳、配方奶或其他嬰兒流質食物，都是透過嘴巴滑進身體裡被吸收，所以在這個時期，嘴巴也和調節人際關係有關，會在我們的心中打下一定的基礎。

如果此時出了問題

如果這個時期發生一些問題，可能會成為進食障礙的成因之一，例如厭食症（拒絕進食）或暴食症（短時間內攝取大量食物後，又強迫自己排出）。我們在心身醫學領域也時常會碰到有肥胖症的

病人，他們的肥胖經常是由暴飲暴食所造成的，而這個現象也和缺乏自我鎮靜的能力與自我價值感低落有關。

除此之外，口腔期的挫折也可能會讓當事人有著看似「不思進取」的態度，但其背後隱藏的往往是匱乏的痛苦和未滿足的需求，這些在憂鬱症患者身上也時常發生。

我只屬於自己：兩歲到四歲時期
控制

這個時期和脫離對母親（或雙親）的依賴有關，孩子發展出了較為穩定的「自我」，也會發覺自己和他人的差別更加清晰。早期的人們認為，這個心理發展階段的特色是腸道功能的控制，所以也被稱為「肛門期」。這個時期的孩童開始擺脫尿布，並朝著獨立自主又往前了一步。能夠掌握自己身體狀況，控制括約肌收縮，並決定何時要「一瀉千里」，可謂是種真正的享受。

此時的兒童也必須面對一種充滿張力的關係：他們一方面已經開始具有獨立自主的能力，另一方面又必須聽從成年人的意見與想法，這通常會導致家長和孩子之間上演很多「精采好戲」，我們稱為「叛逆期」，不過對這個重要的內心發展階段而言，叛逆期這個名詞其實有點不公平，因為爸爸媽媽用到「叛逆」這個詞的時候，常常是帶有負面含意的，也就是描述一些他們不希望發生的事。可

是對孩子而言，這個具有強烈反抗意識的「狂飆時期」是健康發展的一部分，他們在這個階段絕對會需要一些正向的經歷。至於我們大人呢？只需要想辦法撐過這個時期就好。

自主

兒科醫生也證實，在這個心理發展階段，「力量測試」是一個很重要的部分，可以讓兒童變得更獨立自主（註25）。什麼是「力量測試」呢？這是指孩子試著大發脾氣、大吵大鬧、拒絕合作，與此同時確認到自己不會因此失去媽媽的愛。在口腔期，主要的焦點是關愛感與安全感，而到了這個時期的重點則是：靠著自身的力量與衝勁走向世界，同時不會被父母所拒絕。

如果此時出了問題

如果父母無法忍受憤怒的小孩，可能會導致如下的結果：孩子的發展產生困難，也可能會讓孩子缺乏貫徹自己意志的安全感。在之後的生命中，這些人比較常在做決策時陷入猶豫不決與爭執，而且這些爭執通常比較導向私下解決，因為他們缺乏安全感，不想面對直接的衝突。這些行為背後的心理是對於失去的恐懼，害怕可能會失去和自己發生衝突的人。

有些人在孩童時期強壓下自己的需求，長大成人後反而走向另

一個極端，也就是過往順從的模樣消失，變得極為強勢。

在病症方面，容易出現強迫症、反芻思考（鬼打牆）和慮病症（懷疑或堅信自己患有某些疾病）。就像其他發展階段一樣，在這個時期沒有化解的衝突，同樣可能在之後引發神經方面的生理不適。

亟於尋找榜樣：四歲到七歲時期

在德國人的心中，「伊底帕斯情結」（Oedipus Complex）應該是最能和幽默畫上等號的心理概念了，因為稍微有點年紀的朋友們應該都知道 1988 年的喜劇電影《伊底帕嘶》（Ödipussi），由幽默大師羅里奧特（Loriot）執導並主演，講述的是一名中年男子依賴著母親的「幸福生活」。當然，有很多心理分析概念也很廣為人知，像是「壓抑作用」、「佛洛伊德式錯誤」和「精神官能症」，不過它們都沒有「伊底帕斯情節」那麼簡潔明瞭，也沒有令人會心一笑的背景。

競爭對手

那麼，在四歲到七歲之間的發展階段，究竟會發生什麼事呢？

根據佛洛伊德的學說，在這個所謂的「伊底帕斯階段」，孩童會有許多令人興奮的發現，而這些發現對他們日後在家庭和社會群體中的性別自我認同，有著很大的影響。孩子們會發現：在他周遭

的人（通常是父母）彼此之間存在著一種獨特的關係，而自己是被排除在外的。根據佛洛伊德的說法，這時的孩童會將父母之中「與自己同性別的一方」視為競爭對手，直到他發現這一點意義也沒有，因為自己是無法取代爸爸或媽媽的地位的。接著，孩子會轉為認同這位「與自己同性別」的對象，將其視為榜樣。與此同時，他也做好了在家庭外構築新關係的準備。

《附錄》
在 2020 年，重新回顧佛洛伊德的「伊底帕斯情結」

女孩將媽媽視為競爭對手，想要贏過媽媽、「贏得」爸爸的現象，被稱為「厄勒克特拉情結」（Elektrakomplex）。

根據佛洛伊德的說法，在同性戀的發展過程中，「伊底帕斯情結」是透過對父母之中「與自己性別不同者」的認同來化解的。這種情形有時會引起認同對象的惱怒（例如：母親在兒子對自己產生認同時可能會覺得憂心），因為這也許不是父母期待中的性別傾向。這種所謂的「性別錯置」，認為同性戀傾向有部分取決於成長過程，不過在心

身醫學的領域卻仍然有爭議（註 26），因為性別傾向有一部分應該是天生的（註 27）。

時至今日，這個伊底帕斯理論究竟還有它的重要性嗎？其實很多學者早已將它束之高閣，因為這個理論的前提是爸爸媽媽都存在於家庭中，而且雙方都和孩子很親近。不過我們都知道，在很多家庭裡，情況並不是這樣的。正是因為這個理論的僵化，所以我們無法保證，這種「伊底帕斯場景」一定會在孩童成長過程中發生。不過我們可以看到的是，在這個「尋找自我認同」的階段，兒童在感情層面經歷到很多體驗，與此同時，對他們來說，跨越對爸爸或媽媽的這種「伊底帕斯之愛」，發掘一個新的感情模式，也是非常重要的。孩子應該轉向家庭之外，尋找他能夠認同的對象，這能幫助他拓寬原本的視野，從緊密的二元關係（「兩人世界」）發展為三角的關係。至於這個對象到底要是爸爸、媽媽、老師還是鄰居，其實並不那麼重要。

三角關係

事實上，這個過程比我們上面敘述的要複雜許多。以希臘神話

人物「伊底帕斯」來命名，描述孩童將父母之中一人視為競爭對手的理論，其實是非常片面的，不但大量簡化了成長過程中的認同問題，還有誇飾的成分。

我們可以確定的是，在這個階段，兒童會認識到一種在「二元關係」之外的關係型態，這個發展過程被稱為「三角化」。大部分的人在長大成年後一定都能理解，在一種呈現三角形的關係中，要採取任何行動都會變得很困難。這樣的情況常常會演變成衝突，或造成負面情緒，因為其中一個人很容易會覺得自己被排除在外。在兒童大約五、六歲時，這種經驗就是他們常常要面對並學會忍受的，他們會覺得生氣、失落，好像自己被孤立了一樣，這也正是這個成長階段要面臨的挑戰。如果父母在此時可以為孩子展現，什麼是合宜的「兩人關係」，並忍受孩子的「感情風暴」的話，那麼孩子就能發展出他的自我認同，並進入下一個階段。

如果此時出了問題

要是這個階段沒有「幸福快樂」的結局，而是產生了難解的糾葛的話，很有可能會導致孩童對自己的性別認同產生罪惡感。他們可能認為自己不受歡迎，與此同時，對於和他人（不管是同性還是異性）發展戀愛關係也會感到恐懼。

這種情形可能會在之後導致不同的心身症狀或人際關係障礙，

而且往往都會具有某些顯而易見的象徵，指向對自我認同的問題。

性慾低下（性冷感）就是其中一種可能發生的症狀，或者是對伴侶有著依賴的需求，卻不允許性「侵略」自己安穩的避風港。

除此之外，性慾亢進也是可能出現的結果，患者會不斷在性愛刺激方面產生和他人競爭的心理，或者認為自己必須藉此得到優越感，以維持自身的平衡狀態。

往後的日子：這些階段也都很重要！

搖搖欲墜的乳牙

孩子會找尋自己能夠認同的對象，也許是爸爸、媽媽或者其他照顧者。當他們成功透過這個對象找到自我認同，曾經劇烈起伏的情緒就會漸趨平穩，這一切大概會發生在六到七歲時期。

接下來的階段被稱為潛伏期，會一直持續到青春期開始，這個時期被一位專家稱為「童年的黃金時期」（註 28），這的確是相當貼切的形容。因為兒童在這個階段，已經不會再受制於強烈的情緒張力，也開始在世界上找到自己的立足之地。和之前偶爾會出現的「毀滅衝動」相反，這個時期的小朋友通常會從事有建設性的活動，例如：畫畫、動手組裝或做一些東西。他們喜歡活動身體、跑跑跳跳，充滿生命的喜悅，會興奮地搖晃即將掉落的門牙，並因為發現自己肌肉的力量而感到驕傲。

青少年

　　青春期對很多人來說，可能是最有印象的，因為此時的我們已經能夠有意識地記住事情，可能也會時常回想起一些最難忘或戲劇性的場景，當然也是因為這些事件對我們來說非常重要。

　　我們的身體在青春期達到了性成熟，比起內心的感情世界，此時在智力方面顯然有更多的發展。不過，在情緒方面變得脆弱、緊繃的情形並不少見，這些生理和心理的波動可能會導致一些心身症狀的出現。

長大

　　在逐漸成長的過程中，我們會遇到許多挑戰：進入一段戀愛關係、試著融入社會群體、開始負擔自己的生活所需，以及漸漸更加脫離父母而獨立。

　　進入青少年時期後的階段，是一個充滿劇烈轉變的時期，在思想和情緒方面會有很多新的能力，對大腦而言，又是一股成長的推力（註 29）。透過在伴侶和性方面的經驗，我們對身體形象可能會有新的認知，而社會對所謂「理想體態」的看法，也會深深影響這個時期的年輕人。如果適應不良，就很有可能會導致和身體形象有關的一些疾病，例如厭食症或「軀體變形障礙」，這項疾病的患者深信自己的身體哪裡有問題，而且會非常在意，認為它就是「不

對」，但其他人可能根本就不會注意到。

成長

　　您有沒有注意到，在每個生命階段，成長和發展都是不變的原則呢？我們的心靈和身體正是為此而生，它們會不斷適應、探索新的環境，並繼續發展。不過，在我們小時候的成長過程中，會發展出自己的長處（強項）和短處（弱項），它們會深植於我們的心靈和大腦邊緣系統（以及其他區域）之中。

　　我們時常會被兒童時期的經驗、思考和行為模式所束縛，在我們長大成人之後，這些模式也許根本不再適合，也可能會造成一些問題。也許您已經注意到了，我們成長所需面對的挑戰，都和人際關係有關，不管是與他人建立聯繫或者劃清界線。和周遭的人所建立的人際關係，對我們的身體和心靈有著很大的影響，而且一生都會是如此。就算我們已經感受不到兒童時期的那種原始的渴望，但對於「建立連繫」依然終其一生地追求。

《附錄》幸福方程式

為了過著滿足而健康的人生，您會在哪些方面投注心力？是名聲、事業或者經濟上的富足？有 80% 的人認為這三點特別重要，並以此為目標。

大約在八十多年前，在波士頓哈佛大學進行的長期大規模幸福取樣追蹤研究（Grant Study / Glueck Study）（註30）致力於找出：哪些因素真的能讓生活更令人滿足，而且是真的能夠實現的（畢竟，大多數人也沒辦法變得知名或成為富翁）。自 1939 年以來，每年都有數百位波士頓居民接受上門的訪問，回答關於生活的問題，並接受醫學方面的檢驗，他們的下一代也是受試的對象。透過密集的訪問和十分個人、詳盡的說法，研究者從超過七百位美國民眾身上得出了「幸福方程式」：良好的人際關係會讓我們更幸福也更健康。根據研究，三個關於「如何建立良好人際關係」的重要發現如下：

❶ 好的關係讓人更健康，也能延年益壽；孤單對身體來說就像毒藥，不但會讓壽命減短，還會讓腦部功能提早退化。

❷ 良好的人際關係和朋友數量無關，Facebook 或其他社群軟體可能會對我們造成誤導，但朋友的品質才是關鍵。一段糟糕、充滿衝突的婚姻可能會讓人更覺得孤單，生活品質甚至有可能比單身者更差。研究指出，如果一個人在五十歲時已經構築了令人滿足的人際關係，那麼他在八十歲時，也會是一位快樂的長者（這比膽固醇指數要來得有說服力多了）。

❸ 好的人際關係能保護我們的大腦：越能信任他人的人，在高齡時能保持良好記憶力的機率越高；這並不是說我們在一段關係中不能和別人發生衝突或爭執，如果雙方還是能打從心底彼此信任的話，其實是沒有關係的。

上述的三個發現證實了古老的智慧，但我們身為現代人，有時還是喜歡快速便捷的解決方式。有時候對我們來說，就是很難花時間去經營人際關係、和朋友一起體驗新事物或彼此交心，但不管怎麼樣，我們還是應該要試試看。

自我認知

首先，試著從不同的角度看待自己，這樣的改變能夠給我們一點幫助。生命中的每個發展階段，都會在我們的神經細胞和心理上留下痕跡：我們心中的某個部分，一直都還是那個尋求依附與正向人際關係的小小孩，希望能找到歸屬，並被他人所理解。我們同時也是處於口腔期的小孩，總是想舔食、擁有或占有某些東西。除此之外，我們也是「叛逆期」的小孩，會反抗大人做的決定，在爸爸媽媽叫我們去上廁所時硬是不去。最後，我們還是充滿攻擊性的小孩，在三角關係中與他人競爭，想要贏過對手，並亟於尋找能讓自己認同的目標。

當我們開始承認，除了從表象能看到的部分之外，我們的內心深處還有更多不同面向的時候，就相當於是邁出了重要的一步，得以從另一個角度來認識自己。從這樣的角度，我們可以變得寬容而大方，就像是一位耐心、有愛心的家長在看待自己的小孩；同時，我們也能夠為所有的衝突留出一些空間，不會用不現實的要求與期待來逼迫自己。我們總是習慣做一個理性的人，希望自己時時保持清晰的邏輯，但在我們內心總是還有一個蹦蹦跳跳的小孩，喜歡動動身體、發掘新事物，在遇到挫折的時候只想大哭大鬧，尋求安慰，不想承認自己已經成為大人的事實。我們要怎麼找到一個輕鬆簡單的方式，來滿足自己「內心小孩」的需求呢？您可以在本書的第三

部分「DIY：促進自己的心身健康」中找到答案。

生命之路

「過去的事物並沒有死去，甚至也未曾過去，我們只是把它們拆分開來，把自己當成陌生人。」——克里斯塔·沃爾夫（Christa Wolf）（註 31）

不管是在醫學方面，還是在社會上，都有種逐漸增加的趨勢：「過去」的意義似乎越來越不重要了。一個人的出生地在哪裡？哪些早期的情感形塑了他？他的內心世界是如何發展的？有些人會認為，當下一念遠比一個人的過去來得重要，那些不在當下發生的事，對他們而言就好像只是幻覺一般。

神經生物學可以告訴我們，過往的經歷是怎麼被儲存在腦海中，如果忽視了這點，一個人的性格還有辦法展現嗎？正如沃爾夫所說的：我們怎麼會把自己當成了陌生人？

在接下來的章節，我們會把焦點放在「感受」上。我們的感受正是交織成心身病症的原料，您會發現：這些影響我們的感受，很大一部分都是來自過去的產物，也和我們怎麼面對情緒有關。過去從來不會「放手」讓我們離開。

為什麼感覺如此複雜

直面內心的劍齒虎

我一開始在寫這個單元的時候，本來是描述了關於情緒變動的腦部生理學，也舉了一個令人焦慮的事件當作例子——但不久之後，我又把這些都刪掉了，因為我總覺得這些解釋不足以向讀者傳達「感覺」這個深奧的主題。您發現了嗎？我自己也在經歷這種「害怕失敗」的情緒。

不知道您有沒有聽過劍齒虎呢？這種動物雖然早在兩萬八千年前就在歐洲絕跡了，但牠們的名字應該很多人都耳熟能詳。劍齒虎的例子剛好可以用來解釋：我們的感覺是天生的，而且它的功能對我們來說相當有幫助。比方說，恐懼可以幫我們全面衡量局勢，從歷史的角度來看，這對生存而言是至關重要的，直到今天依然如此：如果一隻劍齒虎出現在我們面前，相同的恐懼感一樣會出現，然後直接產生逃跑的衝動。身體會透過生理上的調整來供給我們在緊急時刻所需的能量（例如：心跳加快使氧氣的運輸量增加、呼吸變快），這股能量可以用來逃跑或和猛獸戰鬥。這個劍齒虎的例子

來到了尾聲，而我們可以發現它對我們的幫助不大，因為恐慌有可能在辦公室發作，或者是在假期中，當我們坐在海邊的沙灘棚椅時襲來。畢竟，現在已經沒有劍齒虎了，取而代之的是難搞的同事，或者不友善的沙灘棚椅租賃攤商。面對這些人，我們通常不會拔腿就跑，也很少真的和他們大打出手。

那麼，這種恐懼對我們來說還有好處嗎？

人類的感受更為複雜

關於我的患者在情緒上一再遇到的種種困難，究竟能否透過這個章節呈現出來呢？當我寫完的時候，卻反而更不確定了。我原本使用了一些看似簡單明瞭、且久經傳誦的例子，準備向大家解釋：恐懼是如何產生的？感官所接收到的刺激，是如何通過視丘傳到杏仁體（負面情緒的中心）的？在海馬迴，與過往的經歷進行比較和調整後，當前這份感受會被大腦皮層有意識地感知。而此時，透過下視丘和自律神經系統，某些身體反應和面部表情已經被觸發，例如：猛然睜大的眼睛、呈現防衛姿態的身體或準備逃跑的姿勢。

但我後來意識到，上述的這些解釋有點太過敷衍，也許我是想用這些資訊搪塞過關，並試著確定自己在說明的時候不會講錯什麼重要的東西。但在這麼做的同時，我也錯失了描述「感覺究竟和什麼有關」的機會。我在開始撰寫之後的一段日子後才發覺，要寫出

一篇關於「感覺和身體關聯」的章節，實在不是一件容易的事，而這時，某種感覺也悄悄找上了我：那就是對失敗的恐懼感。

我的恐懼源自於：其實在過去的十到十五年間，和情緒有關的神經科學有著長足的進步與發展，如果我沒辦法將這些龐大的知識都囊括到書中，我擔心讀者朋友們會認為我不夠專業、資訊落後。除此之外我也很清楚，對感覺或情緒的個人經歷，基本上決定了我們生活的基礎。

最終，這份「害怕失敗」的恐懼，促使我重寫了這個章節，也做好準備要進行第二次、第三次的更新與修訂。在後續的校正過程中，我決定要順從自己的內心：在「感覺」這個廣泛又深奧的主題中，我只想向您介紹其中一些我自己認為特別重要的部分，也就是說，我不能保證這些知識的完整性。

然後，您猜怎麼著？我的恐懼就這樣消失了。當我寫下這段文字的時候，我感受到自己和您透過某種方式連繫在一起，也不再認為您會對我做出評斷了。

感覺揮之不去

意義和目的

現在，我們要談到關於感覺的第一個理論，我認為這是我們每個人都應該掌握的（不能只知道劍齒虎），那就是：感覺非常有幫

助。有時候，我們的想法並沒有那麼直接；但感覺能讓我們看見一些重要的事物。

以「羞恥」為例：它可以防止我們做出一些尷尬的事情，或把一些個人隱私的事情 PO 上網，即使我們有時候興致來了就會有這種衝動。另外還有「悲傷」，在我們喪失了某些事物後，悲傷會強迫我們抽離原本的生活，讓我們花時間來消化「失去」的事實。而「反胃」對我們來說也是有幫助的：這種感受會讓我們反射性地作嘔，比方說，當我們咬下一口蘋果，卻看見果肉中有幼蟲友善地「打招呼」的時候。

這是感覺的重要功能：向我們指出採取行動的必要性，也就是說，我們應該著手改變、改善現況，或者對當前的情形做出更準確的判斷。因此，先前提到我曾經試著撰寫關於恐懼的內容，後來又決定刪除，因為實在是不夠有說服力。雖然說如今的時代已經沒有劍齒虎了，但我們都知道，被社會所排擠或給予恥辱感，對健康的危害是非常大的。我們雖然不會像遇到猛獸那樣反射性地逃跑（至少在大部分情況下），但是這些不同的感受仍然會是個契機，讓我們得以弄清眼下的狀況，確認是否有改變或採取行動的機會。從這個觀點看來，我之所以會有害怕失敗的情緒，也有合理的原因；這種感受向我傳達了一個訊息：「你對這個章節的寫法還存有疑慮。」除此之外，在我和您坦白這種恐懼的同時，它也達到了一種溝通的

效果：透過闡述我的情緒，您可以得知我在寫作當下的感受；也正是這樣的感受，讓您更能理解我、更有可能產生同理心。

雖然我不知道透過書籍和文字是否有效，但是一般來說，在透過肢體、表情和語言的溝通上，坦率和誠實能顯著改善人與人之間的關係。因為這種開放的態度讓我們更能設身處地為對方著想，也能給予我們一種「對身邊的人和環境有所瞭解」的安全感。

調適

生而為人，我們時時刻刻都在自動執行某一項功能，那就是：隨著環境條件的變化進行調適。在這個過程中，感覺具有關鍵性的功能。

在上述的情況下，感覺就比較不屬於個人的產物，而是系統的一部分，這個系統是由人與人之間看不見的聯繫所組成的。在這個系統當中，總是有兩種狀態彼此對立，例如：「我現在很生氣，對方應該要看得出來」和「他很生氣，所以我很擔心／緊張」。我們可以看出，感覺完全就是一種溝通的媒介，至少在手機出現前都是如此。不管怎麼說，透過簡訊、LINE 和其他社群軟體所拓寬的溝通管道，對我們而言都是一種挑戰，因為在這種溝通的過程中，我們所能感受到的（對方）情緒大大減少，因此，為了詮釋一則訊息背後潛藏的情緒，往往需要絞盡腦汁。我就有認識一些人，他們在

人際關係中所得到的滿足感由於上述情形而大打折扣，但卻還是無法放棄這種「要持續保持聯繫」的迷思。

我先前和您提過：當我拿出勇氣，決定不追求神經科學的專業，而是按照自己的想法撰寫這個章節時，我的恐懼就消失了，這正是感覺的目的：有意識地感知到一種情緒，並允許它展露，會讓這種感覺逐漸消退。畢竟，感覺也只是想完成自己的任務，當它實現了自己的目的後，就會悄聲無息地離開──至少理想狀況下是這樣。

處理情緒至關重要

第二個關於感覺的重要事實：雖然我們打從出生開始，就具有基礎的情緒，像是快樂、好奇、害怕、生氣（或憤怒）、悲傷、厭惡、羞恥和罪惡感（註32），但我們一開始如何去面對、處理這些情緒，對往後的人生而言至關重要。事實上，沒有一種感覺是我們一生下來就「普遍擁有」且「與生俱來」，可以發揮某種功能的。

寶寶語

我們對於不同狀況的感受，以及應對這些狀況的方法，在整個生命的過程中，是很有可能會改變的。在生命的開端，大約兩到三歲的時候，嬰兒會透過早期的依附對象（可能是父母）體驗到處理某些感受的特定方法，並深刻地內化。這是因為大腦在成長的時

候，特別容易受到「初次經驗」的影響。所以在這個階段，依附對象會怎麼處理寶寶「衝動又充滿野性」的情緒，就相當重要。

您有沒有看過，有些媽媽會突然對著寶寶說：「噠噠噠」或者「小寶寶，好棒棒」之類的話？也許旁人看來會覺得摸不著頭緒，不懂意義何在，但這種和荷爾蒙有關的狀態背後，是有著重要理由的：從媽媽的「牙牙學語」中，寶寶能重新認識到自己目前的情緒狀態。因為嬰兒還不能理解語言，所以媽媽就用這種方式，讓小傢伙體認到自己的感覺可以這樣被詮釋。除此之外，也是在安撫他的情緒，並讓他知道自己現在是安全的。

因此，現代的父母如果在捷運或戶政事務所之類的公共場所這麼做，是有充分理由的。他們是在向孩子展露關心，把注意力放在孩子身上，不管是在白天或夜晚，都會給予孩子肢體上的親近感。這能有助於安撫孩子的負面情緒，也能讓他們慢慢學會「自我安撫」的能力，並將其內化，之後就能夠運用在生活中。總的來說，不管是普遍的原初信任感，還是不信任感的傾向，都會在學習處理情緒時被內化，並在之後的人生中繼續伴隨在我們身旁。

依附導向

我們前面所提及的論點，可以在大腦中得到證實：如果嬰兒時常接受安撫，他會有個健全的海馬迴，這個大腦結構其中一項功能

就是負責自我安撫。因此，我們就不會有情緒特別容易失控的傾向。如果我們在早期所建立的關係中，有遭受到暴力或忽視，因而產生了許多壓力的話，血液中就會有大量由身體製造的皮質醇，它會讓我們的海馬迴萎縮，也會讓鎮定情緒的功能減弱（註33）。這種情況會導致我們在之後的生活中，特別容易被負面、混亂的感情所淹沒。但在很多時候，我們又難以斷言這就是造成某些疾病的原因，例如邊緣性人格障礙（一種情緒不穩定的人格疾患）。不過，不穩定的依附關係和不友善的學習經驗，也會影響到我們的身體健康，例如：自體免疫疾病（像是第一型糖尿病）會因為免疫系統的影響而更容易發生，與此同時，對壓力的普遍抵抗力也會降低。

所以，從神經科學的角度來看，當寶寶哭鬧時，應該要馬上安撫他，而不是就「讓他哭一下」。因為嬰兒根本還沒掌握「自我安撫」的能力，就算他哭著哭著就不哭了，那也是一種死心、放棄的表現，而死心和安撫是完全不同的。

壓抑

在小孩長大成人的過程中，還有一些事是對感覺發展特別重要的。我們會從周遭的環境習得一些規則，例如：「所以這根本沒什麼好怕的呀！」或者「有時就是會沒來由地難過。」但也有一些像是「愛哭鬼！」或「男兒有淚不輕彈」之類的話語出現在我們的生

活中。也就是說，我們在家庭或其他社會團體（例如學校）中會學到：表現出哪些感情是 OK 的，哪些感情又需要被壓抑下來，因為有人告訴我們，這是不合宜的。

這種自我調適可能會導致一種結果，那就是當內在產生某些情緒波動時，我們可能會認為這是不對的，而學習如何忽略這些情緒。這種狀況很有可能會變成心身疾病的起點。一種常見的情況就是：在生活中，我們遇到了某些事件，使得某種「被禁止的」感情強烈席捲而來，而我們卻在無意識中認為，不能去面對這種情緒。若是把這些情緒在生理上的表現當成病症，卻完全不著眼於心理層面，甚至是拒絕的話，就很有可能會產生這種情況。當我們對這些「禁忌的情緒」避而不談，轉而尋求醫生的協助時，他們雖然會針對我們所描述的身體症狀進行診斷，但這些症狀有很大一部分都無法被歸類於某個確定的病症。所以會出現「功能性障礙」、「非特定生理不適」或「身心疾患」等名詞，意思其實就是：醫生找不出什麼原因來。

● 脫離心身陷阱 ●

03：看穿情緒謬誤

❶ 也許您曾經說過這樣的話：「他給了我……的感覺。」對此，我要持反對意見，因為感覺是不能「給」的。過去曾經歷到的一些情緒就好像特殊的濾鏡一樣，我們會透過這些濾鏡，對感覺做出相應的反應。一旦我們想將自己感覺生成的原因歸咎到別人身上，就會讓情況變得複雜起來。所以我認為用這樣的說法比較好：「當你這樣說的時候，我感到……」這會讓情況有很大的不同，應該也能讓聽者更容易接受（甚至是帶著感謝之情），在理解的過程中也比較不會產生攻擊性。

❷ 個體心理學家阿德勒醫生（Alfred Adler, 1870-1937）的觀點是：人之所以會不幸，是因為他想要變得不幸。如果一個人有勇氣去改變事情的關鍵，照他真正想要的方式而活，那麼他從那一刻、那一個瞬間開始，就能變得幸福。另一方面，我們可能有看過某個人憤怒地四處叫嚷，而且

宣稱自己大喊大叫是因為生氣的緣故，但阿德勒卻不這麼認為。他說，這個人是想透過四處叫嚷的方式，來得到權力與影響力；在這樣的前提下，憤怒才油然而生，因為憤怒對他而言是必須的，可以把自己的行為合理化（註34）。所以，我們真的只能無助地隨情緒起舞嗎？這種想法是值得深究的。

❸「情緒並不是絕對的真實，即使我們感覺上像是如此。」如果能瞭解這點，對我們會很有幫助。其實，情緒是象徵性的，就好像放在冰箱幾十年的冷凍食品一樣，曾經好幾次解凍而流露出來，過了一段時間後，又會放回冷凍庫裡重新凍結。如果您抱持著好奇、開放而友善的心來探索自己的「感覺世界」，那會是個好的開始；但記得別被一些情緒謬誤給騙了！我們的感情所傳遞的，有時候並不是事情的真相。

過去和現在交雜

接下來，我會告訴您關於感覺的第三個重要事實，經過漫長的說明至此，透過這三個重點，終於可以逐漸形塑出我心目中「夠格」

用來介紹感覺的文章。不過在這之前，我想將目前的資訊做個總結：

1 感覺是為了迎接生活中「當下」的挑戰，所產生的調適。它就像我們內心的羅盤，可以為我們指明方向，並幫助我們將自己目前的狀態傳達給身邊的人。

2 對感覺的理解，還有我們處理它的方式，和嬰兒時期的經歷特別有關。不過兒童和青少年時期當然也很重要，這些經歷都會被儲存在特定的大腦結構中。

　　在看完這兩點之後，對於我們在生命中會遇到的難題，您有沒有看出一些端倪呢？或者，我換個方式問：如果您要搭火車前往某個地方，您會使用最新的列車時刻表，還是五年前、十年前、甚至是二十年前的時刻表？

感覺常常不會被意識到

　　接下來我們要談到第三點，這也是我覺得您需要知道的，能讓我們更妥善地處理情緒：感覺一方面會表現在生理上，不過另一方面，它也有著心理的層面，是我們可以有意識地去感知的。

高速

　　邊緣系統是大腦中的情緒中樞，它所發出的訊號會如閃電般，透過大腦皮層傳送到臉部和四肢的肌肉，也傳到我們的自律神經系

統中（自律神經系統負責放鬆或壓力的反應），這些訊號還會被傳送到腦垂腺，促使腦垂腺將對應感受的荷爾蒙輸送到血液當中。除了上述的過程之外，還有許多神經化學反應也牽涉其中，才能讓感覺在幾毫秒之內就被我們的身體所接收。也許您有遇過一種情況：在接收到某種刺激，或甚至只是腦中出現某個想法後，突然就感覺自己的身體毫無預警地產生了明顯的反應。

舉例來說，當「恐懼」這個感覺出現，肌肉會馬上變得僵硬、瞳孔擴張、心跳加快，與此同時，汗水的分泌也會增加，這是為了讓我們在逃跑的時候，皮膚能達到更好的散熱效果。另外，氧氣和能量的供給也會在短時間內大大增加。

龜速

相較之下，另一個過程則明顯慢上許多：那就是恐懼和恐懼原被我們意識到的過程。我們會辨認出是哪個人、哪隻動物或哪個想法引發我們的恐懼，有意識地感知自己的情緒，對我們來說有個相當重要的好處：它讓我們有機會在未來避免類似的情況，或至少對這種情形有個概念。因此，有意識地覺察並「破譯」情感是很重要的，而不是只注意生理上的反應；這也是消除心身症狀的關鍵之一，稍後我們會再提及。

情緒防禦機制

　　重點是，我們如今活在沒有劍齒虎的時代，不再身處弱肉強食的大自然中，而是建立了人類的文明。而在文明社會裡，會透過法律、契約和類似的形式，來規範人類的共同生活。不過，像是憎恨、復仇這樣的負面情緒，有時會與法律的規範背道而馳；為了遵守社會的秩序和規律，我們的心靈或多或少都有設置一種防禦系統，就和身體的免疫系統很相似。令人不快或困擾的感受會透過這個機制，被排除、否定或轉換為別種情緒，例如下面提到的狀況。

　　為了讓我們不要處於強烈的緊繃情緒中，我們的心靈會這樣運作：當我們不得不在工作上處理一些爛事，但是又需要這份薪水來養活自己的時候，如果能抵禦這份憤怒，將它轉移到潛意識之中，可能會讓我們更好過一點。因為一般而言，我們也無法做出和憤怒相對應的舉措。情緒是會「流瀉而出」的，也就是說，心中的憤怒或恐懼可能會從我們的身上流露出來，並影響到周遭的人事物。但是因為我們今日的生活空間相對狹窄，有時候根本沒有讓情緒流瀉的空間；因此，我們的心靈發展出一個折衷的辦法，這種妥協被稱為「情緒防禦機制」。

　　情緒防禦的第一個要點：我們通常都是透過「反射」來防禦負面情緒，在心理分析中，被稱之為恐懼反射、罪惡感反射或羞恥反射。舉例還說，也許我非常不爽我的老闆，很想直接跟他大吵一架；

但這個時候，我的「罪惡感反射」可能會在無意識之中侵襲而來。我會想：「如果跟老闆吵架的話，我會被炒魷魚的，到時候全家人流落街頭，就都是我的錯。」對老闆的怒意就這樣被轉移到了潛意識當中。這種無力的負罪感可能會留存在我們心中，但原本的憤怒和衝動卻不會。我們可以把這些反應看作是一條「情緒鍊」，但它可不是那種可以掛在身上、說摘就摘的項鍊，而是很有可能會陪伴我們度過很長的人生階段。

情緒防禦的第二個要點是：生理的反應依然存在。所有事情都有其代價，我們的情緒防禦機制會自動抵禦負面、令人不快的情緒，這當然很值得感激，但同時它也有代價，那就是這些情緒依然會引發身體的一些反應，例如盜汗或顫抖。可是，我們往往很難從這些症狀推導出誘發的原因，只覺得這些症狀令人困擾，而且造成當事人擔憂的情況，也不在少數。而這種憂慮一旦產生，真正造成問題的情緒又會更加隱藏於背後；感覺本該是為我們指明方向的「內心羅盤」，但此時卻不再管用。就好像踩在棉花上面一樣，我們只能繼續這樣，充滿不確定地前進⋯⋯

回到我自身的情況：假如我沒有注意到，我內心的害怕是因為本來預計要撰寫的內容超出了我的負荷，那我當時所感覺到的生理不適，一定也仍揮之不去。如果是那樣的話，我可能就不會調整這個章節的內容，也就沒辦法減輕自己的負擔了。

《附錄》防衛機制：心靈的自我保護

我們的心靈和免疫系統有著類似的功能，可以抵禦那些不受歡迎的入侵者。不過對心靈而言，所謂的「入侵者」並不是細菌或病毒，而是令人不快的感覺和衝動。它們很有可能會造成心理的緊繃和衝突，原因是這些感情往往和我們內心的原則或兒童時期以來的信念不相符合。雖然心靈有著防衛這些情緒的機制，但也需要相應的代價，那就是我們對世界的感知和對自身的認知，都會因此而變少。

以下是一些常見的無意識防衛機制：

投射：將自己不喜歡的情緒或想法賦予其他人，好讓自己能站在對立面並劃清界線。例如有人會說：「如果我跟他一樣懶的話……」

合理化：說服自己，認為自己的行為合乎邏輯，不過在這樣的自我評價中，當事人會完全忽略恐懼、不安等情感。

矛頭指向自己：負面的情緒（例如憤怒）會指向自己，而不是他人。例如：「我真的是白痴才會準時到，我明明就

知道你肯定會遲到的。」

轉移：為了保護自己，心靈會把對伴侶的激烈情緒轉移到他人身上（例如鄰居），這是因為我們害怕伴侶會離開自己的緣故。但如果是對鄰居的話，我們就可以盡情數落對方的不是，甚至有可能會和伴侶一起。

退化情感：這是指為了逃避作為一個成年人進行決策，在情感上退回到更早期的發展階段。透過這個機制，人的心理會一點一點倒退回更早的階段，表現出反抗、拒絕，或是伴隨著生理和心理方面的症狀，像是心悸、腹痛等等，正如嬰兒在學會說話之前常發生的那樣。

昇華：這是一種我們所有人都應用過的防衛機制，也就是將一些不被允許的願望（可能是性方面或有攻擊性的本能）轉化為被文化和社會所認可的成就。我們都知道，有些慾望是可以透過替代的方式得到解放的。例如：在舞台上表現自己的演員，或是設計出一款射擊遊戲的電腦遊戲設計師，他們選擇用這些管道來宣洩，而非飆車肇事。

豐富性 vs. 錯誤連結

情緒有著獨特的美感，是它讓我們充滿生命力，並帶給我們豐富的內在體驗。

時常會有病人問我，像是恐懼、悲傷或羞恥感這類的情緒，在經過治療後，到底會不會真正消失？我的回答是：「絕對不可能！」因為這些感覺根本不是問題所在，它們對我們來說是有益的！而我們要做的，是學習如何正確處理這些情緒：對於喜悅、驕傲和愛，我們可以享受；對於恐懼、悲傷、羞恥和罪惡感，我們要忍受它，並重新檢視，瞭解這些感受所要傳達的真正訊息是什麼。

在這個過程中也可能會遇到一些困難：特定的人物和挑戰，會讓我們體驗到某些特定情緒，這對兒童時期來說是重要、有保護意義的，但在長大成人後，卻未必如此。

舉例來說，在兒童時期沒有得到足夠的關心，甚至挨打的小孩，長大後會更容易在一段關係中表現出恐懼和不信任，即使對方完全是善意的。又或者，小時候被羞辱過的孩子，長大後常常會不敢展現出自己值得被愛的那一面。如果受到太多來自過去、久遠的事件影響，那麼這些感覺就會成為問題。

另一個潛在的問題是，有些感覺是我們本來可以體會到的，但卻被心理機制當作「負面」的東西，驅趕到潛意識當中。這在當下雖然有幫助，但我們往往還是可以透過一些身體的症狀察覺到：有

些地方不太對勁。

改進面對感覺的方法

如果想用另一種方法來面對情緒和感覺，有件事非常重要，那就是：在我們當前的感覺世界中，問題是以什麼樣的形式存在？

很多時候，單單是「意識到」就能有很大的幫助。某些在過去曾經被禁止的情緒（例如：「你根本沒理由生這麼大的氣吧！」）我們可以有意識地允許它們的存在。憤怒、恐懼、貪婪甚至是情慾，我們可以允許這些感覺存在，並在內心體驗這些情感，但不會直接付諸行動，因為這通常會嚇到我們周遭的人，有時候還會危及到人際關係。

但是，我們可以學著承擔一些情緒，而不是反射性地去抵禦它。為了達到這個目的，我們必須體認到：每個人都不是完美的，我們只是普通的人類，和其他人一樣，都有著各式各樣的感情，其中當然也包括那些非本意產生的、負面的感情。有時候，把情緒透過肢體表現來釋放，也是有幫助的。例如：生氣的時候恨恨地踩腳，高興時則高舉雙臂、蹦蹦跳跳。

我已經事先決定，在寫這本書的時候，不要一直給予心理治療方面的建議。當然，如果患有心理疾病的話，心理治療是必須的；但也有很多時候，我們只是感覺上有些混亂，如果此時就輕率地認

為：一定要接受心理治療！那就有點太誇張了。不過，當我們難以承受一些憤怒、混亂和恐懼的情緒，有想要傷害自己或他人的衝動，而這些感覺又支配了我們的生活時，我就會建議：一定需要尋求家庭醫師或心理治療師的幫助了！有些人所面對的痛苦，是會需要一個對象作為出口（也經常需要搭配藥物）來改善的。這些情緒上的問題，往往和早期的人際關係有關，而在專業的醫病關係中，則有可能使病人從這些問題得到解放。

感覺的波長

「好，就來開心一下吧！」**喜悅**這種情緒並不是這樣運作的，它該來的時候就會來，我們無法強迫。而當喜悅的感覺浮現時，我們應該享受它、珍惜它。這意味著：我們要做好為當下駐足的準備，不要一直試著去追尋下一個快樂的時分，或者花太多時間在思考過去的種種；我們可以學習的是，去汲取當下的快樂。另外，因為快樂不會幫我們賺到錢，所以一些廣告會試圖告訴我們：我們必須先擁有或購買某些東西，在未來才能夠得到快樂。

悲傷在我們失去某些事物或受到某種打擊後，可以幫助我們花上一段時間，讓自己回到正軌，重新調適狀態，以繼續面對生活。我們所身處的世界不停地在加速，但心靈的步調卻沒有變快！它需要一定的時間來悲傷。此外，一段「有效的悲傷」會需要多少時間、

程度有多強烈，也是因人而異的。比方說，兒童悲傷的方式就和成年人相當不同，他們有一種像是在「踩水坑」的模式，不會整個人陷入悲傷中。而在悲傷與悲傷（水坑與水坑）之間，他們可以完全從悲傷中抽離，表現得相當正常，這是成年人經常無法理解的。如果家庭中有成員陷入悲傷，其他人不需要跟著一起難過，這樣對當事人來說也會是個很大的壓力。總的來說，每個人的悲傷真的都非常不同！

那麼**驕傲**呢？您對什麼事會感到驕傲？誰為您而驕傲？請您花點時間，靜下心來思考這些問題。有些正向的情緒在我們的文化中並不樂見，即使這些情緒其實是很健康的，驕傲就是其中一種。請您想像一下，自己是個充滿驕傲的人：您抬頭挺胸地站著，皮膚的血液循環良好，您覺得身體很溫暖、充滿力量、富有生命力。這些感受是您值得擁有的！因為您一定擁有某些長才，也一定為他人做了某些有價值、有意義的事。現在是再次為自己感到驕傲的時候了！

身心的連結

在前一個章節中，我們已經了解到：感覺其實是對我們有益的。遺憾的是，很多時候我們根本不會察覺到某些感受的來由，也因此，這些感覺無法達到它們的目的，也就是告訴我們對其他人的感受，並藉此和他人交流、溝通。因為我們沒有感知到這些潛在的感受，所以它們無法發揮原本的功用，這對我們的身體器官並無益處，甚至可能會導向不同的疾病。

佛洛伊德是現代醫生中，第一位致力於研究心理的症狀是如何轉換為生理症狀的。他相信自己觀察到了一種現象：內心的衝突和潛意識的感受，可能會轉化成具體、有形的身體症狀，而當事人並不會察覺到兩者之間的連結。

這正好和我個人很常被問到的一個問題有關，很多人會私下來問我（例如在派對上）：「那個，你是心身科的醫師對吧？心理的症狀真的有可能變成生理的疾病嗎？到底是怎麼轉變的？」

在過去的一百二十年中，許多醫師已經針對這個問題找到了一些解釋。這些解釋並不完全相同，主要是基於他們的思路也各不相

同，看待人類的方式也有所差異，不過即使如此，我們還是能發現
其中的共同點。有些論點在神經生物學上有強而有力的基礎和佐
證，有些則比較偏向理論層面，但很適合說明心理治療中身體和心
靈的關係。

　　如果想採取一些行動來促進自己的心身健康，我們首先要對
「感覺怎麼出現在身體裡」有個概念，這是非常重要的關鍵。首先
讓我們來看看目前已經得到證實的六種渠道。

在心靈、大腦和生理之間的六種渠道

光纖電纜：自律神經系統

　　自律神經系統從腦幹沿著脊髓，貫穿身體，延伸到所有重要的
胸腔和腹腔器官、皮膚和感官受器。這個系統中有很多的「電閘」，
也就是神經節，讓訊息得以傳遞、連結。這個過程快如閃電，快得
像是光纖電纜，至少跟德國電信 Telekom 的網路一樣快，而且它
會特別傳導一種訊息：身體現在應該處於放鬆狀態，還是警戒狀
態？嚴格來說，這只能說是兩種功能，但這個傳遞的過程是如此之
快，以致我們大腦中負責思考的部分（前額葉皮質）都無法快速記
錄下它發生的過程。

　　為了讓這個過程完美運行，這條「光纖網路」，也就是我們的
自律神經系統，有兩個分支：交感神經系統（警戒系統）和副交感

神經系統（放鬆系統）。在身體正常運作的情況下，這兩個系統彼此之間會達到很好的平衡狀態。但如果一個人持續經受著過多的思慮、劇烈的情感或沉重的負擔，就有可能使交感神經系統長期活躍，這也表示：身體一直處於警戒狀態之下。

在 1990 年代，人們還不太習慣去關注自己的情緒與內在動機，所以那時的醫生常常會認為這種狀況是「自律性肌張力失調」或者「肌張力障礙」，通常他們會說：「這就是自律神經系統失去了平衡。」今天，我們知道：自律神經系統和心理有著特別緊密的連結，當然也與邊緣系統和腦幹有關。這些系統默默地運行，儲存紀錄我們所面對的威脅、刺激事件，還有安全的環境，好讓我們的身體能夠在瞬間切換到對應的模式。

也許您曾經歷過下面的情況：您身處在一個非常放鬆的狀況，一個人在家，悠悠閒閒、沒有預定事項，也不需要顧慮任何人。這時，您的腸子開始發出一個不會錯認的訊息，告訴您：是時候到馬桶上坐上一段時間囉！這就是身心連結的一個自律功能，透過自律神經系統，訊息從心理層面被傳遞至腸道，更確切地說，是透過副交感神經，也就是我們神經網絡中的「放鬆」部分。

遠端控制：運動神經系統

現在，請您稍微舉起左手，然後吹一聲口哨，再用右腳跺一下

地板。請緊緊閉上眼睛，接著，用右手的食指摸一下自己的鼻尖。做完了嗎？很好，您的遠端控制系統作用良好。它們並不是透過天線來接收無形的訊號，而是透過具體的線路連接的。透過運動皮層（皮層：大腦外圍的部分），電子訊號一路傳遞，穿過大腦再到脊隨，藉由運動神經的路徑一路到達指定的肌肉。

人體自發性、無意識的運動系統是由基底核（Basal ganglia）和小腦負責，它能讓我們的身體保持穩定和平衡。正是因為這樣的構造，我們可以把有意識要進行的動作和透過反射弧運作的身體自動穩定機制給區分開來。這樣一來，我們不必時時刻刻透過自主意識來維持平衡，也能夠直直地站立。

也許您曾經聽過一個有名的反射實驗：醫生會拿小槌子敲打膝蓋下方，而此時小腿便會不由自主地向前彈，這就是所謂的「膝跳反射」。透過這些反射的作用，身體會不斷幫助我們保持直立狀態。至於行走時的協調和規律的動作，則是由小腦負責。如果沒有小腦會發生什麼事呢？我們可以想像一下喝醉酒的時候；如果小腦的「抑制作用」消失，那我們的動作就會變得不受控制。

除了上述提到的機制外，情緒和心理狀態也會影響我們的力氣大小和肌肉運動的方式。有時，當我們遇到令人憤怒的事，拳頭可能會在口袋中悄悄地握緊；而在一場令人精疲力竭的爭吵過後，身體也許會變得相當緊繃。在這些情況下，肌肉的張力都有所提

高，而這完全是無意識也無法控制的。如果嗅到或吃下什麼危險的物質，身體會自動產生反胃反應，幫助我們把吃下的東西再次吐出來。上述這些都屬於無法自由控制、和情緒有關的肌肉運動。

氣動管：荷爾蒙系統

在這個系統中，我們可以把動脈和靜脈等諸多血管視為一1970 年代的那種氣動管。其中，皮質醇是最重要的物質。

我們先假設一下：大腦接收到一則訊息，進入一個新的、驚愕的狀態。情緒中樞隨即釋放出訊號：此時應該確保身體機能的運作與健康。也就是說，免疫系統應該暫時關機，而糖分（葡萄糖）作為能量的來源，應該被快速釋放出來。這則訊息從大腦的邊緣系統被繼續傳遞到下視丘，在這裡，訊息會藉由皮質醇，透過第二個迷你氣動管繼續傳送到腦下垂體，這是一個約莫豌豆大小的腦內部位。笛卡爾曾說，這裡可能是心理與生理連結的關鍵。

在接收到皮質醇訊息後，腦下垂體會透過許多細小的管路，向腎上腺發送「促腎上腺皮質荷爾蒙」。腎上腺位於腎臟的上方，它就像我們身體裡的藥局依樣，除了腎上腺素和正腎上腺素外，它還會製造皮質醇（所有神經傳導物質和壓力荷爾蒙）。皮質醇被輸送到血液中進行循環，目標是透過管路到達所有可能的器官。這樣做的目的是，在警戒狀態下供應能量，並避免消耗不必要的「燃料」，

也就是在放鬆狀況下，會用於維持免疫系統功能的那些能量。

● 脫離心身陷阱 ●

04：不要貿然把什麼都推給「壓力」

連接心理和生理的通訊系統，一樣有可能遭到疾病的侵襲。這對我們來說有可能會是一個陷阱，因為我們往往無法從外部判斷，是心理反應導致身體產生了壓力？還是在傳送訊息時出了問題？如果是後者的話，那就屬於身體的疾病了。比方說，腦下垂體可能會形成一種良性腫瘤：腺瘤（Adenoma）。我們前面也提到過，腦下垂體的任務是藉由促腎上腺皮質素，透過腎上腺讓整個身體進入警戒狀態。在腦下垂體患病的情況下，會使得促腎上腺皮質素過度分泌，也就是說，在毫無理由的情況下，要求腎上腺不停將皮質醇送往身體各處。這可能會導致身體的脂肪增加、肌肉力量流失、焦慮、憂鬱、高血壓、糖尿病，甚至是骨質疏鬆。

這個例子很清楚地告訴我們，當遇到原因不明的生理或心理變化時，不要太草率地下定論，認為一切都是「心理因素」。因為我們身體的氣動管系統，也可能會輕易接收到錯誤的訊息。

傳話遊戲：免疫系統

我們剛剛所提到的皮質醇，又被稱為壓力荷爾蒙。當它到達免疫系統時，首先會減緩免疫系統的許多功能，不過也有一部分會受到刺激。由於這個過程往往要經過很長的時間才會注意到，所以我們也可以把經由免疫系統的身心連結形容為「傳話遊戲」。

某些心理狀態會削弱我們的免疫系統，例如：焦慮、憤怒和孤獨，而長期的壓力，也會讓對疾病的抵抗力下降。透過交感神經系統所引發的急性壓力，可能會短暫增強身體的發炎反應和免疫反應。我們可以透過以下例子來印證這個機制：每當有重要的規劃時（例如：考試的前一天或期待已久的週末出遊），您會發現，正常人幾乎不太可能在這種時候突然生病。

當然，這個機制也有可能會反過來運作：在我們注意到之前，免疫系統就已經對我們的大腦和心理產生作用了。比方說，在染上普通的感冒時，免疫細胞會分泌出訊息物質（白血球介素），來觸

發大腦的反應：這時就會開始有生病的不適感、發燒、疲倦、提不起勁和食慾不振等狀況，甚至會造成情緒憂鬱。

另外，最能有效促進免疫系統的方式是擁抱（註35）和親吻（註36），經證實，這兩種行為能夠提升對疾病的抵抗力。所以如果您對健康飲食比較沒有興趣，那這可能是一個很好的補強。

蝸牛郵件：遺傳學和表觀遺傳學

透過遺傳學的訊息交換真的很慢，就像在電子郵件普及的今天，我們戲稱傳統寄信是「蝸牛郵件」一樣。遺傳學是一門生物學科，專門研究遺傳物質的載體：DNA，以及它如何編成基因。在現代，科學家們對遺傳學已經有了相當程度的了解，包括：基因是如何突變的？基因突變又是如何引發疾病的？基因（所編寫的特徵或特性）又是如何遺傳給下一代的？

近年來，表觀遺傳學愈發受到重視，其研究內容為：承載了遺傳訊息的DNA，可能會根據一個人在今時今日所受到的環境影響，使得其特徵「表現」或「不表現」。這個過程是透過DNA的一種化學變化作用的，被稱為DNA甲基化（DNA methylation）。基因只有在「表現」的時候，才會展現其特性，而如果一個控制細胞分裂的基因轉為「不表現」的話，可能會導致非常危險的情況；此外，有一些基因也最好不要被觸發，因為它們可能會引

發某些疾病，帶來負面的影響。環境毒素、食物、藥物和壓力，都有可能會作用於基因表面，從而按下「表現」或「不表現」的按鈕。我們生活當中經歷的轉變、經營關係的方式或飲食的習慣，都會成為組成遺傳訊息的一部分。特別是早年幼兒時期的創傷，會影響到腦部的杏仁核，這已經足以影響基因的表現了，而且也會在生理和心理方面，都留下真真切切的「傷疤」。這樣的「傷疤」在長大後，仍有可能會因不堪重負而被撕裂，從而引發疾病。至於它是否會被遺傳下去，目前還沒有定論。

這裡還有一個例子：NR3C1 基因會決定皮質醇的受體對這種「壓力荷爾蒙」的敏感程度。依照目前的研究看來，表觀遺傳的訊息是可逆的，透過心理治療的方式，可以協助當事人建立更穩定的依附關係，並增強對壓力的耐受能力（註 37）。或許您會問：那麼疾病究竟是由基因引起的，還是由於環境影響（如：創傷、負面的人際關係）所導致的呢？其實，從許多案例來說，我們只能說是兩者皆是。

退貨系統

大腦會將所有可能的訊息都傳達至身體各處，與此同時，許多訊息也不停來到大腦，最終進入我們的心靈，這個過程所使用的正是我們剛剛所提到各種渠道，還有我們的五感：視覺、聽覺、觸覺、

嗅覺和味覺。這個系統對所謂的「深度感知」而言特別重要：從身體各部位傳遞而來的訊息，可以讓我們得知自己在一個空間中的位置、我們目前移動的速度有多快，或其他相關的訊息。透過各種敏感的神經，我們還能掌握痛覺、心率、肌肉狀態和身體內部的狀況。

關於退貨系統的運作，關鍵在於我們對接收到的訊息有何評價。我的意思是，在無意識中運行的邊緣系統會如何評價這些接收到的訊息，並做出調整。邊緣系統是儲存我們情感記憶的地方，而當身體接收到訊息，就會喚起某部分的回憶；根據被喚起的回憶，身體會判斷這些訊息是否危險？是否引發了焦慮或其他情緒，促使我們做出改變？

在身體發生發炎反應的時候也是一樣的情況，例如當病毒引起流感時，細胞激素和白三烯等發炎物質會對腦部產生影響，並傳遞這樣的訊息：「現在必須休息，所有力氣應該用於維持免疫系統運作，請不要用在活動肌肉上。」

在本書的下一部分，我們會詳細探討這個現象：在許多心身疾病中，正是這些發炎物質在身體裡作用，導致當事人精疲力竭，例如憂鬱症患者就很有可能會因此產生身體沉重的無力感。（參見第二部分的〈憂鬱症：不只是悲傷〉章節）

現在，您已經認識了頭腦和身體之間的六個重要渠道，是時候來談談心身醫學中用以解釋疾病成因的一些臨床概念了。這些概念

既有相似之處，也有不同的地方，但並不會互相牴觸。不同的患者會有不同的病況，而這些概念都各自有適用之處。

壓力模式——為什麼我們應該學會關機

壓力對很多人而言，已經是家常便飯了，也許對您來說也是如此。不過，壓力究竟是什麼？身為一個醫生，從我的角度來看，壓力和忙亂有所不同，也並不是指一個人有很多必須完成的事。對我來說，壓力是身體的一種特別反應。

適應

壓力這個名詞，指的是人類體內一個非常廣泛的過程，它會不斷將一個特定的目標擺在我們眼前，那就是：盡可能去適應被交付的任務或面臨的挑戰。

假如今天傍晚六點，有客人要來您家吃晚飯，而您昨天晚上只睡了五個小時，此時是下午三點，您還必須採買、整理、烹飪，晚上才能準時進行一場燈光美氣氛佳的飯局。這時，您的身體會發生一些變化。有件事非常引人注意：您不需要特別去想，為了完成眼前的任務，會需要那些知識。根據您的經驗，要準備這樣的活動需要哪些資訊？準備的過程中又需要多少能量？這些訊息被儲存在我們大腦的不使用語言的記憶區域中，也就是所謂的邊緣系統。在哪

些狀況下，應該採取哪些身體反應，才能夠完成要求？這些隱藏的知識也被稱為「身體記憶」（註 38）。這些知識會在您無意識、沒有自主干預的情況下，透過身體的遠端操作系統（自律神經系統、運動神經系統、免疫系統和荷爾蒙系統）傳遞到身體各處。而在很多情況下，身體會有以下的反應：肌肉緊繃、排便被抑制──沒有多餘的時間進行不必要的放鬆或中斷。現在需要的是花三個小時來準備一場成功的晚餐會，為此，整個身體都需要大量的氧氣。這意味著心跳和血壓會增加，流經肌肉和器官的血液才能帶來更多的氧氣。

在上述的過程中，您經歷了相當程度的緊繃，就像是站在漩渦的中心。在壓力的概念中，令人吃驚的點在於：壓力在某些情況下被視為完全正常，甚至是必須的。像是在運動過程中，身體也會產生壓力反應，來適應一些提高的要求。

不過，如果在日常生活中必須一直去適應一個又一個的要求，而且中間完全沒有停下休息、讓自己放鬆的機會的話，那就是一件有害的事了。在這樣的情況下，身體會一直以高功率來運行，我們也沒有機會拋開負擔；而拋開負擔其實是有必要的，對身體的再生也很重要。而因為沒有休息時間來為身體「保養上油」，總有一天身體會「磨損」，並造成不可修復的損傷。

持續的警報

這個著名的壓力概念，是由奧地利／加拿大的醫師謝耶（Hans Selye）所提出（註 39），他同時也形塑了「壓力」這個概念。謝耶將壓力的概念帶入了當時以「人體機械論」為主導的醫學界中。他認為應該要透過壓力，讓身體重新產生一種平衡，在這樣的前提下，他將壓力視為一種「適應的嘗試」。以之前的情境來說，如果種種「警戒反應」在這場勞心勞力的晚餐後沒有減退，因為又出現了某些需要再次調適的狀況，那麼身體就會進入一種「反抗階段」。在這個階段，這些負荷不是終於被我們克服，就是身體漸漸適應了這樣的壓力等級。如果沒有辦法達成上述的任何結果，就會產生慢性壓力症候群（相信一定有很多人聽過！）接著進入精疲力竭階段。在這個階段，身體可能會持續受到損害，而這是會讓人生病的。

空轉

空轉對我們來說意味著什麼？一直休息、一直度假嗎？還是不再進行社交活動？

首先，當然是要試著傾聽內心的聲音，了解我們究竟積累了多少壓力。時至今日，壓力和吸菸一樣，超過一定的攝取量就會被認為是有風險的。對我們而言，能度過一段「不要總是把自己逼到極限」的時間，是至關重要的。否則正如同上面提到的，身體會進入

反抗階段。這個階段典型的特徵有易怒、憤世嫉俗、睡眠障礙、被感染的機率增加、人際關係出現危機、對所有事情都產生麻木感。在這種情況下能夠馬上幫助到我們的，是在新鮮空氣中活動身體、自己煮一頓飯、享受不被打擾的寧靜時光、或者做一些能帶來熟悉舒適感的事，例如泡熱水澡或聽音樂……等等，總的來說：要真的能放下負擔，什麼都不做。

您的弱點在哪裡？關於「器官的選擇」

在 1950 年，心身醫學家亞歷山大（Franz Alexander）認為，有七種疾病是由某些內心衝突和內在感受所引起的：氣喘、胃及十二指腸潰瘍、風濕、神經性皮膚炎、高血壓、甲狀腺亢進、克隆氏症以及潰瘍性結腸炎（註 40）。

在這樣的基礎下，直到 1970 年代，在心身醫學領域中有著這種假設：氣喘背後的成因，可能是兒童時期「找媽媽的哭喊」沒有被聽見所導致的。亞歷山大醫師認為，患有氣喘的兒童在情感上遭受忽視的機率更高，他們心中的挫折感以及「哭喊」經過包裝，透過氣喘的症狀表現出來，甚至直到年齡漸長也可能會繼續伴隨著他們。

時至今日，心身醫學家們已經不再強調上述這種「特定感受和特定器官」之間的聯繫，現在我們更傾向認為，童年所經歷的事件

和特定疾病之間並沒有明確的關聯。可是這樣一來，這些疾病到底和什麼有關？哪些器官可能會受到心身症狀的影響？

「預定斷裂點」

　　現在，讓我們想像一個長期處於壓力之下、身體也常常保持警戒狀態的人。他的哪些部位可能會生病呢？心臟、腸道還是皮膚？

　　這就會牽涉到「身體的妥協」了（註41）。這個概念的原型來自佛洛伊德，之後也在心身醫學領域逐漸發展。一方面，這和心理的張力有關：內心的能量作為對壓力的一種反應，會透過皮質醇、腎上腺素和正腎上腺素的分泌，作用於身體。而另一方面，我們的身體也可能會產生一個「預定斷裂點」，這是身體針對內心的問題或矛盾所產生的妥協，如果我們願意的話，還可以藉此來減輕內心的問題。不過，這種「預定斷裂點」是如何產生的呢？

　　這背後往往和早年的生病經驗有關。一個人如果在嬰兒時期皮膚就特別容易發炎，那麼當他長大成人後，遇到壓力和負擔時，皮膚也會更容易再次產生反應。他的免疫系統將皮膚儲存為一個「預定斷裂點」，就像靈魂中潛意識的那一面。另一種可能是透過意外而產生，例如曾經骨折過的手臂，在壓力或緊繃的情況下，該處肌肉很容易產生特別強烈的反應並引發疼痛。這是三者的交互作用：第一，大腦皮層的記憶認知，我們的大腦會想「這裡以前曾經受過

傷」；第二，肌肉的控制與刺激；第三則是大腦對此的感知。總的來說，這些受過傷的部位會特別敏感，對疼痛等警訊也會更快、更謹慎地做出反應。

占領

根據心理分析的觀點，另一個造成「器官選擇」的可能性是「被占領」，這是在生命發展的過程中，透過主觀的選擇所導致的。這個意思是：由於一些過往的經驗，讓我們的心靈認為某個器官具有特定的性質或任務。

也許您也曾經看過，媽媽時常因為各種不同的原因而導致頭痛。在這種情況下，頭部就是透過某種特別的方式「被占領」了，在這個身體部位上，一些超出負荷的狀況以疼痛的形式被表現出來，而這也表明了：當事人此時可能會需要在昏暗、安靜的地方好好休息。透過早期的依附經驗，我們也可能會複製其他人的器官敏感度，例如：看到媽媽頭痛，自己之後在類似的情況下也產生了頭痛一般的經歷。

解方

綜上所述，我們該怎麼面對這些「弱點器官」呢？當它們出了毛病，到底是心理上還是生理上的？第一步也是最重要的一步：我

們要認真去感受它。這樣一來，也許您就可以了解到，為什麼背部、胃部或心臟是您的「弱點器官」了。在這個過程中，讓您的想法自由擴展、發揮，會是很有幫助的。不要太強調理性，不需要特別考慮邏輯，或者醫學上是否真的有可能，而是讓腦中的印象與想像力有發展的空間，讓自己能天馬行空地幻想。

如果您對自己身體的脆弱部位已經有所想法，請試著認同它、接受它，不要想壓抑它，這是很重要的。我們唯有接受這些個人的印記與樣貌，才能好好和它相處。

接著就是下一步：照顧這個脆弱的部位，而且要充滿愛與關懷。雖然要承認我們的弱點部位，但也請給它關心和愛。這個說法聽起來可能有點奇怪，但誰不喜歡被關心、被愛呢？我以前在一家醫院工作的時候，那裡的醫生教導患有心臟疾病的病人，每天用舒緩的乳霜推抹胸部（心臟上方）的位置。

我們在童年時期也有類似被關照的經驗：肚子痛時熱敷的熱水袋、小小的傷口上貼了大大的 OK 繃，這些對我們來說都是有益的，因為這些病痛或不適，我們得到了溫暖的關心和照顧，而這些對每個人或每個生病的器官來說，都是一劑良好的處方。雖然當我們長大成人後披上了更堅硬的外殼，但這並不代表我們的內心對關心和愛的需求就變少了。

象徵意義

為了能夠更好地理解一些症狀是怎麼從心理「跳」到身體的，我們必須用抽象、具有象徵意義的概念，來理解物質世界的東西。這是什麼意思呢？讓我用一個小故事當例子解釋給您聽：我女兒六歲的時候，發生了一件極其不幸的事——她不小心把爺爺為她彩繪的陶瓷盤子給打碎了，那是她四歲時的生日禮物。當時，她哭得不知所措，因為她心愛的盤子在眼前碎成了三塊。我沒有多加思考，憑著本能用快乾膠把碎片黏了回去，雖然一些碎片實在太小，導致黏好後的盤子並不是完美契合的，但我的女兒對這不怎麼完美的作品卻非常滿意，她馬上從傷心中恢復了過來。我發現，她小小的世界好像又變得完整了，而這正是關鍵所在：她所鍾愛的這個盤子，對她來說並不僅僅是一個盤子；而當這份禮物破碎，對她而言也不僅僅是「一個盤子碎了」那麼簡單。

我們成年人也具有這種象徵的思維，但我們有時會傾向認為，事物背後的象徵意義並沒有那麼重要，而是停留在表面的意象：「不就只是個盤子嘛。」不過，透過早期的經驗，我們的器官卻特別容易被象徵意義給「占領」，這也是為什麼有些器官特別容易受到影響，當外界出現相應的刺激，就容易（再次）引起心身方面的症狀。

身體語言：轉換假說

轉換假說是源自一八九五年，精神分析學家佛洛伊德和內科醫學家布羅伊爾（Josef Breuer）所提出的心身醫學模式（註42）。這兩位學者嘗試發展出一個模式，來解釋心靈的張力和衝突如何轉移到生理方面，又會透過那些形式來表現。

特別的是，在心身醫學的領域，一些看似陳舊、過時的理論卻能和當代的研究一拍即合，雖然有時會使用新穎的詞語來描述一些與傳統醫學的關聯性。

分裂

「解離性運動障礙」就是個很好的例子，患者的一部分意識是分裂的。這個現象和自我防衛機制有關，是為了保護心靈不受劇烈情緒所侵擾。

然而，正是因為心理的能量無法直接顯露於外，這股從意識之中被分裂出來的劇烈情緒會以肉眼可見的方式表現出來，也就是神經性的生理症狀。這些症狀是由大腦的運動皮層（負責遙控動作）和情緒記憶的中樞共同觸發的，而且往往是在當事人沒有意識到的情況下。也就是說，這些神經性症狀其實根本和神經無關（不是由神經系統所引起的），而是一種表現出無法承受的想法、無法承受的感情或沒有妥善處理創傷的形式。由於心理狀態影響到了運動神

經元，導致手臂、腿部或面部的活動出現障礙。另一個具體的例子是由心理所引發的失聲：也就是患者突然無法發出聲音，也許是得知了一個駭人聽聞的秘密，導致他無法活動自己的聲帶肌肉。

表達障礙

佛洛依德和布洛伊德兩位醫師在一八九五年所提出的「轉換精神官能症」（Konversionsneurose）（註43）正是在描述這個過程。轉換（字源為拉丁文 conversio ＝ 轉向、轉變）是指從心理到身體的表現形式轉變；而精神官能症（字元為古希臘文 neuron ＝ 神經）是指由感情、想法或渴望的衝突所引起的心理障礙。

接下來，我想和您分享一個很典型的案例，是我身為心理治療師所經手的。因為「心中的感受透過身體狀況來表達」這個概念在今天依然很新穎，而且在未來也會繼續被研究。一篇綜述的文獻指出，在涉及「沒來由」的神經性症狀時，情緒往往是很重要的關鍵。特別是一些不太容易感知自己的情緒、也不太容易把情緒化做語言表露出來的人，他們的身體更傾向透過情緒記憶和大腦運動皮層，把問題表現在身體的肌肉上（註44）。

著名的心身醫學專家馮・烏斯庫爾（Thure von Uexküll）把這種疾病稱為「表達障礙」，因為這些症狀的用意很明顯：就是把一個人內心的衝突表達給周圍的人知道，但不是透過語言，而是透

過症狀。

靠自己的雙腿

　　我對一位非常親切的病人很有印象，那是我還在一間心身醫院擔任住院醫師時期的事了，這位病人從神經內科轉診過來。她的名字叫艾莉卡，當時坐著輪椅，在經過許多神經內科的檢查過後，仍然無法找出她雙腿動彈不得的原因。艾莉卡即將退休，對自己可能無法再行走的事實，顯得有些不以為意，但她周遭的人卻十分驚訝，而且擔心不已。她的前男友每天都花好幾個小時來醫院探訪，還會推著艾莉卡來到醫院的咖啡廳，在那裡談上許久。甚至是她很久以前就斷了聯繫的姊姊，也到醫院來探視她。艾莉卡和護理人員總是能愉快地交談，她很友善，也有著感恩的心，在團體治療時，她總是特別投入，希望能幫助其他病患克服他們的問題。

　　當我推著艾莉卡來到診間，準備進行一對一的談話諮商時，我的壓力非常地大。我那時還很年輕，也沒什麼經驗，但眼下必須趕快找出疾病成因和治療方式。艾莉卡卻在此時安慰了我，並告訴我她有另外的煩惱：她其實不想這麼快出院，因為如果回到家中，用輪椅行動就不是那麼方面了，她這樣向我解釋。

　　此外，在諮商的談話中，艾莉卡還描述了自己童年的一些經歷：用她自己的話說，她是一個意外到來的生命，而這也為她的父母帶

來了經濟上的危機。於是她的父母不是終日忙著賺錢，就是終日酗酒，沉迷於酒精之中。艾莉卡說，她很早就必須「靠自己的雙腿」，為生活而奔走。在她的生命中，曾經的幾任伴侶都給了她很大的支持，而她也很喜歡自己作為大樓管理員的工作。她的最後一任男友對她而言很特別，艾莉卡說，她從未有如此被接納、被呵護的感受：「米夏真的知道我想要的一切。」

在艾莉卡的腿部癱瘓前幾個禮拜，她和米夏分手了，而艾莉卡只是接受了這個結果。米夏認為，這段關係給他帶來了太多的限制，而艾莉卡覺得自己也無法再改變什麼。在她六十三歲生日前夕，艾莉卡邀請了她的姊姊、米夏和一些朋友，但最終沒有人來，艾莉卡獨自一人坐在家中。當天，她就因為急性腿部癱瘓而被送進了醫院。一開始她先接受了神經外科的診斷，後來被轉到神經內科，最後才被轉診到心身醫學科。表面上看起來，她已經接受了和米夏分開的事實，但是她的腿部癱瘓很有可能象徵著：她不想再靠自己的雙腿站立了，而這份心情被表現在身體的症狀上。

不過在這裡我必須聲明：這只是針對此一病況的一種詮釋，患者能否認同，最終還是要看當事人是否接受這樣的解釋。

四週後，艾莉卡坐在輪椅上，離開了心身醫學科。有一些輪椅難以通過的路段，她可以短暫地步行一會兒。對於自己的疾病，她主要還是看向積極的那一面，例如：自己的身邊有許多人陪伴著。

她也開始練習用話語或手勢邀請他人和自己建立聯繫，或請求他人的幫助，如此一來，她就不用一直都「靠著自己的雙腿站立」，也不用把所有的事情都扛在自己的肩上了。

而對我來說，作為一名醫生，要處理這種在身體和心靈交界的疾病，自然是一大挑戰。患者的身體必須經過仔細的醫學檢查，同時，我當然也會想透過談話來了解患者的心理層面，並找出所有可能的原因。

我們可以從艾莉卡的症狀中了解到：對身邊的人的一些期待、要求和諸如此類的象徵，只有在當事人接受、面對並著手處理的情況下，才會有幫助。當位於前意識（Preconscious）之中的事物被揭露，我們才有辦法了解到整個情況，並試著從身體的症狀往回推，找到它的來源。在這個過程中，將這些症狀視為心靈的一種保護機制是很重要的，它們的出現是為了不讓人感到更加孤寂、更加挫折。而這些可能的心靈防衛機制也有可能會超載。

心理的衝動是真的會「跳」到肌肉表現上，而且是完全不受控制的，有時我們會不由自主地發笑，就是個很好的例子。我很確定您一定有過類似經驗，正好就在昨天，我自己就親身經歷了一次：吃晚餐的時候，我兒子把乳酪片黏得到處都是，還弄到他自己的臉上；這真的讓我很煩，因為我實在不想在大晚上的還要把小孩從頭到腳打理乾淨。但我發現自己不由自主地笑了起來，雖然我根本

就不想笑──這種情況實在很奇怪。透過橫膈膜和其他呼吸肌群，我對這樣的情況表現出了認同和喜悅，即使我心中的那個「成熟大人」更願意訴諸理性。所以，一些潛意識的想法其實很容易透過肌肉表現出來，即使我們並不想顯露。

軀體化：
我沒有感受到的，身體卻感受到了

接下來，我們將談到潛意識中被防衛的情緒轉往身體的第二種可能方式，和上述的第一種方式相當不同，被稱為「軀體化」（Somatisierung，字源為古希臘文，soma ＝ 身體）。軀體化的意思是：原本來自心理層面的負擔，轉為器官的失常，繼而導致該器官無法繼續發揮應有的功能。心身醫師和專家把這種疾病稱為「軀體形式障礙」。也許您本身也曾有過類似的症狀（可能是暫時性的），可能受到影響的器官包括：心臟、腸道、皮膚、胃、膀胱，以及重要的性器官。根據家醫科的統計數字，每四位來就診的病人中，至少就有一位的症狀是由軀體形式障礙所引起的（註 45），其成因可追溯回心理因素。大約有百分之五的德國人被明確指出具有軀體形式障礙（註 46）。

軀體

那麼，像是心悸、腹瀉、不明原因的膝蓋疼痛、性功能障礙或性慾減退等症狀，是怎麼透過軀體化產生的呢？

首先，我們要知道：嬰兒和兒童可以很直接地通過身體來感受各種情緒，也會表露給周邊的人知曉。在小孩的感知裡，被餵食、被撫摸就是一種良好的關係，而當他們肚子痛的時候，就會認為這是一種不好的關係，會感到無助，對身處的環境也會不再有好感。在年幼的兒童心中，還沒有建立所謂的「虛擬空間」：也就是說，他們還無法在心中重建眼前遇到的狀況，並在心裡做出觀察和判斷。他們並不會先去感知情緒，再把情緒反應出來；而是非常直接、非常實際地改變身體狀態，就好像是反射一樣：當幼兒被嚇到的時候，他們會哭、大吵大鬧、逃跑或尿在尿布上；而當他們對一個東西感興趣，會把口水滴在上面。當這些身體反應產生的時候，會以「身體記憶」的形式被儲存起來，也被稱為「軀體回憶」。這些身體記憶在兒童習得語言之前就開始發展了，正因如此，這些經歷往往難以用語言來表述，也就是說：沒有詞語能形容這些情緒上的狀態。不過有些感覺卻會從此被紀錄下來，像是：世界是什麼樣子的？其他人是怎麼表達自己的？哪些事物會觸發自己的感覺？

身心分離

當我們慢慢成長,逐漸成為大人之後,如果童年時期過得還算順利的話,我們會越來越能夠掌握一個能力:從身體的反應中區分出情緒。也就是說,當我們感到焦慮時,心跳會加快、出汗增加;我們於是可以辨認出焦慮的情緒,點出它並處理它。

這些構成了某種情緒的生理反應,通常會被放逐到前意識的領域(意思是:當下沒有意識,但能夠被意識到)。我們在開車時的舉動就是個能很好說明前意識行為的例子:開車時,我們並不會細想、意識到自己的每個動作,但我們還是有機會能辨識出自己當下正在做什麼。當遇到特殊的路況時,意識開關便會被打開:我們能夠有意識地踩下油門或煞車,來避免交通事故發生。

身體的退行

當成年人面對非常強烈或過量的情感時,會出現類似的表現;如果有太多的衝突、傷害和影響需要處理,就有可能會導致心靈和身體之間的圍牆一部分被破壞:在強烈的焦慮之下,我們會有意識地去感知加速的心跳,並把注意力集中在上面,如此一來,我們的意識就從真正引發焦慮的事物上,轉移到了身體和身體的反應之上。很多人應該都知道這種軀體化的現象,在日常生活中可能也不時會體驗到。這個過程本身並不是不健康的。

　　不過，上述的過程卻有可能會引起睡眠障礙、焦慮導致的心臟不適、膀胱過動症……等症狀。這些都和以前學習到的反應方式重新復甦有關，整個過程也被稱為「再軀體化」（Resomatisierung），因為我們的身體狀態會退回到更早的階段。（在處理得當的情況下，這只會持續一段時間。）在這個階段，我們又會有點像個還不會說話的小孩，通常是因為我們對某些事情感到很羞恥，或者是由於強烈的罪惡感或焦慮感，而我們的腦中沒有適合的言語來表達它。於是，我們的心靈產生了退化現象（通常只有一部分）：身體的反應再次成為我們關心的重點，而真正的感受卻被推到一邊。在這個過程中，器官會根據早期儲存的「身體記憶」對各個不同的情緒做出反應（註47）；也正因如此，面對生活中強烈的情緒或嚴峻的挑戰，我們每個人的反應才會如此不同。

當症狀變成陷阱

　　如果一個症狀發展得越來越強烈，已經讓我們無法擺脫，可能就會成為一個大問題。我們會向醫生尋求幫助，但醫生常常找不出什麼來；也有可能是醫生的確發現了一些小毛病，但卻進一步加深了我們的擔憂。如果一個由情緒所引發的症狀根植在器官中，揮之不去，那我們真的有可能會生病的。較為單純的軀體形式障礙只會影響單一的器官系統，例如腸胃道；但如果是軀體化障礙，問題可

能會在身體裡存在多年，有時會影響到不只一個器官或器官系統。

　　當我們面臨軀體化現象時，可能會遇到的問題是：我們尋求了家庭醫生的幫助，但他們的專業領域是在身體的系統中找出生病或失衡的地方。這樣一來，真正引發症狀的情緒會離我們越來越遠，消失在我們的感知之中，因為我們會著眼於完全不同的問題，例如：不順暢的腸道或不規律的心跳。但這些終究只是症狀，而不是引起症狀的原因。

● 脫離心身陷阱 ●

05：在症狀背後尋找情緒

當我們身體出現不適，自然是要對身體進行基本的醫學檢查，看看是否哪裡出了問題。但與此同時，您也可以想想：在肚子痛或心悸的背後，是不是有某些真正的誘因？哪些情緒可能隱藏在背後？這些情緒又是從何而來？也許這種想法會顯得有些幼稚，但這也的確是在幫我們自己的忙。

注意，對向來車：心身醫學的反面

除了情緒可能會引起身體症狀，像是焦慮、情緒低落或記憶障礙等症狀，也可能是由身體疾病所引起的，這些心理症狀的成因，有可能根本就不在心理層面。流感就是一個很常見的例子，它常常會引起情緒低落、甚至是憂鬱，這其實和發炎症狀的過程及其對腦部的影響有關係。一般來說，我們真的很難自行判別一個症狀到底是由身體所引起的，還是由心理所引起的，這的確會讓人有點傷腦筋。

對一名心身醫學專家來說，其中一項最大的挑戰是：有時其實沒有一個明確的答案。特別是當患者在生理和心理方面都曾經患有疾病，而且仍然在服藥的時候，就更難找出事情的原委了。因為很多藥物（還有毒品）都會有一些副作用，例如憂鬱或焦慮，除此之外，還有超過六千種罕見疾病，在普通的醫院或診所是無法鑑別的。在這種情況下，大學附設的特殊醫療中心可以協助診斷。

下列身體方面的疾病時常也會引起心理方面的反應，例如甲狀腺機能亢進或低下、耳鳴、背部或關節疼痛、多發性硬化症、心肌梗塞、肝炎、風濕、慢性阻塞性肺病、流感和氣喘，當然還有許多其他例子。

此外，容易引發心理不適的藥物有：降血壓藥、強力止痛藥（如鴉片類藥物）、避孕藥、安眠藥、抗過敏藥和可的松。

● 脫離心身陷阱 ●

06：認識甲狀腺疾病所造成的憂鬱或焦慮

甲狀腺位於頸部，在氣管前方、喉頭正下方，是個小小的
代謝器官。雖然它很小，對人體卻有著重要的影響：甲狀
腺會儲存碘，並藉此生成甲狀腺激素，主要是四碘甲腺原
胺酸（T4），有一小部分則是三碘甲腺原胺酸（T3）。這
些甲狀腺激素透過複雜的程序，對身體細胞的能量交換起
到非常重要的作用。還有一種由甲狀腺分泌的激素：降鈣
素，它在調節骨代謝方面會起到重要的作用。如果人體出
現下列情況，上述的激素被釋放到血液中的量會變得太多
或太少：身體極度缺碘、服用某些藥物、產生自體免疫性
炎症或腫瘤。在這樣的情況下，就會出現所謂的甲狀腺機
能亢進或低下。

甲狀腺機能亢進的主要症狀：
出汗、心悸、心律不整、體重減輕、緊張、焦慮、內心不
安、顫抖

甲狀腺機能低下的主要症狀：

畏寒、疲倦、體重增加、情緒憂鬱、缺乏動力、便秘、性慾和性能力減退

不論引起甲狀腺機能亢進或低下的原因是什麼，都有可能會讓人表現出焦慮或憂鬱的症狀。治療過程中很重要的一步是服用激素、抗甲狀腺藥物或透過手術來使甲狀腺的代謝恢復平衡。在患有甲狀腺疾病的情況下，出現心理症狀的機率也很高，所以對身體和心理層面的治療都是必須的（註 48）。也就是說，一方面要讓甲狀腺代謝再次回復正常，而另一方面，因甲狀腺疾病而產生的憂鬱或焦慮症狀也應該透過心理治療或藥物來緩解。

即使透過 TSH（促甲狀腺激素）初步檢測出來的代謝狀況正常，對於甲狀腺的檢測也是很有必要的。即使甲狀腺代謝看似還算正常，但如果是相當普遍的橋本氏症，也有可能會因為發炎反應而引起情緒上的改變，這在對老鼠進行的實驗中可以得到證實（註 49）。

總的來說，針對所有身體症狀，請您一定要接受仔細的檢查；在所有看似由心理狀況引起的不適背後，都可能有著器官的疾病。您的家庭醫師會是很好的諮詢對象。

目前為止，我們已經討論了身體與心靈的問題、心靈的發展、感覺的重要性、身體和心理之間的連繫。現在，我想帶您把目光完全轉向心靈層面，並提出一個問題：到底什麼東西會讓我們的心靈生病？

心靈是怎麼運作的？
是什麼讓它生病？

心理和生理對器官運作都可能會造成影響，我們往往無法明確地把兩者區分開來。當一個人受到驚嚇，他的心跳會開始加快，而這時的心跳加速就是生理症狀，而非心理症狀了。我們甚至不需要先意識到「自己被嚇到了」，心跳就會開始加速跳動，整個過程快

如閃電，通過杏仁核（焦慮和恐懼的中樞）經由我們先前提過的「光纖電纜」，也就是交感神經到達心臟，使心跳加快——在這一切發生後，我們才會意識到究竟發生了什麼。

事實上，沒有任何症狀是純生理或純心理的。

接下來，我想帶您認識一個概念，是關於心理因素如何引發疾病的。我把它稱為「隱形導火線」，因為它無法像荷爾蒙或血液中的發炎物質那樣，可以被檢測或證明。它就像抽屜一樣，是一個輔助的系統，讓我們得以一窺心靈中那股掌控的力量。

好——不好——既好又不好！關於內心衝突的理論

每個人的內心都有衝突，而且我們對衝突其實都是感興趣的。您可以想著一本自己喜歡的小說，讓我來告訴您，為什麼這本小說會吸引人：因為主角面對的衝突。它讓您在閱讀的過程中，能夠接觸到自己內心世界一部分的衝突，但又不會太多——畢竟這只是本小說。

所以，衝突對我們來說是種刺激，它們就像是生命的靈丹妙藥，象徵著活力與生命發展（在健康的情況下）。二十世紀初，佛洛伊德在他《性學三論》中提到的「驅動論」（註 50），就已經

在描述內心衝突的兩個極端（攻擊性與愛）。根據他的觀點，其中一個極端代表的是自我防衛，另一端則是對自身物種的保護。在內在張力方面，您可能也曾經聽過「生存驅力」和「死亡驅力」這兩個概念。

首先，我想藉著這個機會澄清一點：關於衝突，很多人都有所誤解。我們常常會聽到「你必須要解決自身的衝突，才能好起來」或是「面對衝突，你要學會說不」等說法，在日常生活中，我們所說的衝突通常是指人和人之間、團體和團體之間，或甚至是國家之間的衝突。不過在心身醫學的領域，所謂的「內在衝突」卻不太一樣，指的是一個人心靈中發生的衝突。這聽起來可能會有點抽象，因為我們比較常遇到的衝突都是和同事、家人或電話客服人員之間發生的。所謂的內在衝突到底是什麼呢？畢竟，我們就是我們啊，不是嗎？

無意識間，已然難解

身為一名受過動力心理學訓練的心理治療師，我認為，人類的心理中一直存在著渴望、要求和需求，而三者之間不斷衝突。我們在先前的章節中也曾提到，在早期兒童時期，我們會有一些自然的本能，如果這些本能被出於恐懼、羞恥或罪惡感等原因壓抑在潛意識當中，就會在當事人的身上產生長期的矛盾與衝突，而且看似是

不可化解的。

以我曾遇過的一些病人為例：有一位老師，他就是無法拍桌反駁他人，即使遇到了一些對他而言不舒服的事；還有一位學生，即使她已經列出了二十七個理由，關於自己和男友為什麼不該繼續交往下去，但最後還是未能提出分手。他們都遭受著一種無意識且難以化解的衝突，但是，為什麼他們不直接解決問題就好？

為了讓我們不至於太過勞累，每天都要對感官印象和先前的經驗作出評估，我們的心靈有百分之九十五都是在無意識中運作的，如此一來，大腦就像開始自動駕駛模式一樣，可以節省很多的能量。沒錯，您沒看錯：在我們心靈中所發生的一切，只有百分之五會被我們有意識地感知，可能是以想法、需求、情緒或衝動的形式存在（註 51）。

我們的心靈具有一種防護機制，可以把不想接受的情緒張力驅趕到潛意識的領域，也許是一些難以化解的衝突，又或者是因衝突所產生的情緒，這些我們在先前的章節已經提過了。除此之外，心靈可以否認掉討厭的想法（「才不是呢，我就是過得很好啊！」）或投射到其他人身上（「他總是那麼貪得無厭！」），又或者是轉向替代的目標（昇華）。比方說，如果某個人的性需求無法得到滿足，那他購買昂貴的法拉利跑車這件事，就可以視為一種替代。這樣的過程通常不會被我們發現，只有當這種自我防衛／心靈防衛機

制太過強烈、太不自然、一切都是「自動化」進行時，才會需要我們意識到並介入。接下來我想用一個例子說明這種「自動化」什麼時候可能會產生問題。

自動化和衝突張力

您大概不會每天早上都必須面臨：要不要去上班？什麼時候要去上班？的抉擇吧，雖然也許不是每天早上都很有動力去工作，但您還是會這麼做，為什麼呢？

對利益的衡量是我們的心靈自動、無意識進行的，並不會給您帶來負擔。您不想工作的理由可能是很累、沒心情；而想去上班的理由可能是可以賺錢或見到交好的同事。我們的心靈會克服種種的「不願意」，甚至都不會主動打擾我們，就這樣把我們送進浴室、讓我們穿好衣服、去吃早餐──然後我們就這樣離開家，前往工作的地點。

您也許會說：「但就是得這樣啊，我就是得工作。」但是真的是這樣嗎？

不，當然不是囉。您可以不工作，但您甚至不會去細想：如果您沒有出現在工作場合，會發生什麼事。透過「我就是得……」這樣的想法，您的自動駕駛系統減輕了您的負擔，讓您不用重新考慮各個方面，用「必須」這個想法來解決您的問題。

事實上，這是您根據自己內心的目標和生活經驗，不斷在無意識中做出的決定。當然，您一定也可能會有某些說「不」的時候，向公司請假並留在床上。

但是心靈的自動駕駛系統可以讓我們不需要面對太多的決定。

不過，自動駕駛系統當然也是有可能會出問題的！請想像一下：從好幾個月前開始，您的工作就一點樂趣也沒有；您沒有受到尊重，工作上的任務難以完成，而工作進度似乎完全不受您控制……這完全是職業倦怠的危機！

但為什麼您還是繼續做這份工作呢？為什麼「去工作」和「待在家」的這個選項不會出現在您的意識中，好讓您有選擇的機會呢？如果我們能看見自己現在正發生什麼，正視內在渴望，活出自我，就不要去期待全能的平衡了。

其實，這種情況並不在少數：人們往往會長時間做一些使自己的健康變得越來越糟的事情，其背後原因正是內心的衝突。為了避免衝突導致的緊張，我們的自動駕駛系統一直以來都在潛意識中將這些衝突一一化解了。所謂的自動駕駛系統大多都是早期建立起來的，常常是在童年時期。如果一個兒童在二到四歲的「自主權與力量測試」時期學到：不可以反抗，要乖乖做好該做的事；那當他成

年之後，就很有可能會忽視自己的需求，卻為了他人（例如老闆）做好任何事。這種傾向可能會非常強烈，他的意識中甚至都不會出現「和老闆談談」或「另謀出路」的想法。

這是一種精神官能症：一個人在無意識之中一直做出相同的決定，但卻根本沒注意到原因，只是自己覺得自己別無選擇。

您可以想見，這種情況會嚴重限制一個人的自由和生活的自主性，讓當事人根本沒有機會將自己的生活重新導向正軌。

這樣的情況時常會導致心身症狀，例如焦慮和憂鬱，因為無意識中被壓抑的衝突和情緒張力終究會透過身體表現出來。關於這部分，我們在「心靈、大腦和生理之間的六種渠道」這個章節也曾經提過。

談判協商

1923 年，佛洛伊德發表了《自我與本我》（註 52），正是衝突心理的原型，時至今日，這個模式也得到了長足的發展。佛洛伊德說，我們的心靈中有三個內部機關，就像三個談判對象圍著圓桌而坐一樣。一位是「本我」（id），它代表著本能，也就是一切慾望、快樂和攻擊性；另一位是「超我」（super-ego），它代表道德價值、責任和禁制；最後一位是「自我」（ego），它必須在前兩者之間權衡利益、調解斡旋。「本我」會基於現實原則來決定哪些願望可

以被實現、哪些需求是不可或缺的。

如果代表良心的「超我」禁止所有快樂和放鬆的事情，或者「本我」遵循快樂原則，一天又一天地徹夜狂歡喝酒，就會讓人生病。而「自我」則可能會負擔過重，產生恐慌，並把衝突通通推到潛意識的領域，於是人就此陷入無盡的漩渦當中。

如果總是因為要顧及良心而放棄慾望和快樂，衝突的張力就會變得越來越大，心身症狀因而產生，導致我們生病。有時候我們會沒來由地突然坐立不安、情緒低落，或者出現某些生理症狀，這些背後往往都存在心理上的衝突。當內心的「壓抑機制」把情緒的意義從我們的認知中排除，這些情緒就會以生理症狀的形式表現出來。對此，神經科學家暨精神分析學家索姆斯（Mark Solms）已經很有說服力地證明了這一點（註53）。他在研究中發現，在上述情況下，大腦中的杏仁核越來越被壓抑，和意識中情緒被壓抑的狀況成正比。

達到平衡及其難處

那麼，這個心理衝突模式，可以帶給我們什麼幫助？

我想和您描述我此時的心情：透過窗戶往外看，是一幅秋高氣爽的光景，被金黃的樹葉和夕陽的餘暉所點綴。但我的「超我」明確地告訴我：我現在必須坐在書桌前，才能讓身為讀者的您讀到這

本書，也才能對出版社訂下的截稿日有所交代。儘管在柏林街頭漫步如此有吸引力，但還是有很多很好的理由，促使我待在房間繼續動筆。我所能做的，就是把渴望留在心中，告訴我的「本我」（也就是追求娛樂的部分）：明天，我一定會帶它出去走走，買它想要的可頌和咖啡。這些心願只是延期了，並不是取消。

這個原則可以被奉為圭臬：在兩個互相衝突，但卻都很重要的目標之間，我們得找到平衡。我建議可以花點時間傾聽自己的內心，去想像自我的兩面（也就是「超我」和「本我」）都有各自的考量和願望，這會對您有幫助。

不過我們仍然會遇到一個問題：為什麼某些人特別不擅長調節互相衝突的願望呢？

早期的精神分析其實已經發展出一個概念，也在現代得到了腦科學研究的支持：在兒童早期發展的各個階段（請參閱「心身解剖學」章節），會有各種不同的需求，像是被抱在懷中和被哺乳的需求、建立依附關係和親近他人的需求、自我主張和探索世界的需求……等等。當然，世界上沒有任何父母是完美的。而如果這些需求沒有（或只有部分）被滿足，就會成為日後內在衝突的基礎。舉例來說，如果一個孩子在自我主張階段（也就是反抗期）受到嚴格的限制和約束，往後就有可能會非常依賴他人，因為他已經學到：自我主張和獨立的衝動不會為自己帶來任何好處。在職場上，他有

可能把上司代入自己父母的角色，因此非常順從聽話；也有人可能正好相反，會抓住一切機會違反規定，因為他們終於有機會反抗給「父母」看了。不管是哪種情況，都有可能讓生命中的某些基本需求和動力被長期忽視，而這非常有可能會讓我們生病。

除此之外，透過早年的經歷，我們還會不自覺發展出一種傾向：把關係不斷導向內心的基本衝突。以工作為例，許多人會選擇超出負荷、一點也不快樂的工作，因為他們很早就把焦點放在義務、責任和毅力上。我們的大腦喜歡已知的事物，即使這些事物對我們而言沒有好處又不健康。大腦在已知的情況下，會明顯釋放出更多的多巴胺，為的是要告訴我們：你這樣做是對的！有些成癮症狀也是同樣的道理。在心理治療方面，我們會把這個狀況稱為「重複強迫」。有些人就這樣長期處於激烈的內心衝突中，而且自身對此毫不知情，他們唯一注意到的是自己有某種被約束、折磨人的症狀，有可能是心理上，也可能是生理上的。這被稱為精神官能症，我們前面也稍微提到過。

● 脫離心身陷阱 ●

07：別把症狀都想成負面的

如果您深受背痛所擾，或者因為暈眩而無法好好站直，又或者是手汗過多、不想和別人握手，對於這些情況，您一定希望能有所改善。在我的心身諮詢中，我會問病人一個問題：如果有個善良的仙子幫他們實現三個願望，他們會想要什麼？大部分的人都會回答：「希望這些症狀都不見！」

我很能了解他們的心情，但也必須要提醒大家：如果一個症狀是因為內心衝突而產生，那它通常也有一個功能，那就是為衝突提供一個暫時的解決方案，以免發生更嚴重的後果。

這個症狀也許能夠避免您在錯誤的地方發洩長期積累的憤怒，防止受到同事進一步的貶低，或者阻止您為他人犧牲自己。憂鬱和逃離現實也有可能是源於一種自然的保護機

制。有這些症狀的人，通常會失去繼續做「某件事」的能力，而這通常是在我們還沒了解狀況前的緊急解決方案。當我們稍後看清了整個局勢，能夠決定究竟要採取什麼行動之後，這樣的症狀通常就會失去作用並消失。從現代的觀點來看，「妥協」並不總是好的，但多虧有了這些妥協，人體才得以在維持平衡的情況下繼續運作。

在接下來的章節，我們會談論到「自我」的侷限性；照理說，它應該可以掌控一切，但事實上卻好像並不是如此。

如果發展停滯不前：「自我」結構的障礙

請您想像一下：自己跟一位朋友約好了要喝咖啡，您剛從家庭醫師那邊出來，因為最近剛患上糖尿病的關係，您最近更常去找家庭醫師了。您很期待今天的聚會，和朋友一起沐浴在午後的陽光中，此時，這位朋友點了一份大的巧克力鮮奶油聖代。您還以為自己聽錯了，大份的聖代？您很清楚地知道，糖分對您的身體多有害，已經造成了您的疾病。您的心跳開始加速，只要一想到這超大份量的聖代就覺得反胃噁心。「現在是怎樣，你是瘋了嗎？」因為強烈的不適，您對朋友拍桌大聲說道。因為自身的糖尿病，您覺得

自己被忽視、不被理解。您跳起來，丟下朋友後自行回家了，直到進了家門，您的整個身體都還在微微顫抖，而且又持續了一段時間，直到您的憤怒完全褪去。

首先，感謝您試著扮演一位剛罹患糖尿病、情緒稍微不穩定的婦女。您應該可以從中稍微了解到：用「非黑即白」的眼光看世界，且情緒起伏極大的人，可能會發生什麼事。個性不穩定的人無法好好控制自己的衝動，他們對別人時常有著過高的期待，而這些期待往往是出於自身的願望。

我們再回到剛才的範例，在這位婦女心中，「這位朋友為什麼點了聖代」和「我為什麼不希望他點聖代」的兩種想法之間，是沒有差別、可以一概而論的。她的反應非常片面，而且全部都指涉到她自己。類似的心理機制在人格障礙、嚴重的飲食障礙、成癮症和自殘行為（如割傷自己的手腳）中，也扮演著重要的角色。

後天養成

我們可以透過他人的反應和迴響，學會「自我功能」，這是心理結構中的一個網路，可以幫助我們發展面對生活中各種挑戰的能力來正向恢復。

在剛剛提到的例子中，對他人現實的感知、對自我的感知和自我控制可能出了問題，而剛剛得知自己被診斷出糖尿病一事，讓這

個情況愈發劇烈。在協助這位病人處理她問題的過程中，「自我控制」和「區分自我與他人」會是我認為的具體挑戰。

如果「自我功能」出現障礙，通常是和補償患者的需求有關。在治療方面，我會聚焦在病人的價值認知、反應自身情緒方面，不過也會幫助她對自己心中一些「失真的認知」做出修正。病人能學會為自己的缺陷負責，並跟我一起發掘自身的潛力與資源，因為很顯然地，她在其他方面是有很多優點的！而且她可以運用這些優勢與資源來平衡自己所面對的問題。

● 脫離心身陷阱 ●

08：看見自己的優點

在日常生活中，我們花太多時間在注意自己的不足與缺點上了．就連現今的心理治療，有時候也會太專注在「修復」這些缺陷上。「自我功能」的障礙通常不能完全得到改善，但大都可以透過優點來加以平衡，特別是當我們努力發展這些優點的時候。所謂的優點並不意味著在某方面非常傑出，而是一些小細節，例如：真誠地聆聽、友善、

內向或者願意與他人結交，不當小人，而是成為真正的良師益友。

在心理治療的過程中我了解到，大多數人的優點都比他們自己意識到的還要多。還記得我們說過大腦的自動駕駛系統嗎？許多事情都是由大腦自動完成的，這樣可以節省能量，但您也因此失去了成就感，不再為自己感到驕傲了。您可以拿出一張白紙（不要用手機或平板喔）和一支筆，寫下自己能做到的事情，什麼都寫！即使您覺得那是稀鬆平常的事也一樣，因為所謂的「理所當然」其實也只是錯覺而已。

這裡還有一些範例，例如：您很會看人、會寫作、很有同理心、擅長和別人建立關係、擅長斷捨離、懂得聆聽自己的身體、能發揮自己的想像力、能保持心情愉快、喜歡閱讀、能夠理解他人、貫徹自己的想法、親近大自然……請您繼續想下去，看看自己還會些什麼。最後，請您好好看著這張紙，仔細思考一下這些您所擁有的能力：也許您明天就可以實踐其中的一個！

膠囊裡的恐懼：心理創傷

讓我們先假設我們的「自我」功能良好，它能妥善幫助我們進入或脫離一段關係、感受情緒和調節衝動，在心靈發展的過程中，我們也充分建立了良好的關係。而我們的內在衝突總是能達到一個利益上的恰當平衡，我們可以說是過著令人滿足的生活。

然而，這樣的安全是沒有保障的。心理的創傷會破壞掉許多維持我們內在穩定的事物，不管是在哪個年齡層經歷的創傷都一樣。

創傷基本上可以被分為兩種：

第一種是一次性的創傷，由具體的創傷經歷所引發（例如：經歷一次銀行搶案）。這是一種「面臨不尋常的威脅的極端情況，而且是恐怖災難性的規模；幾乎會在所有人心中都留下深深的絕望。」（註54）

除了上述的一次性創傷外，還有一種比較複雜的創傷形式，是由多種不同的創傷交錯引發的，因而對當事人的內心造成了極大的破壞。這類例子有：忽視、暴力或虐待。在內心世界所經歷到的全然無助，對當事人有著相當重大的影響。這類創傷的受害者通常無法和這些痛苦的經歷保持距離，也無法妥善處理隨之而來的生氣、憤怒和恐懼。他們「自我功能」中的調節能力已經超出負荷了，這會導致他們突然狂怒爆發、自殘、試圖用酒精和藥物安撫自己。

這樣的受害者常常都是兒童，而且受害的過程往往不為人知，

例如情緒方面的虐待。也就是說，孩子的基本需求遭到忽視，而且他們也無法自行滿足這些需求，例如：孩童沒有得到充分的餵養。如果他們因此產生憤怒或其他絕望的情緒，還會因此受到懲罰。除此之外，對孩子施加不切實際的期待也是其中的一種，或者透過比較來貶低他們。（「你就像你爸一樣糟糕！」）如果兒童被捲入父母的離婚爭執當中，可能會有特別嚴重的後果；因為經歷到「被丟下」的感覺，在孩子的心中會產生深深的恐懼，在長大之後，往往也會特別害怕失去。

除了上述提及的情況之外，情緒虐待還有很多不同的形式，在我們的社會上也時有發生，而受害者往往很長一段時間都無法為自己發聲。

創傷的後果

創傷經歷有著排山倒海的威脅性，對當事人而言，實際上代表了一種自我毀滅；創傷通常都無法融入我們的心靈之中，於是當事人就好像被關在一個泡泡裡，無法正常地思考、感受——就好像是一個異類，無法和自己的身體融為一體。其實這也未嘗不是一種保護功能，因為它讓受到創傷的人得以先繼續過生活。然而，這些被塵封的難解情緒仍然存在我們的身體之中。有時，在距離創傷事件發生已經很久以後，這還是有可能導致我們罹患嚴重的心身疾病。

典型的創傷症狀是「入侵」，也就是記憶或記憶的零星片段突然浮出水面，對我們造成傷害；這種傷害可能會非常劇烈，就好像我們又經歷了一次同樣的創傷依樣，也會伴隨著生理上的症狀。

很多當事人也會出現迴避行為，也就是他們本能地迴避一切令他們聯想到創傷的事物。此外，這些人全身的神經也會過度敏感，就像一直處在警戒狀態一樣，被稱為「過度警覺」（hyperarousal）。這樣的結果就是，許多受害者對自我的看法非常負面。

創傷不僅會讓人在心理上生病，還會導致身體出現問題：它會損害免疫系統、提高自體免疫疾病的患病率（如糖尿病），或者讓人對壓力特別敏感（註 55）。

在心理治療方面，針對創傷所引起的疾病，首先最重要的就是建立一份新的安全感，一個新的「安全空間」。在這之後，再來檢視、談論創傷事件本身，試著讓它融入我們的內心生活。

《附錄》
ACE 研究──透過心理創傷引起的身體疾病

童年時期的負面經驗和長大後的身體疾病之間，有著看不見的關聯。雖然這個關聯時常遭人誤會，但已經有很

明確地證據能夠證實（註 56）。在 ACE 研究（Adverse Childhood Experience，負面童年經驗）中，研究者從一九九〇年開始，就在美國對一萬七千名和創傷經驗有關的成年人進行訪問。他們找來了經歷過肢體虐待、性虐待、情感虐待、惡意忽視、母親曾受家暴、父母離異和父母濫用藥物等事件的成年人。受訪者來自中產家庭，受過良好教育，有穩定工作。而其中有三分之二的人都經歷過至少一次的創傷，12.5% 的受訪者在過去曾有四次以上創傷。而這些創傷和健康狀況的聯繫如下：成年人罹患肝病、心臟病和肺部疾病的風險大幅增加，除此之外，得到癌症、骨折、死產、尼古丁成癮、憂鬱、試圖自殺和性傳播疾病的比例也有所提高。總的來說，這項研究令人相當吃驚的是：得到疾病或不良後果的比率真的和受到創傷的次數成正比。也就是說，童年時期的負面經歷可謂毒藥。

我們可以由此看出，在任何時刻都盡我們所能地照顧年輕的幼苗有多重要。不過即使已經長大成人，我們還是可以找回失去的安全感，覆蓋掉一部分被貶低、被忽視的曾經。關於這部分，在第三章：「DIY：促進自己的心身健康」中會有更詳細的說明。

從神經科學的角度看創傷

我們先前曾經假設：創傷就像是被一層泡泡包住，和其他普通的記憶分開，這在神經科學模式中也可以得到印證（註 57）。創傷經歷可能會長期提高「壓力荷爾蒙」皮質醇的分泌量，進而影響大腦中的海馬迴。海馬迴是儲存感官印象的腦部結構，例如圖像、氣味或聲音，都會被保存為非常清晰的記憶。而負面經歷透過創傷造成的壓力也會被儲存起來，而且缺乏與之聯繫的言語，也因此造成這些經歷難以處理。創傷的後果甚至會透過甲基化（表觀遺傳學）烙印在大腦細胞中。除此之外，前額葉皮質也無法再對杏仁核進行調節，於是杏仁核會對創傷中所經歷到的所有感官印象發出警報，完全不受控制。這樣的情況會發生，是因為一些和實際創傷經歷不同、且並不危險的印象被當成了威脅，於是 SOS 求救訊號就被傳到整個身體。透過適當的心理治療可以使這種情形得到緩解，重新建立起一定的安全感。

強調關係的醫學

人際關係對我們的身體和心靈健康來說，可能比大家一直以來所想的還要重要許多，不管是兒童時期或此時此刻的人際關係都是如此。

如果一個人曾經因為別人而受過創傷，那麼他在和周遭的人相

處時一定會非常不同：充滿恐懼與不信任。要想克服這些因創傷所引起的心身不適，我們可以從現有的關係網絡中著手，在心理治療的幫助下，克服一些對自己無益、又具有破壞性的事件。除此之外，當事人的其他關係也能給予支持。曾經經歷過創傷的人，必須要學會一種新的歸屬感，在這個過程中，他們時常會需要治療師和身旁親朋好友的支援，而他們自身也可以做出一些改變。

● 脫離心身陷阱 ●

09：如何促進歸屬感和安全感

❶ 讓我們告訴身邊的人，他們是被「放在心上」的。用比較有建設性的方式，來改變隨處可見的「無聲滅亡」。例如：和超市的收銀員多一點眼神交流、也許說幾句友善的話，又或者是等紅綠燈時旁邊的奶奶、餐廳裡的服務生——所有人都希望被關心、被看見。只需多花寥寥數秒，就可以讓彼此的願望都得到滿足：有更多的接觸、更多的安全感。

❷ 遇到困難的情況時，試著透過對方的視角來思考，他會有什麼樣的感受？他可能有過哪些（創傷）經驗？眼下的狀況會對他造成什麼影響？我的態度在他耳裡聽來又是如何？

❸ 在經歷過創傷後，我們的內心經常會留下恐懼，這些恐懼被觸發的原因往往不是理性所能控制的（因為身體回想起某些事物，但心理的經歷卻是分裂的）例如，如果小時候曾經被關在某個地方，那密閉的空間（門窗緊閉）就有可能會引起焦慮。針對這些情況，請試著不要一直逃避，而是慢慢地、在良好的環境下，耐心地重新適應它。通常，有個在身邊支持您的人也會是很重要的。

❹ 如果您認為，當人際關係中的情緒彈回您自己身上時，只要武裝好自己，就能簡單解決充滿創傷的人際關係的話，那可就錯了。我們對人際關係的需求，以及人際關係對我們的影響，兩者都非常強烈，以致我們無法單純地忽視它。在調解人際關係的過程中，也許會經歷正面、有意識的爭執，但是別擔心，唯有如此，才有可能通往一段健康的人際關係。

身體和心靈

對我們的心靈而言，處理身體疾病是一項被低估的挑戰，對於患有慢性病的人來說更是如此，因為他們必須和疾病相處較長的時間。像是住院、手術或透析（洗腎）等情況，也需要我們的內心進行很多的調適。

我們可能需要抵抗強烈的恐懼感和威脅，也可能會擔心不能再擔任原本的角色，例如：母親、父親或職員。這些都需要透過心靈的力量來克服。

面對生理的疾患或傷殘，如果我們能夠成功調適，就能發展出一個新的自我形象，也許對未來和事情的優先順序都會有不同的看法，在這個過程中，通常都會經歷到一個哀悼的過程。不過，身體疾病也可能會導致強烈的羞恥感或負罪感，甚至演變為憂鬱症，這是典型由生理所引發的心理疾病。當事人往往會否認他們所遭受的痛苦，然而他周圍的人通常會強烈地感受到。

如果您有身體上的不適，而且為此感到負擔、內心空虛或覺得生活失去希望的話，我強烈建議您前往心身科就診，因為心理治療是可以對抗這些身心疾病的。

社會及文化因素

正是因為社會的影響與塑造，我們才成為了今天的樣子。佛洛

伊德在他批判文化的一本著作《文明與缺憾》（註 58）中，就把我們社會化的過程描述為心靈層面受到強烈干涉的過程，我們的性衝動和攻擊衝動有一部分被轉化為罪惡感，好讓人類社會得以用群體的方式運作。

當然，我們藉此找到了自己的生活方式；看似再普通不過，但實際上，我們放棄了一部分的自由，以得到社會的庇蔭與關照。我們服膺於社會規範，將自身的能量用於追求更崇高、更被認可的目標，而不是向本能和慾望屈服。我們是系統的一部分，而系統無庸置疑也占了我們生命中的一大部分。在新冠疫情開始流行和封城的當下，我們更容易意識到國家對權力的壟斷；新的規範陸續出爐，例如在超市必須戴口罩成了一項義務。我們可以很清楚地了解到，為了符合社會的期待（避免飛沫感染，我們必須團結戴好口罩），我們必須常常壓抑自己的本能和衝動（把口罩拿下來呼吸新鮮空氣）。為了讓自己能被社會接納，這是我們必須付出的代價。

接下來，我想將焦點放在三個重要的社會因素上，在現代，這三個因素時常對個人造成負面的影響。

加速

加速被視為一種進步。也許您也很有同感，如果今天網購的商品要等超過四十八小時才能到貨，您能夠接受嗎？如果我們下單了

某件商品，就希望能立刻拿到手——至少我個人是這樣。如果新買的產品有哪些地方是我不太喜歡的，我可以再把它退回給賣家或廠商，一切都不是什麼大問題。我想，這的確是很大的好處，但另一方面我也認為，對現代的服務業或線上公司而言，這真的是非常勞累的業務。一定有很多人覺得自己像是演算法的奴隸，也總是為了匿名的要求而疲於奔命。迅速回覆、價格戰、喚起購物慾：這些都和我們潛意識的慾望與需求息息相關。遺憾的是，這一切進行的速度越快（點擊、下單、給評論），我們對過程的了解就越少。其中的危險之處在於，我們會成為經濟學中的一枚棋子。身為人類，我們的強項在於理解和反思；和電腦相比，我們的準確度與速度當然只能屈居下風。

我看過不少追求「快速」的病人，只是停下來幾分鐘，什麼也不做，他們就幾乎無法忍受。但我們的心靈不是高鐵，我們的感情世界無法加速，它需要時間慢慢推移。有些病人對此真的會很沮喪，與此同時，因為壓力系統持續活躍，他們也常有下列生理症狀：睡眠障礙、心悸、出汗、腹瀉和注意力不集中。

其實，我們應該在生活節奏上放更多的心思，每件事都有它的時辰，對此需要用耐心來對待：歡笑、憂愁、渴望、沉默、話語、等待，還有抱怨。

瓦解

也許您有察覺，在上一段文字的結尾，我暗示了聖經中的話語：「凡事都有定期，天下萬務都有定時。」（註59）

這正是我想說的下一個重點：經過了數千年的發展，我們對於事物、意義之間的彼此聯繫已經有一套約定俗成的想法，但如今，這樣的觀念正在瓦解。這個現象不只發生在宗教團體中，宗教往往象徵著安全感和歸屬感，而安全感奠基於關係和信任之上。但在現今的社會，因為工作、伴侶甚至是住所的變化，都變得比以前要來得快，使得安全感難以建立。經濟上的發展需要靠加速來實現，而加速需要靠靈活變化來達成。在缺乏安全感的情況下，人們往往會表現得緊張焦慮。事實上，被診斷為焦慮症的人數正急速增加，焦慮症也是最常見的心理／心身疾病（註60）。

「數位連結」這樣的新概念，取代了一部分的傳統組織並使之瓦解，例如：運動社團、保齡球俱樂部、青年中心……等等。數位的連結看似為我們提供了無限的機會與自由，也許的確是如此，但在它眾多的優點背後，仍然存在一個缺點：那就是網路永遠沒有盡頭。它從來不會停下腳步，就算是在我下班後，依然會接收到各式各樣的訊息和新聞，川流不息。現在被您拿在手上的這本書，您隨時可以把它闔上，稍後再從同樣的地方繼續看下去；您不會因此錯過任何東西，它有開頭，也有結尾。如果您不喜歡這本書的話，可

以把它送給別人，可是網路卻會不停地發展，它似乎會永遠成長下去。這當然也有好處，但我們的心靈需要結構與邊界，這是人類的天性，也是保持健康的關鍵。所以，使用網路的確是一門學問，也是一項挑戰。

兩極化

社會中的兩極化，是造成心理負擔的其中一項因素，而且大概是引起最多公開爭論的一個現象了。

對心理健康而言，極端是不好的：一個人是善良或邪惡、左派或右派、是不是難民、是不是民粹主義者，我們的潛意識中會有這些標籤，幫助我們避免和陌生人的爭執，並把自己界定為「更好的人」。但是，隨著我們一次又一次把自己歸類到某個極端，我們內心的門扉也一次又一次被關上，連同自我認識的空間都被鎖住了。

事實上，我們的內心暗藏著許多面向和不為人知的部分，有些甚至是具有攻擊性或惡意的。我們越是把某些特質推到其他人身上，認為它和自己毫無關係，就越有可能在無意識中表現出與之相符的一面。相反的，我們越是接觸這些特質、越是願意承認它，就越能夠理解他人，以及他們個性中「不好」的那一面。

有些非常極端的病人，將具有某些特質的人一律視為敵人，他們往往很難認清：自己身上也許也有相同的特質，所以後果就是扭

曲、不切實際的價值觀和自我認知。

　　以上就是我們的第一段旅程，穿越了心身醫學的基礎、理論和背景關聯。在接下來的章節，我想帶您看看：要怎麼把這些認知運用在實際的醫學工作中。

第二部分

心身醫學面面觀

現在我們將進入下一階段：一趟從髮梢到腳趾甲的旅程，利用並透過心身醫學的觀點來了解我們身體的裡裡外外。

像我先前提到的那樣，書中接下來所談到的所有疾病，主要都是基於心身醫學和心理治療的觀點來介紹。如果您有任何症狀，都請先接受全面的身體健康檢查。心身疾病的成因可說是極其繁多，病症往往是在許多不同影響交織下所觸發的。而我之所以會對內在因素和成長經歷有所堅持，是因為在疾病的治療中，作為心身醫師，我們在這方面最能發揮自己的影響力，也因此會特別著重這些因素。

心身症與三千煩惱絲

實用的毛髮

毛髮有很多功能，它能防曬，也能幫我們擋掉一部分雨雪；有良好的隔熱性，還能吸收汗水。在演化的過程中，人類失去了覆蓋在身體上的大量毛髮，因為這部分的毛髮對我們而言已經不那麼有用了。畢竟，我們現在有手機 APP 可以查天氣了，不是嗎？

很多人會刮掉特定身體部位所長出的「灌木叢」，但頭頂除

外！通常，我們的頭髮都會好好生長，而頭髮的功能和上述提到的毛髮有所不同：它們有給人留下印象和威嚇的作用。事實上，頭髮還具有社交和溝通的功能，它們可以向旁人傳遞某些訊息：我們是誰？我們是帶著善意、還是抱持敵意？時尚的紫色挑染和亮麗的長長金髮，在不同人眼裡看來，接收到的訊息當然也會有所不同。所以，頭髮提供了一個讓我們展現自己的機會，也就是想呈現給別人看到的模樣。特別是青少年時常改變髮型，我們可以把這件事看作是內心變化的一種表達方式，或者調整自我的認同（註 61）。

拔毛癖

如果有人損害了我們的毛髮，那該怎麼辦？更準確地說：如果我們自己跟自己的毛髮過不去怎麼辦？

這裡提到和毛髮有關的極端是拔毛癖（Trichotillomanie，希臘文的 tricho ＝毛髮；trillo ＝拉拔；manie ＝對某事偏愛或瘋狂）。

首先，從這個字的原文我們就可以看出，醫學概念有時候真的很古怪，如果不是專業人士，真的會很難理解。不過幸運的是，我們今天能掌握到的資訊更多了。

患有拔毛癖的人，會不由自主地拔除自己的毛髮，而且是不停反覆進行。雖然當事人自己也覺得這樣的行為沒有意義，想停下來，但就是無法停止。這項病症通常會導致頭部或私密處局部禿

髮，而且經常為患者帶來羞恥感。一直以來，這種病被認為是相當罕見的，只發生在不到 1% 的人身上。然而，許多當事人往往會羞於啟齒，若因此他們沒有向醫生尋求幫助，也就不會出現在統計數據當中了。

拉扯、拔掉頭髮的行為是為了排解內心的張力，在無聊或內心空虛的情況下可能也會出現。這是衝動控制疾患的一種：當事人想要停下來，但在拔毛當下的滿足感，使他們難以控制自己。即使具有更多的知識，也無法輕易控制這種衝動，咬指甲也具有類似的心理機制，兩者往往都源於童年、青少年或青壯年時期的經歷。

毛髮不為人知的一面

果代克醫師（Georg Groddeck）被認為是德國最早的心身醫學家（註62），他在一九三〇年代提出了一個（非常大膽的）理論：失去毛髮象徵著一種退化發展，代表當事人想回到嬰兒時期，因為身為嬰兒，我們無須承受內心的衝突與張力，而是由父母來替我們「把持」。而緊張、無聊或空虛感也可以透過拔毛來排解，所以拔毛背後的象徵可能是：當事人心中有著回到毛髮稀少的嬰兒時期、或甚至媽媽肚子裡的願望。

我自己是覺得，心理分析的闡釋有時是有點武斷，不過它能幫助我們往不同方向去思考，而且不受理性思考的限制。有時，我們

內在的理性聲音會說：「我遇到問題了，必須要有解答才行。」但對我們而言，這時常令人洩氣，因為不是每件事都能簡單找到答案。只不過，在理性的推測之外，我們不妨也把一些心理方面的模式和闡釋放在心中。

如果將頭髮視為身體表層（也就是皮膚）的一部分，就能看到一個問題：為什麼有人會想攻擊或擺脫自己身體的保護層（以及隔熱層）？我在諮商過程中發現，許多患者都具有攻擊性，以及和他人保持距離的想法（已經超出正常範圍）。至於分隔身體內外的皮膚，我們之後會再談到。

怎麼辦？

拔毛癖可能是因為心裡的誘因而產生的，例如：緊繃的情緒增加，或者內心的空虛不斷擴大，狀況因人而異，所以也必須根據每位患者的實際情況來判斷。這種拔毛的行為往往會變得越來越自動，最終，形成掌控當事人的一股巨大力量：透過不斷的重複，大腦中會形成某種「神經高速公路」，好讓拔毛這個習慣能輕易被維持下去。

參加互助會也許能減輕當事人的壓力，不過，如果禿髮情形和患者的壓力與痛苦到達一定程度，就還是要接受專業的心理治療與藥物幫助。某些抗憂鬱藥可以防止神經突觸的特定部位吸收血清

素（SSRI），從而使大腦有更多的血清素，例如：艾司西酞普蘭
（Escitalopram）。除此之外，有時也會需要心理治療和藥物互相
配合，而治療的目的都是為了有效減少強迫性的拔毛。

接下來，我們下降到頭髮的根部，也就是頭部的領域。

頭痛欲裂嗎？

惱人的頭痛

每個人一定都知道頭痛是什麼感覺，我的許多患者就經常頭
痛，即使他們其實是因為憂鬱症、焦慮症或飲食障礙等問題才來尋
求幫助的。頭痛的人往往都會接受這個事實，他們也許會自行服用
止痛藥，例如普拿疼或阿斯匹靈，然後就不再對此投以進一步的關
注；有些人則會選擇在黑暗的房間裡躺下休息，靜待疼痛減退。

有超過一半以上的德國人每年至少會出現一次緊張型頭痛，這
種頭痛的典型特徵是「像是被鉗子夾住」或「痛到快爆炸」。

有哪些成因？

頭痛有很多不同的成因，在科學研究文獻中，大約可以找到兩

百至三百種原因，從極度危險到無傷大雅的情況都有。有一些是直接的頭痛疾病，例如偏頭痛或叢集性頭痛；另一些則是由其他疾病所引起的頭痛，例如腫瘤或感染；最後，還有一些由心理因素引發的頭痛，例如憂鬱或疼痛障礙。

如果出現嚴重、不尋常的頭痛，絕不能等閒視之，應該立即尋求醫生的協助；如果是反覆出現的頭痛，則需要進行徹底的檢查與診斷。在排除了其他身體因素後，大部分的頭痛種類都可以得到具體的治療。如果您受長期、慢性的頭痛所苦，可以嘗試開始寫「頭痛日記」，紀錄下每次頭痛的情形，並試著找出是什麼引發您的頭痛？哪些事會讓它更嚴重？又有哪些行為可以改善頭痛的症狀？

有些頭痛形式也會受到我們精神生活的影響，像是偏頭痛或緊張型頭痛，根據情況的不同，某些心理狀態有可能正是促成或維持這些頭痛的原因。如果一些危險的成因在檢查後已經被排除（像是出血、腫瘤、感染或腦靜脈竇栓塞，也就是大腦中的靜脈堵塞），那麼就有必要轉而關注心理層面了。總之，只要出現新的頭痛症狀，最好還是先去看一下醫生。

頭的壓力

如果您有慢性的頭痛，那麼把目光轉向自己的內心，可以為您帶來幫助。因為我們可以相當肯定地說，頭痛和心理絕對有關係，

像是一個人怎麼處理壓力，或怎麼面對大量的訊息（註63）。在有壓力的情況下，患有頭痛或偏頭痛的患者更傾向自己處理一切，而且只有在不得已的情況下，才會向身邊的人尋求幫助。這點和他們的對照組，也就是沒有頭痛的人們非常不同（註64）。所以，觀察一下自己面對壓力和負擔的方式是有意義的。不過，要說有哪些性格特質特別容易引起頭痛或偏頭痛，卻又尚未得到證實。

有時候，反覆出現的頭痛也可能是另一種形式的救贖，因為頭痛得不得了，像是被鉗子緊緊夾住，所以它反而可以讓當事人「緊急煞車」，如此一來，當事人就不必開口說自己負擔過重或需要喘息的時間，而這一切都是在無意識中發生的。另一種情況也不在少數，那就是被忽視的心理疼痛浮上檯面，用頭痛的方式具體表現出來。而在這種情況下，心理治療師的任務就是：和患者一起找出那些無以名狀的痛苦。

● 脫離心身陷阱 ●

10：止痛藥引起頭痛？

對於身體所發出的訊號，很多人都習慣視而不見，即使它

象徵著我們已經無法負荷。我們習慣使用各種不同的止痛藥，因為這樣一來，我們就可以繼續手邊的事情，而不需要去考慮：為什麼頭痛會橫空出世，逼得我們慢下速度？然而，如果太常服用止痛藥，很快就會出現另一個問題，也就是所謂的「止痛藥型頭痛」（Analgetika-Kopfscherz，Analgetika＝止痛藥），有時甚至還會每天發生。例如，有些人每天早上都會受持續、悶悶的頭痛所苦，這種情形一開始可能是源於緊張型頭痛，而兩種頭痛實際上也很難區分。造成濫用止痛藥的其中一個心理因素是：擔心繼續受到頭痛的侵擾，出於這種焦慮，有些人太快就開始服用止痛藥，服用的次數也太過頻繁。如果在幾天或幾週後忘記服藥，或者想停止服藥，很快會出現戒斷性的頭痛，這樣的速度應該比您想像的還要快。想逃離這個「止痛藥陷阱」的話，首先要接受專業的戒斷治療，然後要理解自身對於頭痛的恐懼，並認知到：這樣的頭痛是身體向我們傳達緊張和超出負荷的一種方式，要想治癒，不是透過藥物，而是要找到新的方式來放鬆心情。

背痛：最常見的軀體形式疼痛障礙

位於頭部下方，是我們的喉部與頸部，它們直接連結著背部。

背部的疼痛常常是慢性的，透過我們直立行走的動作，以及久坐和缺乏運動對我們運動系統所產生的沉重負擔（這裡說的運動系統包含骨骼、韌帶、肌腱、關節和肌肉），這個纖細而精密的系統很容易就會發生問題。事實上，我們的骨骼時有磨損，這個情形當然會透過疼痛讓我們察覺到，而且會在無意識中，讓我們的肌群產生反射性的緊繃，或者讓身體保持休憩的姿態，特別是當我們對這種疼痛比較敏感的時候。然而，這經常會形成一個惡性循環：由於肌肉緊繃，又引起了新的疼痛；而新的疼痛再次加強了肌肉緊繃的現象。有些背痛是需要長期治療的，甚至會導致人們必須提前從工作中退休，或者是診斷不出個所以然來。這些背痛之所以會持續存在，大部分都是由於我們對疼痛的判斷和處置所導致的（例如：因為身體疼痛，就不敢隨意動彈）。

當然，也有一些器質性的背痛，可能是由急性椎間盤突出、風濕或腫瘤所引起的。所以，當我們發現自己有背痛時，一定要接受徹底的檢查，並針對病因進行相應的治療。很多患者的背痛是所謂的「非特殊」背痛，也就是說，醫學上找不出特定的原因，而這一方面有可能是因為身體活動太少、生活壓力太大；另一方面則可能是由脊椎的不平衡所引起的。脊椎是身體中極度精密的支撐系統，

它和上述所提到的運動系統是為了「運動」這個目的而存在，也只有在「運動」這個功能充分得到運作的情況下，它們才能長期保持良好狀態。如果一個人缺乏運動，那麼當他以錯誤的姿勢活動身體時，脫臼或拉傷的風險會大幅增加。

除此之外，我們的情緒是好是壞，也會影響到大腦中對疼痛的處理。也許您曾有過類似的經驗：當您收到討厭的信件、工作上事事不順、從學校或療養院那邊接到不好的消息……度過這麼糟糕的一天後，身體上本來就有的疼痛會比前一天更加嚴重，也更有威脅性。那麼，我們該用什麼方式，才能更有效地處理背痛呢？答案是：積極處理尚未解決的衝突，而不是長時間把這些負擔「背」在身上，不願面對。除此之外，即使在背痛的情況下，比起休息或平躺，活動反而會對身體比較好，例如：四處走動、游泳或騎腳踏車，都是不錯的活動方式。如果有工作必須得坐在辦公桌前完成，請注意桌子要維持在合適的高度，或者偶爾切換成站立姿勢繼續工作，交替進行。總的來說：背痛就需要休息或停滯不前，是錯誤的想法。

接下來，讓我們進入頭腦內部，前往多采多姿的內心世界。

思考迴圈與強迫行為

在我們的大腦中，經歷、語言和想法不斷被轉化為生物電子訊號，而被儲存在腦中的這些生物元素，又造就了我們的思想和感受，就像是用投影機將資料畫面打在投影幕上一樣。這聽起來很厲害，不是嗎？只可惜，如此精密的系統也有可能會出錯。

思考的反芻

我想，您應該知道被強迫症所困擾是什麼樣的感受。而思考反芻（不斷的思考，卻沒有結果）也是一種強迫現象，這表示一個人會陷在思考的循環中，但不一定會被視為一種疾病。

當您試著想像辦公室內一場難熬的談話，各式各樣的恐怖場景就開始在腦中上演；您可能會擔心自己或身邊的人發生什麼不好的事，這樣的擔心反覆襲來，而腦中一些糟糕的想像也真實無比；又或者您只是躺在床上，想安穩入睡，但腦袋卻不斷閃過待辦事項的種種利弊得失，而您自己並沒有意識到，這樣的思考是永遠不會結束的。

　　儘管單靠這些想法，絕對無法幫助當事人實現目的，甚至他本人其實不想再繼續思考下去了，但卻無法輕易停下，這就是這種強迫性思考的特點。

　　其實，這是跟程度有關的問題。我們每個人或多或少都曾經卡在一個主題或想法上過，陷入思考的迴圈；但重點還是要看這個傾向對當事人的影響有多大、其花費在反覆思考的時間又有多久。在極端的案例中，這樣的思考也可能會被當事人認為是「有魔力」的：一些人相信，透過自身的想法，真的可以影響其他人身上發生的事；又或者他們會不斷去想像，如果不小心傷害了其他人會發生什麼事。我必須在此強調一個重點：這一切都並非出自當事人自身的意願（至少在有意識的層面上的確是如此）。

為什麼思考折磨著我們

　　造成強迫性思考的原因有很多，有一種較為廣泛流傳的解釋是：這是一種內在的衝突，一方面是憤怒的情緒，而另一方面則認為自己不該表現出憤怒；因此，想要拍桌、攻擊某人、讓對方知道自己的厲害……等衝動，被硬生生地忍了下來，只剩下想法在腦中不停盤旋，尤其是一些具有攻擊性的幻想。這些攻擊的能量被轉換為埋怨、躊躇和思考反芻，而這樣一來，對自身憤怒的恐懼首先會被中和掉，這會讓我們感到舒緩許多，特別是能因此避開激烈爭吵

的時候。

　　強迫傾向通常是在肛門期成形的，也就是兩歲到三歲的階段。因為兒童開始能夠自行活動，也開始能控制自己的膀胱和腸道，所以自主意識也隨之日益增加。於是，父母和孩子之間經常上演「權力扮演的遊戲」。如果父母因為孩子出現自主的傾向而懲罰他們的話，有些兒童就會壓抑自身的衝動。

　　而強迫行為正是和「壓抑不愉快的衝動」有關。在思想建構和內在邏輯發展的過程中，透過某些親身經歷，我們心中的某些感受和衝動會被認定是危險的，因此被引導到別的方向。而在長大後，這種模式可能會導致我們面對煩人的老闆時，明明原本是抱著滿腔怒火，但很快地，想法就開始在另一個截然不同的方向打轉：到底是該辭職比較好，還是繼續忍下去？在心身醫學中，這種現象被稱為「轉移」。轉移是一種心理的防衛機制，如果實際的目標對象（老闆）似乎接收不到我們的情緒（憤怒），又或者是我們對自身的情緒感到恐懼而退縮，心靈就會為我們尋找另一個目標，來緩解這些情緒。

強迫的簡單案例

　　我有一位病人，名叫米爾科，他是一位不太喜歡出門的年輕人。根據我們在診療中的談話，他的媽媽非常注重家中的秩序和整

潔。在米爾科出生後不久，他的爸爸就離開了這個家庭，據推測，應該是因為他再也無法忍受媽媽永無止境的批評，說自己有多髒亂、多邋遢。而米爾科別無選擇，他一直配合著自己的媽媽，並沒有對爸爸離家一事追根究柢。

當他開始發展第一段戀情時，突然出現了強烈的強迫症狀，而且米爾科本人完全不知道這些症狀是從何而來。在他出門以前，他必須花上很久的時間四處檢查：窗戶鎖了嗎？瓦斯爐關了嗎？甚至導致他必須取消和戀人的約會。特別是當這對情侶有特別的行程，或者兩人想發展更進一步關係時，這些強迫症狀會越發嚴重，越來越束縛著他。

從動力心理學的角度來看，米爾科有著控制方面的強迫症。正如上述所提到的狀況，他陷入了一種強迫性的思考當中：如果自己忽略了某個地方、犯了某些錯誤，而導致可怕的事情發生怎麼辦？如果因為疏忽而讓家裡失火怎麼辦？每當米爾科嘗試放鬆自己對情況的控制，強烈的恐懼便會攫住他，這是相當典型的症狀。

在米爾科的案例中，因為他有一位嚴格、要求甚高的媽媽，所以米爾科從來沒有屈服於衝動的經驗，不管是慾望、性還是攻擊方面的衝動，在其成長過程中都是受壓抑的。兩歲到四歲的兒童會經歷誘惑，讓他們想打破規則、嘗試新的事物，然而早在這之前，米爾科的媽媽已經訂下了許多的規矩。

而當米爾科長大成人，面對性方面的需求與好奇，或者某些情慾浮現的時候，在想像的過程中，米爾科指覺得自己的控制力受到威脅。因此，米爾科只能抵禦這些本能和衝動，因為對他來說，這象徵著心理方面的失衡。（「這種事以前從沒發生過。」）而壓抑的結果是什麼呢？米爾科在無意識中，透過強迫症狀來避開或掩飾這些被他視為威脅的慾望。他以前也曾經想過，要對一切和慾望、本能相關的事物避不接觸（「我會想，和他人的接觸要控制在哪個程度？」）不過，關於自身的強迫症狀，米爾科常常抱有羞恥感。

除了提到米爾科的強迫症作為例子，我在這邊也想補充一下，在某些疾病中，強迫行為也可能具有其他不同的涵義。例如：如果患者有思覺失調症，或者情緒不穩定的人格障礙，此時的強迫症狀往往是起到一種「維繫」的效果，以避免當事人從此迷失自我，或者在內心經歷自我的瓦解，在這種情況下，強迫模式反而是能讓當事人緊緊抓住的浮木。所以，今天我們在面對具有強迫症狀的患者時，一定要先仔細找出他正在經歷的是哪種疾病，再決定要怎麼處理這種強迫症狀。因為根據情況的不同，強迫行為也可能是受傷心靈的保護機制。

我們能做些什麼？

首先，我們必須了解到很重要的一點：「強迫症」，顧名思義，

不是想壓抑就能壓抑得了的；患者是「被強迫」去想或做某些事情。在許多案例中，我們可以發現，試圖壓抑這些強迫行為一點意義也沒有。因為強迫症狀之所以會出現，就是為了在緊急狀態下幫助心靈恢復或保持平衡。強迫症的激烈程度到了什麼樣的地步？您可以想像一輛正在衝下山坡的巴士，而您站在路中間，試圖讓巴士停下來。不用說，這樣做的話，您會被輾過去的，而巴士也會繼續往下衝。所以，我們真的不應該再想著要去壓抑強迫行為。

規範

受強迫症狀所擾的人，可以試著和自己立下約定，具體訂定某些想法、控制和行為的時間段。例如：一天可以洗八次手，或者一天可以檢查爐子三次，每次可以花十分鐘來檢查。

這樣做的目的是，接受這些強迫行為成為我們生活的一部份，您甚至可以為它取個親切正向的名字，畢竟，它們的存在都是為了保護我們內心世界的平衡。如果強迫症狀真的很嚴重，為您帶來強烈的負面影響，讓您不得不尋求醫生幫助並接受治療的話，可以先開始寫「症狀日記」，記下強迫性想法或行為出現的時長，以及您當下的情緒變化。小本的練習冊（就是學生時期可能用過的那種橫線筆記本）就很適合，您可以分別紀錄當天的日期，並按順序寫下時間、症狀、症狀持續了多久或行為重複了多少次，最後記下心理

狀態和自身的感覺。

　　強迫症狀的另一個常見功能是控制恐懼和焦慮，透過秩序和掌控情勢，讓當事人覺得一切還在掌握之中。為了發掘強迫症狀的源頭，您可以嘗試思考一下，生活中是不是有些令您感到焦慮的事？例如：擔心失去某些事物、害怕遭遇犯罪行為、或者自身就有某些犯罪行為？您是否心裡其實很想贏過某個人，但卻覺得自己不能這樣做？您能夠追求自己的夢想並實現它嗎？

　　　　心理疾病或心身疾病的成因，絕對不只是負面的經歷，例如失業、分手、離婚或金錢損失；有些看似美好的事物，也有可能會導致嚴重的內心衝突，像是婚禮、繼承遺產或職場上的升遷。

釋放

　　把責任轉交給別人，對當事人同樣是有幫助的，如果可能的話，能完全不插手是最好的，才能避免當事人繼續被困在原地。這樣一來，也許當事人的強迫模式會因為缺乏「燃料」而停止運作。當然，為了達到這個目標，強迫症患者必須練習「不負責任」，把控制權交由他人，這在很多場合來說自然是件好事，可以輕鬆不少。我們應該要好好考慮（如果有必要的話，甚至可以寫下來）：

如果某些事情做得不是那麼完美、那麼合乎標準，究竟會導致怎樣的結果？會是一場大災難嗎？還是其實完全可以接受呢？

關於強迫症，還有一件重要的事：在特定的人生階段，也就是童年和青少年時期，強迫性的想法或行為是完全正常的。也許您也知道，孩子們其實非常喜歡一些儀式性的行為，例如：聽同樣的睡前故事、反覆做一樣的行為……等等。這可以為他們帶來安全感，並減少焦慮不安。「強迫」其實和堅持、保持的特質有關，也是健康發展的一環。

有強迫症狀的人，時常也會有些強迫性的特質，例如：秩序、高度責任感、節約，有時還有某種程度上的固執。這些特質在生命中其實都是有幫助的，可以讓人更可靠、更值得信賴。

如果我的個性中沒有「強迫症」的部分，我可能很難從醫學院畢業，或者根本寫不完這本書。所以，對於自己性格中的「強迫性」，我們應該在合理的範圍內好好珍惜。

強迫症的心理治療

當強迫症開始限制我們的生活時，還是需要以治療介入，而心理治療再適合不過了。長期以來，有許多人都認為「行為療法」是最佳的治療方式，這種療法的目的是：讓當事人「忘記」自己的強迫行為或想法。然而我們會發現：強迫症狀是很容易發生改變、以

另一種形式持續下去的，這點從動力心理學的個人或團體治療過程中已經得到了證實（註65），雖然此一結果也仍有許多地方尚待研究。如果患者真的下定決心要投入治療，動力心理學的心理治療師可以在過程中給予很大的幫助。

透過動力心理學治療，我們的目的是要找出：這些症狀背後的成因是什麼，而不是花上二十五週的時間，只專注於矯正患者檢查爐子的習慣。然而，這個過程並不容易，因為強迫症患者對於和他人的交際經驗，往往不那麼重視；他們的防衛機制能為心理帶來暫時性的穩定，不過這種機制其實就是讓一切事物都停留在形式上客觀的層面，或者是他們能夠控制的情況下，而不讓一些經歷進入到情緒的層面。

強迫症患者的所作所為本身，往往是合乎邏輯且相當正確的，只不過他們會不斷重複、片面進行，這就導致他們的自由受到了很大的限制，而且會耗費大量的精力。

在治療的初期，患者和治療師之間必須先建立起互相信任、彼此支持的關係。在下一階段，當事人會學著接受一些（可能不怎麼愉快的）渴望、衝動和情緒，試著讓它們融入到自己的性格中，這個過程往往耗時良久，而且絕非易事。如果這個階段成功了，強迫症狀通常已經得到了相當程度的緩解，對患者而言不再那麼必須了。而患者也會變得更自由、更活潑、更懂得享受生活。對於其親

朋好友來說，當事人也會變得更容易相處，因為此時他比以前更願意表露自己的感受，而不是把許多想法都轉化為強迫症狀。對他人來說，患者變得更容易理解、也更真實了。

我們也可以透過大腦生理學來看待強迫症狀：大腦中的基底核（確切來說是其中的尾狀核）扮演著重要的角色，患有強迫症的人，在此一區域的神經活動會有所提高；然而在經過有效的心理治療後，不僅是強迫症狀會有明顯的改善，透過腦部掃描也可以看出神經活動顯著減少（註66）。這真是令人興奮的事實！

● 脫離心身陷阱 ●

11：克服睡眠障礙與思考反芻

許多人都有睡眠障礙，而這往往和所謂的「思考反芻」有關。有時候在深夜，當您確認過時間，會覺得相當生氣：「該死，又睡不著覺了！」離天亮只剩不到幾個小時，且往往會在輾轉反側間迅速流逝，這會引起身體的壓力：於是，腎上腺素和其他荷爾蒙開始分泌，我們變得清醒到不行，只好不斷去思考，在這麼睡眠不足的情況下，該怎麼

撐過即將到來的一整天呢？

上述的問題和之前所描述過的強迫症具有一樣的機制，我們光憑意志力是無法直接戰勝它的。在失眠的情況下，我們應該認清一個事實：睡眠不是靠意志力就有辦法達成，接受這點後，反而會對入睡更有幫助。其實，失眠的人反而應該不斷告訴自己：「有沒有睡根本就沒差，如果身體需要睡眠的話，我就會睡著了，反之亦然。」（註 67）其中的關鍵在於：少一點干預，讓身體做它該做的事。

再者，您也可以想想：該怎麼利用這段睡不著的時間？如果您有想法了，就起床直接去做吧！對於睡眠不足所帶來的影響，許多人其實都想得太悲觀了；就算在拂曉之際才終於入睡，過了一、兩個小時起床後，您會驚訝地發現：雖然睡覺的時間相當短，但還是可以正常面對新的一天！

接下來，我會提供一些助眠的建議：晚上睡覺前，最好不要接觸有藍光的產品，例如電腦、手機、平板和電視的螢幕。讓社群軟體「保持沉默」，不按讚、不看新聞（特別是假新聞），這些只會讓人更清醒，刺激心靈的同時，也一併叫醒了身體，使我們無法保持平靜。另外，睡前可以

喝杯熱牛奶，它還有褪黑激素和色胺酸，能夠助眠——老實說，這些物質在一杯熱牛奶中的含量自然是少之又少，但您知道的，這是想法的問題。最後，一些儀式行為也有幫助，最好是您童年有經歷過的，效果特別顯著。

防止睡眠障礙很重要的一點還有：在整夜無眠後，千萬別在白天補眠，這會形成惡性循環，讓您在當天晚上又睡不著覺，也會持續打亂身體的節奏。

對生病的恐懼：慮病症

一方面是想法與感覺，另一方面則是身體的器官；在兩者的交界處，我們經常能發現一種現象，即有些人稍有病痛就胡思亂想，形成一種慮病的心理狀態，但是並非真正喪失生理上的功能。這種現象被稱為慮病症（Hypochondriasis）。

慮病症是什麼？

我們有時候都會有「慮病」的傾向，或者您也許認識有這種傾向的人。

所謂的慮病症是指：認為自己患上了嚴重的疾病，因此變得焦慮不安；花了很大的工夫來照顧自身的健康，特別是會時刻注意身體的情況。然而，即使是請醫生檢查了再多遍，也只能發現一件事：一切正常。

我知道，有些醫生對這樣的病人十分頭疼，但我個人是很願意與有慮病傾向的人接觸。有些人擔心：如果哪天我們的身體不能再正常運作，怎麼辦？這當然會讓人產生悲觀的念頭。希望自己能一直都健康的，這是人類很正常的願望，我又怎麼能否定這些人的想法呢？當然，我以前在醫學院讀書的時候，也常會有慮病傾向。這算是醫生之間一個公開的秘密：當我們在研究某個疾病時，會用一種非常個人的方式去體驗它——至少是在噩夢或自己的想像中。

事實上，對生病的恐懼是很普遍的：在一般的診所中，平均大約有 5% 至 10% 被認為是慮病症（註 68）。

「慮病」背後的原因？

就跟其他心身疾病一樣，在對生病的焦慮不安背後，還有更深層的原因：我們的潛意識有時會造成口誤、混淆和某些症狀，這是

為了向我們傳達一些訊息，而這些訊息是我們無法有意識地了解或掌握的。當我們從頭到腳檢視自己的身體，試圖找出心身之間的連結時，上述的情況會一再發生。

基本上，有慮病傾向的人在接受了醫生的診斷和檢查後，雖然能短暫放下心來，但這份安心卻不會持續太久。在慮病症患者身上發生的是：他們的心理的「感受」被身體的「感覺」所占滿，而這些常是病態化的負面情緒（註 69）。

這是什麼意思呢？當我們仔細觀察慮病症患者的時候，能看到他們是如何審視、檢查自身的狀態，聆聽身體的訊號，甚至是自行摸索，例如：將手放在心臟附近，試圖「分析」身體內器官的運作。一方面，當事人非常注意身體的各種情況，對每個細節都嚴肅以對；而另一方面，他們往往也受困於某種「感覺盲目」，無法真正查知自己的身體究竟發生了什麼。他們就像待在一個泡泡裡，專注於自身的想法和擔憂，而且並沒有真正接受醫生的種種說明和檢查結果。我們可以說：他們認為自己身上發生的一切才是真的，這就導致有些人不能理解慮病症患者的憂慮，甚至會有點嗤之以鼻。

當我們回頭檢視慮病傾向的成因，會發現許多患者早年生活中，往往受到媽媽過度的擔心和憂慮。當事人在長大成人後，一旦面臨嚴峻的考驗或內心的衝突，就容易對自己的身體狀況感到焦慮，考慮到兒時經驗的密集作用，這種情況也就不足為奇了。（更

多相關訊息，請參閱下一頁的「脫離心身陷阱 12」）慮病症患者
非常關注自己的身體和飲食，會持續檢視各個器官的運作是否正
常。這種控制行為除了表明他們的注意力都轉向自己的身體之外，
也是對現實世界的一種退縮和逃避，不怎麼面對自己皮膚以外的一
切。與此同時，慮病症其實也和沒來由的恐懼和焦慮有關，我們大
多都曾經有過這樣的情緒，並不是針對某個特定事件，但就是或多
或少會感到擔心害怕。如果這些情緒只是一時的，將目光轉往內
心，可能會有所幫助；但如果是長期處於憂慮之下，就有可能會導
致嚴重的慮病症。

● 脫離心身陷阱 ●

12：學會再次相信自己

如果對身體和健康狀態有著過度的擔心，可能代表了一件
事：在當事人的內心，似乎是覺得自己和自身器官的功能，
都無法信賴。這種心理模式可能是從小發展的，和兒童時
期監護人的擔心與焦慮有關，他們的「警戒反應」深深刻
在當事人心中：「小心，你差點就弄傷自己了！」或「不

准再做這件事了，聽到了嗎？絕對不准！」造成影響的其實不是這些字句本身，而是父母在說這些話時，焦慮的程度有多高，也就是話語背後包含了多少情緒。兒童會通過父母充滿關懷和愛的行為，學習到安撫的方式，之後便可以用在自己身上，也可以藉此控制自己的焦慮不安。

但是，如果上述的過程沒有發生，那麼您今天作為成年人，其實可以自己教自己！接下來，我們就來練習一下這個教與學的過程。

「自我安撫」——您可能會問，這到底該怎麼做到？現在，讓我們將自己的內心世界分為兩個不同的部分：其中一邊是個害怕、不安、沒有安全感的小孩，他很擔心自己是不是出了什麼問題，而且單憑一己之力，這個孩子無法擺脫這些恐懼；另一邊則是一個健康的成年人（註70），他順利地克服了生命中的種種困難，有著許多的成就。您現在可以想想看：這個大人可能會對這個害怕的小孩說些什麼？他會抱抱這個孩子嗎？還是會用其他舉動來安撫小孩呢？在這個練習的時候要注意一點：不要在公共場合進行，而是要找個不被打擾的舒適空間，例如家中

的沙發，甚至也可以坐在地毯上，總之就是要在安靜的地方模擬這個場景。這個孩子需要的是什麼？如果您有想到兩、三個點子，就可以開始好好記下來，之後如果慮病的恐懼再次襲來，就想想這些話語與安撫吧！如果有必要的話，您也可以再進行幾次想像訓練，直到找到最適合您的方式為止。

最後，還是有件事要提醒您：如果您有新的症狀或完全不明確的身體不適，還是要先讓醫生檢查看看！

我們可以做些什麼？

慮病症可能會對患者的生活造成影響，讓他們受到強烈的恐懼所苦，或者必須要不斷地自我檢視。在這種情況下，專業的心理治療是必要的。

不過，當事人自己也可以透過某些方法來試著改善自己的狀況，為此，找到一位家庭醫師是非常重要的：他必須要是您相處起來覺得自在的人，而且您也願意和他坦承自己對疾病的恐懼。最關鍵的一點是：您要能夠信任這位醫師和他的診斷，而不是一直要求進一步的檢查，這只會讓情況越來越糟糕。有些人為了減輕自己的

不安，會自行上網找資料、試著研究自己可能有哪些病症，但這往往一點幫助都沒有。您可以先試著降低這麼做的頻率，並規定一定的時間，例如：一天只能查三次相關資料，每次只能查十五分鐘，這會有所幫助，算是改善整體的第一步。

此外，積極看待慮病症也是有幫助的，因為一個非常注意自己身體的人，如果真的患上某些疾病，往往能夠很快就發現，也更懂得要如何照顧自己。所以說，慮病傾向其實也可以看作是個優點。

最後，當事人也可以觀察一下其他家人是如何看待他們自身疾病，或者如何處理焦慮的，例如：媽媽、爸爸或兄弟姊妹，請您想想他們過往生病的經歷。也許有某些情緒是您必須表達出來的，又或者是某些話必須要說出口，否則如果這些情緒積累在您的心中，最終只會繼續啃噬您對於身體的安全感。在這方面，心理治療師是最能夠給予幫助的。許多慮病症患者的家族中，都有生了重病或甚至不幸早逝的親屬存在，這種不安需要透過心理治療中有意識的討論與探究來排解，如此一來，對疾病的焦慮漩渦也才有辦法被停下來，不致一直陷於其中。

心靈與飲食──
吃對我們來說意味著什麼？

繼續我們「環遊人體」的旅程吧！接下來我們繼續往下，來到嘴巴，我們會從這裡一路經過消化系統，也就是口腔、食道、胃、腸道、最後是直腸。現在，讓我們從進食及其在心身醫學上的意義開始探討。

有些進食障礙其實都屬於心身疾病的一種，接下來我會帶您進一步了解。

飲食心理學

「吃」對我們每個人而言（無論我們健康與否）不僅在生理上不可或缺，在心理方面也有著十分重要的意義，雖然我們在日常生活中也許從來不曾細想過。

除了補充身體所需要的營養與能量，吃對我們來說還有什麼心靈的作用呢？

　　首先，當我們還在媽媽肚子裡的九個月當中，營養是媽媽透過胎盤與臍帶提供給我們的。而在出生後，大部分的人都會開始喝奶，在生命最早期的階段，吃對我們而言其實是「被餵養」，而且必須要依賴他人才得以進行。在媽媽的母乳中，我們會攝取到媽媽先前以某種形式攝取的成分，或是她的身體自行產生的物質。

　　我們從一個年代久遠、而且相當殘忍的動物實驗中得知：如果只用金屬支架和器械餵食猿猴寶寶，缺乏猿猴媽媽給牠溫柔的照料的話，這隻猿猴在長大後會表現出嚴重的行為障礙。牠對其他動物完全不感興趣，不會跟牠們建立關係，也不會撫養自己的後代（註71）。「吃」並不僅僅是攝取身體所需的物質，為了發展出健康的飲食概念，在出生後的頭幾個月以來，成功把「攝食」和「關愛」（透過撫摸）結合再一起很重要。照顧者必須理解嬰兒的進食需求，並給予尊重。我這裡所說的不只是媽媽，還有拿著奶瓶的爸爸們！

飲食和人際關係是有關的。

　　遺憾的是，在如今的社會中，人際關係常常沒有得到足夠的重視。只有當憂鬱症或進食障礙找上門的時候，有些當事人才會去找心理治療師，他們可以從失調的飲食行為中看見當事人心靈上的痛苦，並給予協助。

那麼，如果是健康的人，日常生活中的飲食會是什麼樣的呢？我們對甜食或薯條永不饜足，與此同時也有許多人在控制飲食。此外，不少人對麩質的「危害」或牛奶的效用感到害怕。

在我們的心中，深藏著一些早期的人際關係經驗；時至今日，有時我們仍然必須向它妥協：是什麼阻止我們追根究柢、找出問題的關鍵？有哪些飲食的迷思在無意識中影響了我們？又或者：當我們這也不吃那也不吃、對飲食產生排斥的時候，我們是想和誰劃清界線？

● 脫離心身陷阱 ●

13：搞懂「不耐受」和過敏，然後繼續享受食物

從心身醫學的角度來看，如果您有腸胃不適，我絕對會建議您到醫生那兒去做詳細的檢查。其中一項檢查會是食物的「不耐受性」，像是乳糖或果糖不耐，在德國，大約有 15% 至 30% 的成年人有類似的症狀。如果您有需求的話，也可以檢測是否對食物過敏，雖然真正有食物過敏的人只

占了總人口的 1% 至 2%。也就是説：大約一百個人中才有一位可能面臨可怕的乳糜瀉或真正的麩質不耐症。不過，目前還不能確定到底有多少人實際上對麩質有一定的敏感度，攝取麩質可能會讓他們產生輕微的症狀，像是腹痛、腹瀉、頭痛或疲憊等現象。不過，如果是以個人的主觀看法而言，許多人都認為自己對某些食物具有不耐症或過敏，數量遠超過醫學所證實的。這可能是因為：當出現原因不明的腸胃不適時，不耐症或過敏算是一個「簡單的理由」，也能讓我們採取行動來改變狀況——只要避開飲食中的某些物質就好了。這些不適症狀越普遍、越廣為人知，我們就越能輕易説服自己，將其視為理由。

如果在經由醫師診斷後，了解到自己確實對某些食物有不耐受性，並依此改變飲食習慣，設立界限的話，，那麼通常就不會再因此引起腸胃不適。

然而，如果診斷結果一切正常的話，其實我們不應該繼續避開這些食物（註 72），而是要帶著滿滿的胃口和愉悦的心情享用，特別是在和他人一起用餐的場合。不過，如果飲食讓您不適，甚至是造成痛苦，那我們就應該來看看可能的心身醫學緣由了。

在有壓力時大啖巧克力，是尋求「飽足感」的一種展現。

當我們用心身醫學的眼光來看待這件事時，「飽足感」代表的不僅僅只是「吃飽」，而是有著其他意涵。對於吃東西所產生的「飽足」和人際關係中由親密與關懷產生的「飽足」，我們的心靈並不會加以區分。有些超重患者會不斷進食，試著填滿自己的飢餓，不過這樣的飢餓也可以被視為情緒上的一種「飢餓」，也許他們是想追求親密感，或者生活中缺少的關懷。

進食障礙的症狀及其運作方式

失調的飲食往往會導致許多疾病，在心身醫學的領域，我們通常會將這些飲食症狀視為心靈試圖為眼前困境做出的緊急處置。如果當事人意識到問題所在，並嘗試用更成熟、更穩定的方式來解決，且積極面對困境的話，那麼這些飲食方面的症狀應該很快就會消失。

從個體心理發展模式來看（這個模式可以幫助我們了解心身疾病的來由），進食障礙通常源於口腔期，也就是一歲到兩歲階段（請參閱先前的章節：「爬爬與舔舔：一歲到兩歲時期」），此時的我們會開始有許多和食物相關的經驗。在這個階段，我們「想吃東西」這件事是很重要的，不過由於這個時期的嬰兒在進食過程中還是要仰賴其他人的幫助，最好的情況下，照顧者應該以適當的速度、充滿關愛地餵食並照顧我們，如果可能的話，盡量以我們的節

奏為主。這是一段累積進食經驗的時期，在無意識中，決定了我們之後會不會把「吃」視為一種侵入性的行為，或者認為自己對「吃」沒有控制權，而這些狀況都很容易導致進食障礙。

另一個容易導致進食障礙的重要階段是「自主階段」，我們在書的第一部分有提到過。如果兒童長期以來都不允許表現出叛逆、反抗，也不能自己做決定，這種壓抑有可能會轉移到飲食方面：他們可能會偷偷地吃東西，或者拒絕進食，而照顧者是無法阻止的。患有進食障礙的人通常會將「吃東西」視為自己的領域，沒有人可以干涉他們，而且應該完全由他們自己來掌控。

接下來，我會帶您認識兩個典型的進食障礙：

食慾過剩（過食症）

過食症（Hyperphagie，源自古希臘文：phagein＝吃；hyper＝過量）指的是過量、增加的進食行為。過食症通常會伴隨著體重過重，也就是身體質量指數（BMI）超過 30（kg/m2）的情況。

附錄：我是正常、過重還是過輕？

在醫學上，我們可以藉由身體質量指數（BMI）的公式來

判斷自己是過重或過輕，您也許也會發現這種計算方式很有趣，因為結果有時會和您想像的有落差；也就是說，您可能比自己想像中更瘦或者更胖。

只要準備計算的工具，我們很快就能得出結論。首先，把您的身高換算成公尺，然後算出平方的結果（例如：1.68公尺乘以 1.68 公尺等於 2.8）。然後測量您此時的體重（單位為公斤），再除以剛剛得到的身高平方數值（例如：70公斤除以 2.8 等於 25），得到的 25 這個數字就是所謂的BMI 了。我們再重複一次公式：體重（公斤）除以身高（公尺）的平方。

世界衛生組織（註 73）提供了一個衡量的表格，例如：BMI 25 位於正常的邊緣，接近過重：

BMI(kg/m2)	分類
低於18.5	體重過輕
18.5至24.9	體重正常
25至29.9	體重過重
30至34.9	一級肥胖
35至39.9	二級肥胖
高於40	三級肥胖

在體重超重或肥胖症的情況下，罹患糖尿病、心肌梗塞、中風、痛風、失智症……等相關疾病的風險會大幅增加，原因就是，高風險疾病和體重成正比。

食慾過剩或過食症的特徵是：體重過重、暴飲暴食，或者長期攝取過量的食物。

如果要追溯其源頭，可以將目光投向早期建立（而且在不知不覺中持續運作）的心理模式，也許是兒童時期缺乏感情上的關注，因而變得過於放縱，作為一種補償。有些父母擔心自己在感情上沒辦法給孩子足夠的「飽足感」，所以兒童很快就學會對自身的煩惱「閉口不談」，這可能會演變為一種模式：在之後的人生中，這些人會透過豐盛的食物來安撫自己，而不是解決真正的問題；他們沒有學習用有建設性的方式來面對挑戰，而在食物方面，又總是受到諸多限制與規範。而這也可以解釋另一種家庭模式：有些家長將關心和餵食視為一體，所以會用食物來作為愛的替代品。

除此之外，肥胖也有一部份是基因所導致的。

其他可能導致肥胖的因素是：缺乏運動、睡眠不足和壓力，因為壓力時常把人導向進食，而且在壓力之下，身體會分泌更多的皮質醇，促進我們的胃口與食慾。有些藥物的副作用也會導致體重增加，如果您有這方面的疑慮，不妨和您的醫生討論一下。

食慾不振（厭食症）

厭食症（源自希臘文 Anorexie，orexis = 慾望）指的是缺乏慾望，也就是食慾。這項疾病好發於女性，尤其是年輕的女性，然而這並不代表患者不會感到飢餓，而是他們更重視自己的內在渴望，也就是：減輕體重。要想達到這個目的，一般來說他們會減少食物的攝取量，不過也有人會過度運動，或者服用瀉藥。如果我們把目光聚焦在厭食症，就能看出經歷、行為、身體功能和社會環境這四個因素是如何互相影響的：

經歷：「我太胖了。」

行為：「我幾乎不吃東西了。」

身體：體重大幅減輕，顯得消瘦無比

環境：震驚又擔心，想給予幫助

在這個往復循環的螺旋中，身體會反過來影響心靈，如果身體攝取的營養和能量不夠多，心靈會因此感到不適，導致疲憊、注意力無法集中和思考受限。這都是因為我們的大腦需要許多能量才能運作，而厭食症患者允許自己攝取的能量遠遠不足。在這樣的惡性循環下，隨著時間的流逝，想克服厭食症只會變得越來越困難。

厭食症的案例通常只會出現在衣食富足、不必擔心飲食有所匱乏的社會當中；如此看來，人類當真是非常矛盾的存在……

我曾經在醫院見過厭食症相當嚴重的患者，他們躺在病床上，

只剩一副骨架，完全失去力氣，大腦也得不到所需的能量，導致他們連與人交談都很難集中精神。在此期間，我們試著為患者插鼻胃管，為他們的身體提供必需的營養，不過有許多患者往往在此之前，身體已經是插管的狀態了。厭食症一旦真正爆發，種種症狀幾乎很難加以阻止，會猛烈地影響患者的身體。即使患者內心中健康的那一部份其實有想改善情況的想法，往往也無法扭轉局勢；他們的另一面，也就是新陳代謝和「犒賞系統」，已經根據厭食而做出調整了，這讓他們無法輕易做出改變。心靈對身體的影響力，真的大到難以想像。

不過，我也一定要和您說明一點，那就是不管是厭食還是過食，都有比較無害的形式，下面以厭食反應為例。有些人在青春期或者成年以前的成長階段會遇到困難，可能是自我形象發展的衝突，又或者是性方面的問題。這些都可能導致當事人進入一個拒絕食物、體重減輕的時期，但其實並不會像真正的厭食症那麼嚴重，這種厭食的傾向有很大的機率能夠自行導正。

所以，我對父母的建議是：不需要馬上就陷入恐慌，保持冷靜，和您的家庭醫生或兒科醫生談談。當然，也不要指責您的孩子。厭食症或厭食傾向除了會造成體重明顯下降，還有可能會造成下列症狀：月經停止、電解質不平衡、心跳紊亂和骨質流失。除了接受心理治療外，徹底而詳細的身體檢查當然也是必要的！

這些進食方面的疾病除了基因的影響，和心理模式也有很大的關係，特別是當事人如何看待自己與他人。許多患者的核心問題意識為：拒絕自己在生理和社會上身為女性的角色。當這些不安與拒絕被壓抑在潛意識中，往往會表現為減輕體重的慾望，「瘦」對他們而言代表了不那麼女性化，或者不再像小孩一樣單純，只不過當事人往往都沒有意識到這點。

與此同時，青少年透過厭食症，可以取得身體的完全自主權，並降低外界對自己的影響（減少飲食就是一個象徵）。如此一來，當事人可以體驗到獨立，不受他人影響的感受。但有趣的是，這些願望在患者的原生家庭中往往不太可能實現，他們很難和家庭成員保持距離、稍微獨立自主、或甚至切斷與父母之間的緊密連結。大部分的父母都想給孩子最好的，而有些人出於這樣的理由，會把權力都掌握在自己的手中，為了「餵養」孩子；但這往往會造成子女的反抗，並加重他們厭食的傾向。親屬越是想要幫忙，當事人就拒絕得越強烈，我經常看到這樣的惡性循環。

也許不是進食障礙？

如果您的體重有減輕的現象，我會建議您先去看個醫生，因為造成體重下降的原因非常多，而有些可能是需要特別治療的。

比方說，憂鬱症會明顯造成食慾不振，而內心的衝突也能會導

致嘔吐，這是轉化障礙的一種，會影響胃和橫膈膜等器官的肌群，也具有象徵性的意義。再者，思覺失調症也可能會造成體重減輕，因為一些偏執的妄想或恐懼（例如：懷疑食物被人下毒）有可能讓患者拒絕進食。除此之外，還有許多生理疾病和體重減輕有關係，舉例來說有：腫瘤、代謝障礙、甲狀腺機能亢進、沒有被發現的感染或其他罕見疾病，例如賁門失弛緩症，這是一種食道肌肉無法正常運作的疾病。

在一個家庭當中，要正確辨認出一個人是否患有進食障礙是很困難的，有時候，甚至連醫生都難以識別，因為當事人往往會隱藏自己的症狀，或透過催吐、瀉藥、暴飲暴食等方式來否認自己有進食方面的疾病。

怎麼辦？

厭食症是非常危險的疾病，在所有進食障礙中，厭食症導致的營養不良與自殺，使其死亡率位列第一，我們應該要非常嚴肅地面對。厭食症、暴食症（吃了又吐）與過食症（進食成癮）通常都需要不同領域的醫師互相合作，才能有效改善，像是兒科醫師、家醫科醫師、心身醫師、內科醫師和心理治療師。患者可能會需要在專科醫院（心身醫學或內科）進行密集治療，結合長期的門診。不過究竟應該採行哪些具體措施，還是會因人而異。

　　「吃」和我們的文化與家族背景息息相關，下列的資訊可以為我們的進食行為帶來改善。

● 脫離心身陷阱 ●

14：探索食物對我們的意義

—— 食物對每個人的意義不盡相同，每個人都有自己處理人際關係和對待「吃」的方式。所以，如果標準、制式化的飲食建議或減重方法對我們沒有效果，其實也不用介意，也不是非得遵守不可。

—— 在餐桌上尋找認同：請您花一點時間，想想您的（原生）家庭成員是怎麼吃飯的？吃對他們來說有什麼意義？他們都吃些什麼？是誰準備的？您在家裡吃得香嗎？飲食在您家還有什麼其他功能？是鎮定或者安慰嗎？

—— 如果您想吃得更健康、更規律或更少，首先，您需要一樣東西：家庭餐桌。所謂的家庭餐桌是一張桌子，家中的所有成員都可以在此舒適地用餐（就算只有您自己一

個人），而且打理得整齊乾淨。請您（和您的家人）每天晚上都在這張桌子上悠閒地吃晚餐，聊聊（或想想）自己今天過得如何。這個方法幫助了許多有進食障礙或體重過重的病人，因為他們以前常常都在地板上、電視機前、辦公桌前或甚至站著用餐。我花了好幾年時間才發現，能幫助他們的就是一個「家庭餐桌」。

—— 煮點好吃的！從這個念頭產生開始，您可能要先在網路上搜尋食譜、出門採買，直到終於煮完上桌，可能要花上二到四個小時，但這絕對是值得的。您的成品不需要很完美，但它是屬於您個人的，帶有您的特色，所以您絕對應該為此感到驕傲。如果您是和別人一起吃飯，為彼此下廚，這也會增強您們之間的歸屬感，研究證實，這對健康有著正面的效用（註 74）。

—— 改變飲食，從頭開始：您可以多接觸健康飲食和可口佳餚的資訊，這會很有幫助。自己下廚做飯也會增添食慾與樂趣。還有個小技巧：如果您看到喜歡的食譜，就直接動手做吧！結果往往會非常令人滿意，畢竟烹飪過程中也會讓人產生食慾。

—— 如果您有均衡攝取水果、蔬菜、魚類、肉類和奶製品，身體也維持在健康的狀態，就不用擔心缺少維生素，在這樣的情況下，身體對微量元素和維生素的需求往往已經得到了滿足。如果您懷疑自己有進食障礙，可以到醫院進行抽血檢查，即可看出是否有不足的部分。

憂鬱症：不只是悲傷

憂鬱症如今是非常普遍的疾病，那麼，它存在於身體的哪個部分呢？不只是心理，也存在於生理層面。憂鬱症是一系列疾病的統稱，這些疾病主要影響人的思考、感受、情緒、個人經驗與行為。也正因如此，在我們的「環遊身體之旅」中，我把憂鬱症這一站放在身體的中心。

我們應該重視憂鬱症造成的社會經濟負擔，因為憂鬱症等一系列疾病在導致生活受限、喪失工作能力方面位列第一。德國有 5% 的人一生中曾受到一種憂鬱症的影響（大概和受到焦慮症影響的人

一樣多），隨著預期壽命的提高，上了年紀的人罹患此類疾病的比例也有所增加，青少年與生產後的婦女也特別容易受到憂鬱症的威脅（註 75）。

認識自己的憂鬱症

從幾年前開始，我就在「心身基本照護」的進階培訓中開了憂鬱症相關的主題課程，為家醫科、婦科、泌尿科等其他專科醫師提供培訓。透過這門課程，如果在問診過程中發現患者可能有心身疾患的跡象，我的醫生同事們就能以原有的醫患關係為基礎，提供快速、基本的幫助。大約有五十名醫生參與在其中，我們會花上好幾個小時的時間彼此討論，而這個過程常常讓我深受感動：因為很明顯能看出，大家都對憂鬱症這個主題以及它帶給人們的影響非常關心。尤其是許多醫生本身有和憂鬱症對抗的經驗，而其他人在生活中也或多或少有親人朋友受到影響；我所遇到的許多醫生（無論他們的專業領域是什麼）都竭盡所能地幫助憂鬱症患者，因為疾病的緣故，使他們一夕之間失去了對生活的希望。

恆久的孤單

「憂鬱症和悲傷的感覺有什麼差別？」這是我常常被問到的問題。而要想回答這個問題，首先，請您想像兩個人一起走在街上：

他們一個很悲傷，另一個則是有憂鬱症。悲傷的人眼睛裡充滿淚水，步履有些不穩，緩慢地走著；而憂鬱的人舉止僵硬，彷彿事不關己，走路時像機器人一樣緊繃。這兩個人一起經過一間餐廳，餐廳裡傳來音樂和人們的對話，一股新鮮的醬汁香氣從露臺上飄了過來，一位服務生親切地邀請悲傷的人和憂鬱的人進來用餐。此時，如果我們仔細觀察兩者的內心變化，就可以看出悲傷和憂鬱的差異。悲傷的人心想：「也許坐在這間餐廳的露臺上，可以讓我轉移一點注意力；吃點東西對我來說也有好處，也許我還能找到人談談讓我難過的事。畢竟，這食物的味道真的很香，一般來說，我是蠻喜歡這種餐廳的。」而憂鬱的人呢？雖然他能看到店裡的其他客人，也能聞得到食物的香味、聽到音樂和交談，但這些都進不了他的心中。這間餐廳和他完全無關：他認得出周遭的所有情境，但這些都無法在他內心喚起情緒，他的心中毫無波瀾。眼前的種種並不會讓他想要走進餐廳，放鬆地用餐；而他也無法理解，為什麼其他人會因此覺得開心。

我們可以看出：悲傷的人能夠被氣氛所感染，在某些情況下，他們會有「想做點什麼」的念頭；而憂鬱的人則感受不到生機，對他們而言，不管是餐廳還是世界都沒有吸引力，他們好像被隔絕在世界之外，就連能夠安撫人心的撲鼻香氣，也像是隔著一條鴻溝。

雖然悲傷的人內心充滿悲傷，但這份情緒至少能作為他們「內

心的羅盤」，為他們指引方向；而憂鬱的人內心卻是空空如也。

在憂鬱症的影響下，當事人會覺得不斷被壓抑，直到被擊垮，他們喪失了動力，認為自己毫無價值，而且經常責怪自己（「如果我進去了，只會打擾到其他用餐的客人吧。」）如果在生活中遇到或聽聞某些不幸，即使他們本就沒有責任、也無法幫上忙，憂鬱症患者往往還是會覺得很有罪惡感，而這讓他們的心中經常被無助給占滿，也因此有著盲目依賴他人的傾向。

看不見的重大危機

憂鬱症可能導致最可怕的後果是自我了斷，也就是自殺。有些患者的內心承受著劇烈的折磨，一切看似毫無轉圜的餘地，所有希望都被剝奪了，似乎只剩下這最後一條路。

這就是憂鬱症最可怕也最殘酷之處，因為和當事人所想的不同，不管是再怎麼嚴重的憂鬱症，其實都還是有有效的治療方法。重要的是要讓患者和醫生接觸，才能正確辨認、判斷其憂鬱的症狀。這種疾病最大的問題在於：有時候，我們雖然深受憂鬱所苦，然而外表看起來卻過著令人滿意的生活，甚至會過度調整自己，以配合周遭的環境，在某些醫生的眼裡也是非常健康的，但內心卻是支離破碎。這種外在形象和內心折磨之間的矛盾，往往也是造成憂鬱的原因之一。

假如我們摔斷了手臂，經歷了治療與休養，拆下石膏後手臂依然能正常運作，而且幾乎沒有後遺症。而被深深隱藏的憂鬱症，比康復的手臂更難讓人看出來。在我看來，這是我們所有人都有的一個共同弱點：有些事情是我們表面上看不到的，我們也許會覺得它無關緊要，畢竟也沒有馬上看到後果，但卻有可能會在將來造成嚴重的傷害。

所以，讓我們睜大眼睛、打開耳朵，如果您身邊有著縮進自己的殼中、不再維持日常生活、甚至逃避與他人接觸的人，請您試著提供幫助。

憂鬱症是可以治療的，如果您或您的朋友、家人、鄰居遭逢心靈上的危機，甚至有自殺的風險，請務必要前往醫院求助，甚至是掛急診。如果您有信任的醫生，請讓他幫助您，也可以撥打衛福部二十四小時安心專線：0800-788-995。另外，也許這個德語的Podcast也許能幫助您：PsychCast.de（註76）。我和我的一位朋友德雷爾醫師一起創立了這個帳號，他是一位精神科醫師，我們會以不同的角度來談論心理方面的主題。在過往的一集Podcast節目中，我和德雷爾醫師曾經談到自殺這個主題（註77），我們也因此和德國安心專線的服務人員取得聯繫，他們非常有責任感，總是在人們危急之時給予幫助，我覺得幸好有他們在，真的是一件很棒的事。

因為憂鬱症的當事人往往有隱藏病症的傾向，所以在接下來的章節，我想帶您看看：當憂鬱症找上我們時，身體內部可能會發生哪些事？根據目前的研究指出，憂鬱症絕對不只是「想法」上的問題（註78）。

身體與心靈：同舟共濟

「憂鬱症？那不都是大腦引起的嗎？」、「一切都是心理問題吧？」這些都是我們一再聽到的說法，更令人遺憾的是，有許多人會不假思索地相信這些言論。

甚至還有一些團體想要加強這種錯誤印象，為的是讓憂鬱症患者尋求他們的幫助，而他們會提供一些沒有經過醫學證實的方法，宣稱能改善患者的憂鬱情況。遺憾的是，這些團體往往都不是把患者的利益擺在第一順位。接下來，我會提出一些假設，以及相應的解釋：

憂鬱症是典型的心身疾病，它同時影響著生理與心理。

身體裡的憂鬱症

近年來，在心身領域不斷鑽研的醫師們，從「心理神經免疫學」當中學到了不少。這是個相當新的學科，研究方向是心靈、免疫系

統和神經系統之間的相互作用。

在心理神經免疫學的研究中，目前最多人討論的關鍵字之一是「身體調適負荷」（Allostatic Load），也就是調適與平衡的概念。相關的論述為：大腦是我們最主要的壓力器官，根據不同的條件與需求，它會對身體中不同的系統進行控制。在患有憂鬱症的前提下，大腦的這項機制失去了平衡，不斷向整個身體發送訊號，造成持續的壓力反應，而這又會影響到中樞神經系統的結構，使之發生改變，例如海馬迴（腦部建構記憶的重要區域）。在引發壓力的眾多因素之中，又以遭受排擠、輕蔑與羞辱等社會壓力最容易引起所謂的「身體調適負荷」。

持續不斷的壓力反應，會導致身體出現以下的變化（註 79）：血清素減少、促腎上腺皮質激素釋放因子（CRF）的活性增加、正腎上腺素循環障礙、多巴胺系統的活躍度下降、免疫系統活躍、下視丘 - 垂體 - 腎上腺軸過度活躍、血小板活性偏差、心率變異減少……等種種現象。請您再看看這一連串的專業術語──其實我是想藉此向您表明，受到憂鬱症影響時，身體裡有許多事正在發生！

除此之外，憂鬱症所導致的生理症狀，和免疫系統過度活躍（也被稱為 Cytokine-induced Sickness Behavior）的症狀極為相似：病懨懨、慾望低落、對睡眠的需求增加、缺乏食慾、社交上的退縮、注意力不集中、對疼痛的敏感度增加、身體虛弱……等等。我

們會發現，憂鬱症確實會對身體造成影響，就和一些我們認為是純粹「生理」或「軀體」方面的病症一樣。

　　長期的憂鬱也會導致當事人成為某些疾病的高風險族群，例如冠狀動脈疾病（冠狀動脈的「鈣化」），甚至和吸菸有著相同程度的危險性。

　　正因上述種種原因，憂鬱症絕非純粹的心理疾病，它既不是「想像出來的」，也不是放著不管就能變好，而是涉及了心理、大腦與身體三者，醫學上具有高複雜度與連結性的疾病

人為什麼會憂鬱？

　　我們已經說過，憂鬱症既會影響生理，也會影響心理，讓我們的生活變得一團糟。但憂鬱症究竟是怎麼找上我們的？「難道只是偶然嗎？每個人都有可能會得憂鬱症嗎？我可以做什麼來預防嗎？」我的病人總是這樣問我。

身體檢查

　　首先，最重要的是：如果出現類似憂鬱症的症狀，還是要進行徹底的身體檢查，因為正如我們先前所說，還有許多不同疾病也會引起類似的症狀。

　　即使有憂鬱症狀，也不代表當事人一定是得了憂鬱症。我自己

曾經遇過一位病人，他已經準備好要接受憂鬱症的治療，但在檢查過後發現，這位病人實際上是患了腦瘤，而非憂鬱症。除了腦瘤之外，甲狀腺機能低下、肝炎或其他慢性炎症，都可能會造成憂鬱症狀，就連貧血（也就是缺乏紅血球或血紅素），也有機會引起類似的症狀。

在疾病的成因上，通常心理和生理都會是重要的因素，所以，對我們來說，將兩方都納入考量，才是最重要的。

對許多人來說，憂鬱症已經是相當耳熟能詳的疾病，而且似乎在很多情況下都是合理的解釋。但請您理解：到醫院進行徹底的身體檢查，仍然是第一要務！

形式與成因

憂鬱症是一種情緒上的疾病，有許多不同的表現形式，可以分為一次性的憂鬱階段（被稱為「發作」）和反覆多次的發作，也有輕度和重度的區別。當我們遇到一些重大的生命事件，例如離婚、失業或親近的人去世時，有些人會產生憂鬱的反應，這導致他們無法好好克服這些沉重打擊，沒辦法讓自己變得好過一些。另外還有一種慢性的精神官能憂鬱症，也被稱為持續性憂鬱症（Dysthymia），雖然會長期困擾當事人，但對其生活所造成的限制卻比較小。持續性憂鬱症所產生的原因通常是因為某種在過去建立的心理

模式，它會讓當事人在面對生活的種種經歷時，把事情扭曲解讀為負面的。還有一些憂鬱的情況屬於內源性憂鬱症（Endogenous depression，古希臘語的「由內部而來」），顧名思義，患者雖然產生了憂鬱症狀，但並沒有經歷到外部的事件或改變。因此，一直以來的研究都認為這種形式的憂鬱症是大腦中血清素系統（一種神經傳遞系統）出現了變化。如果我們要仔細探究一個人的憂鬱症究竟是何種形式的話，答案通常介於上述幾種模式之間，也就是兩種以上憂鬱模式的混合。

憂鬱症通常是心理、社會和生物因素交互作用的結果，當然，遺傳基因在其中也扮演著一定的角色（註 80），雖然直到目前為止，還沒有研究能夠明確證實哪些基因編碼可能會導致這種情緒性疾病。（註 81）

接下來，我們要來探討心理方面的因素。

童年是開端

一個人是否容易得到憂鬱症，和他看待、面對世界的方式有關，而面對世界的方式又和童年的經歷有關，像是情緒上的剝奪感、監護人的過度保護，甚至是造成創傷的失去經歷，這些都會被儲存在潛意識之中。這些在童年建立的經驗模式，不知道什麼時候就會被生命中的困境所觸發，有時候即使只是某些負面的想法，都

有可能重新喚醒這些童年創傷，使得憂鬱症毫無預警地爆發。

　　我的病人馬丁就是個典型的例子：在馬丁六歲時，他的父母離了婚，而媽媽也就此陷入了危機之中。馬丁說，他的媽媽總是在一下課後就馬上來接他放學，比其他同學的媽媽都要來得快，因為在離婚之後，媽媽就難以忍受自己一個人獨處。也正因如此，當馬丁回憶過往的經歷，發覺自己沒有過什麼幼稚、天真的願望與想法，根據他媽媽的說法，他就是「家裡新的男人」。

　　馬丁童年的這段經歷，對憂鬱症來說是非常典型的。兒童需要關心和愛，如果這些需求遭到拒絕、挫折，或者大人給了他們以為的愛，卻不是孩子想要的，就有可能導致孩子心中產生失望、憤怒和攻擊性，甚至是恨意。像馬丁這樣的小孩非常聰明，適應力也很強，所以他們不會大吵大鬧，也不會表露自己的攻擊性。為什麼不呢？因為這樣一來，就可能會有失去父母關愛的風險，就算這些關愛微乎其微，遠不能滿足他們的需求，無奈之下，孩子們只得像外交官一樣圓滑。但是衝動、攻擊性和失望等種種情緒，卻無法簡單地化解，只是比起向外發散，孩子們最終寧願把這些負面情緒轉向自己。短期看來，這對他們來說是有好處的，因為這樣他們就不必冒著和重要的監護人（通常是父母）起衝突的風險；但是他們會覺得：「媽媽沒那麼愛我，應該是因為我不值得」或者「是我對媽媽要求的太多了」。透過將類似的想法加諸自己，他們就不會失去監

護人，也不會為這段關係帶來緊張的情緒。

看著上述的情況，您發現憂鬱症的思考模式了嗎？沒有價值、認為自己得到的太少、要求的太多，還有一個大問題：我到底是為了什麼而堅持活下去的？

有些人正是負擔著這些導致憂鬱的基本衝突來面對這個世界，他們常常不把自己想要的東西說出口，因為在童年時期，這麼做才是對的。而如果其他人也沒有看出他們真正需要的東西，那麼，他們會在失望中再次退縮，這往往就是觸發憂鬱症的原因。

我們的馬丁也是如此：他是一名汽車銷售員，有著出色的業績、滿意的客戶，與同事間的關係也是融洽無比。然而，在一次人事調動中，馬丁的同事英格得到了銷售主任的位子，在此之前，英格總是說自己很想得到這個職位，很願意接受新的挑戰。馬丁在一次短期心理治療中向我坦承，他其實也希望自己能坐上銷售主任之位，他希望自己的能力得到認可。在得知英格升職那天，馬丁請了假，陷入了憂鬱症當中。大約十天後，他來和我進行諮商，我第一次看到馬丁時，他非常拘謹、安靜而沮喪。「我根本不夠格做這份工作。」他如此斷言，這十天來，他一直遭受這個念頭的折磨，他認為沒有人會需要像自己這樣的人。

值得高興的是，馬丁很快就好了起來，因為他直面自己的憂鬱，認識了自己真正的想法。他也了解到，為什麼自己在別人眼中，

一直都是如此猶豫不決。如今,他已經慢慢開始學會為自己著想,不再害怕冒犯他人,因為馬丁知道,自己已經不用像小時候那樣,時刻害怕失去媽媽了。

後來,馬丁透過詢問發現:原來他的上司和同事完全不知道他有意角逐銷售主任,他們原以為馬丁並不想承擔主管的責任,他原本是有機會得到這個職位的,而且能力並沒有任何不足。這個認知使他感到如釋重負,現在,他終於能夠掌握自己的人生了。

什麼能抗憂鬱?

如果光靠談話無法解決問題,或者是症狀太過嚴重,又或者是患者自身希望的情況下,我會開立一些抗憂鬱藥物。但如果憂鬱症是由特定事件所引起(例如上述的馬丁),使用藥物通常沒有太大的意義。如果單純服用抗憂鬱藥,也許可以讓馬丁找回一點動力,但最多也就是讓他強逼著自己回到工作崗位,對於背後潛藏的問題則毫無幫助。然而,那往往才是憂鬱症的主因,而且只要沒有解決,不知道什麼時候又會侵襲而來。

除此之外,憂鬱症其實有著許多人意想不到的作用:它對當事人可以起到一定的保護功能。以馬丁為例,憂鬱症迫使馬丁不得不從工作崗位離開,而那對當時的他而言是個緊繃、陷入混亂的環境。馬丁的憂鬱讓他全面踩下煞車,比起留在辦公室裡,他選擇先

照顧自己的身體與病情，而這是對的選擇。如果我開一些提高動力的藥物給馬丁，雖然可以給他新的「燃料」，但在不了解背後原因的情況下，他仍然不知道自己該何去何從。而開藥這件事也很可能讓他認為：我是幫他解決問題的關鍵，但這其實只是一種錯覺，因為他本人才是最重要的角色。

抗憂鬱藥最有效的地方，恐怕就是它們的名字了。聽到「抗憂鬱藥」總會喚起我們的希望：憂鬱症 ＋ 抗憂鬱藥 ＝ 健康！這個印象已經深深刻畫在我們腦海裡。

不過，的確有一些憂鬱症是無法從患者的思維模式與內化的關係經歷中找到病因的，在這種情況下，還是可以嘗試用藥物來治療。一般來說，抗憂鬱藥物和鎮定類藥物會用於改善急性症狀，例如睡眠障礙、缺乏動力或自殺傾向，也可能會為當事人帶來新的勇氣面對生活。

急救：即刻的援助

要想脫離憂鬱的狀態，第一步應該採取什麼樣的行動？很多人會說：運用「正向心理學」，讓積極的想法取代消極的想法。這真的有用嗎？

我的回答是：有，但也沒有。神經生物學領域的研究已經告訴我們，在某些條件下，積極行動的確可以帶來治癒的效果。還有一

份一百個關鍵字的清單，上面列舉了如烹飪、散步、和朋友出遊等活動，但很可惜的是，這些事情的幫助都非常有限，因為它們都太日常了。況且憂鬱症患者因為病情的緣故，往往無法從中獲得正面的體驗。

有些早期建立並內化的正面模式，是我們可以利用的。除此之外，對於負面的心理模式與關係經驗，我們也會嘗試去理解，如此一來，才能找出憂鬱症爆發的原因。因此，治療的第一步通常是要找出有哪些資源可以利用，這些資源可能是我們自身的能力或出口，我們其實在過去已經它們握在手中，只是眼下一時沒有察覺而已。

由於大腦的結構和所謂「犒賞機制」的運作模式，如果一些事物在過去對我們而言沒有特殊意義，我們也沒辦法突然就為它們賦予意義（例如前面提到的烹飪或散步）。特別是當人陷入憂鬱時，他的思考和感受會變得僵化而固定，對於新的活動就不太能提起興趣。不過，如果是和現有的資源與過去的經驗做連結，那情況便有所不同了。我的病人馬丁正是個很好的例子：在他年輕時，為了逃避壓力，便一頭栽進組裝電子零件的世界，並焊接了自己的儀器。

他能夠沉浸在自己的世界中，不須再尋求母親的肯定與鼓勵。當他完成焊接時，會為自己感到驕傲，也認為自己的價值有所提升，馬丁和我在討論過程中是這樣理解的。

當馬丁在心理治療的過程中，組裝出一台無線電接受器時，那

也是他第一個展露出毅力、一點點喜悅和些許驕傲的時刻。

● 脫離心身陷阱 ●

15：憂鬱症患者應該問自己的問題

❶ 在小時候、學生時期、大學時期和青年時期，我喜歡做些什麼？哪些事讓我覺得快樂？這些事可以成為幫助您的連結！

❷ 有哪些人值得我克服憂鬱，只為了再次和他們見面，並共度相處的時光？

❸ 受憂鬱症所苦的人，絕對應該請假，這是必要的，而且絕對合法！那麼，要怎麼運用這些多出來的時間呢？有沒有什麼我一直很想嘗試看看，卻因為日常生活中壓力太大而沒有去做的事？有哪些事是我儘管心情低落，但還是想做的？

❹ 我應該列出一張清單，紀錄自己攝取了多少酒精、尼古丁和藥物，為了「幫助」自己感覺更好一點。事實上，這些東西反而會加重憂鬱症的病情。因此我要問自己：我願意減少用量嗎？我做得到嗎？

❺ 我所面對的憂鬱症狀，是為了讓我逃離哪些不愉快的爭端？哪些吵架？哪些醜聞？哪些災難？那些不想面對的事情？我可以和值得信任的人談談，問他們：在憂鬱的情況下，他們能處理上述的各種狀況嗎？弄清這些狀況，情況就會有所改善嗎？

❻ 最後，是最重要的一點：活動身體。我有辦法開始進行北歐式健走（Nordic Walking）嗎？北歐式健走能啟動我們的身體，其抗憂鬱效果幾乎和經過特殊設計的運動療程一樣有效（註82）。問題是，這些運動方面的優點是否足以激勵我，在深受憂鬱症困擾的同時，還願意嘗試？

現在，讓我們深呼吸一口氣。

呼吸困難與恐懼

現在，我們搭乘電梯，往下一層樓，來到肺部。德國作家馮塔納（Theodor Fontane）曾經寫道：「有一種幸福（也許是最高的幸福），是得以自由呼吸。」（註83）

肺與自由

當我們健健康康的時候，會覺得自由自在地呼吸是一件理所當然的事。但如果是有氣喘或慢性阻塞性肺病（COPD）的人，就會知道呼吸困難有多可怕。

如果我們感覺自己得不到足夠的氧氣，就會引發恐慌，就好像溺水一樣，這種恐懼感是要幫我們自動逃離當下缺氧的狀態，而不是仔細地去思考：「我好像得不到空氣了，是時候該逃離這裡了！」

支氣管或肺部疾病可能會引起呼吸困難，而這又會觸發交感神經系統（負責「逃離」反應的系統），讓壓力荷爾蒙皮質醇分泌增加，同時提高血壓。這種自動產生的生理反應會反過來對大腦造成刺激，增強我們的恐懼模式。簡單來說：身體和心靈陷入了一種「恐

懼的循環」，這使得當事人的親屬或醫生都很難給予幫助。

目睹一個人產生呼吸困難的現象，是很難承受的。當事人的恐懼會蔓延到周圍的人身上，您自己的呼吸也會變得急促起來。正因如此，有些家屬偶爾會不敢探視罹患慢性疾病的病人，因為看著自己深愛的人承受如此痛苦，實在太可怕、太難接受了。不過，這也可能會導致病人最深的恐懼成真：那就是被孤立的恐懼和孤獨感。在這種情況下，醫生給予治療時必須要考慮到病人的孤獨與恐懼，這是非常重要的。如有必要，當事人及其親屬都應該尋求心理治療的幫助。

恐慌導致過度換氣

當我們說到肺部與支氣管時，會碰到一種心身機制，您可能自己親身體驗過，或者看過這種現象發生在別人身上。我記得很清楚：當我還小的時候，曾經好幾次看到同學激烈地對著袋子吸氣，老師將袋子舉在他們的嘴邊，而他們的眼神充滿驚恐，雙手緊緊地蜷縮在一起。

這是所謂的「過度換氣綜合症」，發作時間通常很快就結束，而且不會留下後遺症，過程中會出現恐懼、不安、快速呼吸、心悸、刺痛感、麻木或痙攣等症狀。過度換氣是一種軀體形式障礙，雖然它給人一種「生理疾病」的印象，但事實上是由巨大的心理張力所

引起的，通常和人際關係衝突中的憤怒有關。如果一個人有焦慮症或處於精神緊張的狀態，過度換氣更有可能會發生。

因為情緒而產生的恐慌，會導致呼吸急促、變快，進而增加二氧化碳的排出量（其實是身體所產生的廢物）；同時，血液的酸鹼值會提高，也就是變得更偏鹼性，這就會使得血液中的鈣濃度降低，讓神經和肌肉受到過度的刺激。身體排出的廢物減少，也會導致新陳代謝出問題，進而引發肌肉痙攣與感覺神經障礙。當事人此時可能會覺得自己的手腳像是癱瘓了一樣，麻木無知覺，而這種體驗往往又會加深恐懼，使呼吸進一步加快，也就形成了一個恐慌的惡性循環。身處在這樣的情況下，重點是要意識到我們的呼吸次數其實是太多了，而不是太少。

我們可以透過兩種方式來幫助當事人：第一，和當事人交談、安慰他、擁抱他，好讓他鎮定下來；第二，可以拿一個塑膠袋放在當事人嘴邊，讓他對著袋子呼吸幾分鐘，也能有效緩解症狀。透過第一種方法，您可以用安撫的話語，來減少患者不安、焦慮和恐慌的情緒；而第二種方法則是會讓患者重新吸進自己呼出的二氧化碳，藉此中和血氧濃度，並阻止症狀繼續發生。

面對過度換氣，其實我們不需要使用到鎮定劑，就像要射下麻雀，不需要出動大砲；殺雞也不需用到牛刀。如果您經常有過度換氣的情況，去了解背後隱藏的情緒是很重要的。但如果情況依舊沒

有得到改善，那我們可能就要轉移目光：因為身體疾病也是有可能導致換氣過度的，例如一些急性肺部疾病。

一種心連心的感覺

現在，我們從肺部再次出發，來到了心臟。

心臟和肺有著相當緊密的連結，因為它們共同負責為身體提供氧氣的任務，而氧氣也是製造能量的基本元素。正因如此，心和肺這兩個器官被我們看得特別重要，也有可能是因為它們都依循著一定的節奏在工作。從我們自身的角度出發，很容易就能確認這兩個器官是否有在正常運行，我們只要傾聽自己身體的聲音，就能馬上知道它們的狀態如何。您一定也能同意我的說法，因為其他器官的情況就大有不同了，像是肝臟或腎臟，雖然它們也是維持生命的重要器官，但卻不像心肺這麼一目了然。

從日常生活所使用的語言中，我們不難發現心臟經常被認為是情緒的中心。每個人應該都聽過「我的心碎了」、「衷『心』祝你生日快樂」這種說法吧！德國歌手督策（Drafi Deutscher）和小花（Blümchen）在他們各自的歌曲《心連心》當中，也把「心」看

作是戀愛的象徵。

　　不過，我們的心也經常被恐懼所占據。您可能也聽說過一些身邊發生的一些死亡案例：心臟衰竭、心臟驟停、心肌梗塞……這些心臟疾病也常在急診室或心臟外科中被診斷出來，並得到治療。有些患者即使進行了所有檢查，得到「心臟一切正常」的結論，但還是會有心臟方面的症狀。這讓我們知道，心臟經常是表現出情感受傷與自我價值問題的所在：心臟壓力、胸悶胸痛、心悸、心律不整、對突發心臟病的恐慌……以上的病症都是可能的表現形式。

心跳頻率不穩

　　許多心臟方面的疾病都有可能是由生理與心理層面引起的，也同樣會對兩方面都造成影響。接下來，我想和您介紹其中最常見的三種疾病。

心肌梗塞

　　我必須很遺憾地告訴您，心肌梗塞是很常見的，這種疾病是冠狀動脈長期生病的最終結果，也就是負責為心臟肌肉供氧的小動脈發生「鈣化」或者「粥狀硬化」。這類疾病往往是在不知不覺間產生，主要是受壓力影響，但也可能是缺乏運動、糖尿病、體重過重、脂肪代謝異常、吸菸等其他因素所造成的。上述的疾病和習慣對身

體都是有害的，也是一些重大疾病的前身。事實上，它們會反映出我們內心的狀態，並隨著時間推移慢慢顯現在身體上，影響心臟的健康。

如果我們突然受到強烈的情緒負擔，例如被霸凌、被排擠、失去某些事物或對自身的存在感到焦慮，隨之而來的壓力反應可能會引起心肌梗塞：斑塊堆積，堵塞了心臟的動脈（註84）。

許多學者認為，這項疾病的成因和下列三者的交互作用有直接的關聯：當事人主觀的壓力、作為情緒中樞的杏仁核（透過腦部掃描可以證實杏仁核的活躍程度與情緒有關），以及動脈的發炎反應。一直以來，我們也發現：健康的人身上也有可能發生心肌梗塞！就算一個人不吸菸、常運動，也沒有上述的種種不良習慣，還是可能會因為心理負擔及壓力而患上心臟疾病（註85）。除此之外，心肌梗塞的發作也可能造成額外的心理疾患：當事人因為患病的負面經歷，開始對自己沒安全感、深受打擊、自我價值感變得低落。這是因為他們害怕心肌梗塞會再度發生，擔心會失去對身體的完整控制權。

高血壓

高血壓可說是一種「全民疾病」了，也是導致心肌梗塞和中風的高風險因素。有許許多多的研究指出，每次在診療室量血壓時，

結果都和自律神經系統與心理狀態有著非常密切的關連。有很多病人一看到醫生的白袍，內心的壓力便節節攀升，血壓也就不由自主地跟著快速升高，這被稱作是「白袍高血壓」。在日常生活中，情況也是一樣的：當我們遇到壓力，血壓會逐漸升高，動脈中的壓力也會隨之提升，才能帶給細胞更多的氧氣與養分；而在放鬆狀態下，血壓就會降低，身體可以進入休息狀態，節省能量。然而，因為許多現代人長期處於壓力之下，所以也有很多人長期處於血壓偏高的狀態。

脫離心身陷阱

16：高血壓讓人感覺良好，卻也有害

高血壓就像心靈的抗憂鬱藥，感覺其實一點都不壞，反而比血壓偏低時要來得更舒服。

有些患者服用了降血壓藥物後，覺得一點都不舒服，和吃藥前相比，他們覺得疲倦、沒有動力，反而是在先前的緊繃狀態中，感覺更「舒服」。這種狀況常會導致病人很快

就停止服藥，或者自行給自己放「藥物假」，也就是間歇性地不吃藥。這樣對患者的身體並無好處，因此，了解高血壓對血管和器官所帶來的損害，是很重要的。

除此之外，關於降血壓藥的開立，也常被打上一個問號。隨著血壓逐漸下降，我們身體的自律神經系統和心理的潛意識就越能拿回身體的控制權：在高度壓力的情況下，身體當然會需要更多的氧氣；可是在壓力減退之後，身體自然會抵消一些壓力反應，這就是人體的機能。所以，除了用藥物作為控制血壓的手段之外，有些自然使血壓下降的方法，也值得您了解一二，這點我們會在接下來的段落中談到。

心臟焦慮症

對心臟疾病的恐懼，有時會對我們造成實質上的限制與負擔，這樣的症狀有很多名稱：心臟精神官能症、心臟焦慮障礙、心臟恐懼症或心臟慮病症。雖然各年齡層的人都有可能會遇到這些症狀，但在二十到三十歲的年輕男性身上特別常見。

當我看到受心臟焦慮症所擾的人時，總是會想到以前的同事

們：那是我還在急診的時候，偶爾會有年輕、健壯的小夥子走進來，說自己「好像要心臟病發了」。而當他們睜著天真的眼睛問：「我不用去做心導管檢查嗎？電視上不是都這樣演？」通常這種時候，我的同事都只想翻個大大的白眼。這些懷疑自己心臟出問題的人通常都有著深深的恐懼，他們會按住自己心臟部位，緊張不安地說明自己心跳不穩定的狀況：「好像我的心臟馬上就要停了。」我同事們的判斷通常都是對的：這被稱為心律過早搏動，從醫學的角度來看沒什麼大礙，就是心跳偶爾會多跳一兩下，很多人一生中都經歷過好幾次。不過，恐懼會加重這個症狀，甚至使之一再發生。

其實，這種狀況並不能等閒視之，因為我的確看過一些年輕的男性病患，他們二十八歲、年紀輕輕的時候就得了心肌梗塞。比較棘手的是，確切的診斷往往不能只透過患者的反應，而是要仰賴一系列的徹底檢查，也就是心電圖、血液分析和心導管檢查。與此同時，也可以一併進行心身醫學診斷。

艾爾曼教授是一位著名的心身醫學專家及專書作者，根據他的看法，導致心臟焦慮症的心理背景是內心受傷、受侮辱的經歷。當事人沒有意識到隨之產生的憤怒，或選擇不將憤怒顯露出來，而是壓抑在內心世界（註 86），這就導致當事人和自己的心臟之間產生了一種模稜兩可、宛如雙面刃一般的關係。一方面，他們將所有注意力都放在心臟，不斷對其投以關注，而他們希望別人也能像這

樣關心自己；另一方面，他們也一直擔心受怕，不知道自己的心臟何時會停止，害怕自己會因為一次心臟病發而離開人世。根據艾爾曼的說法，正是透過這樣的症狀，讓受到侮辱而產生的憤怒轉移了目標，一方面是浮上檯面（表現在身體上），另一方面則是完全地隱藏（憤怒本身）。另外，這種憤怒的轉移也導致當事人會向醫生求助，希望症狀得到緩解，而不是去處理真正造成憤怒的原因。理想狀況下，醫生確實要給予這樣的患者足夠的關心，因為這種症狀真的有可能會演變為足以威脅生命的心臟疾病。

那麼，為什麼心臟焦慮症特別好發於年輕男性呢？其背後的原因可能是為了爭取獨立與自我發展的鬥爭。當一個人受到侮辱或冒犯，從而產生憤怒，這也就相當於是一股自然的動力，讓他得以離開父母的保護，走出自己的路。但與此同時，當事人也時常因為隨之而來的內疚感而難以獲得成功。出於這種內疚以及對心臟的焦慮，他們的人生有如被加諸了某種限制，不過換個角度來說，也是一種安全感。他們沒有選擇自由奔放地在驚滔駭浪的世界中闖蕩，也就不會因此面臨試探與風險，畢竟，想要好好照顧自己心臟的人，是不會將自己置於危險之中的。

在本書的一開始，我有和您提到，我在十八歲那年是如何對心身醫學開始產生興趣的：在我做完肺部手術後，心悸突然找上了我，而且症狀非常強烈，這讓我擔心又害怕，更別說我的身體檢查結果

還一切正常。

　　後來，我發現了一個理論可以解釋我自己的症狀：當我們到了一定的年紀，潛意識裡就會產生一種需求，促使我們去探索世界、找出自己的極限、確認自己的能耐。但是，對於肺部剛動過刀的我來說，又怎麼可能馬上開始冒險呢？我頓時就失去了挑戰的目標。而透過將目光轉向內在，把注意力放在我的心悸、心律不整和恐懼上，無形之中避免了一種內在的衝突，也不必去想：拖著尚未痊癒的受損身體，我該怎麼去追尋自己的獨立自主？也就是說，我的心臟毛病暫時為我的內心世界解了套，讓我在「狂飆突進」的青少年時期，不會因為必須慢下腳步而感到痛苦。

怎麼辦？「愛心」禮物！

　　如果心臟就是需要您捧在手心裡呵護的孩子，我們可以為它做些什麼呢？讓我們準備一些禮物，讓它開心起來吧！以下提出一些點子，有些可能是您熟悉的，也有一些可能對您來說是全新的：

1 不管您的心正面對著什麼樣的問題，第一步都是**接受與認同**。這聽起來也許很簡單，但大部分人可能都沒有做到。只有當我們真的對挑戰說出「好」的那一刻開始，我們才真正做好準備要面對它。在我以前工作過的一間心身診所，如果病人有需要，會提供「心臟敷布」，用植物製成的軟膏沾在毛巾上，敷在心

臟區域，並發揮鎮靜的效果。即使這對心臟來說沒有真正的療效，但這種充滿愛的呵護，對心臟關懷備至的保護態度，可能會幫助緩解並降低心臟循環系統中的壓力。

2 「縮小法」可以幫助我們減輕壓力！如果有某些令您感到焦慮的情況發生，例如：一封沒禮貌的信件、找麻煩的鄰居或者遲遲解決不了問題的公務員，就請您把這些狀況縮小吧，將目光轉向事情或生活的其他部分。在看事情的時候，讓我們停留在事實層面，而不要讓太多的關係牽涉在其中，例如，想想「現在發生了什麼？」而不是「他幹嘛老是針對我！」針對我們一開始提到的負面事件，您還可以這麼想：現在手裡拿著的只是一張信紙，碰到的只不過是一位住在您隔壁的人，也只不過是坐在某機關的辦事窗口前，馬上就要離開了。簡單來說，試著脫離被情緒牽著走的狀態！這對我們的內心會比較健康，而且您也會發現，這個方法在經過幾次練習後會更有效。如果您發現自己不經意間又開始用舊的方式看待事情，請記得要堅持回到「縮小法」當中，把煩心的事通通縮小

3 **運動**對我們的心非常有幫助，可以幫助對抗憂鬱，甚至和抗憂鬱藥物一樣有效（註87）。請您試著開始每周運動兩次，每次二十分鐘！根據您膝蓋和背部的狀態，您可以選擇是要慢跑、北歐式健走、跳舞、騎腳踏車或游泳。從事運動的地點，應該

要是您喜歡的地方（也許您以前在這裡有過一些正面經歷）。這些潛藏著您心中熱情的地方，會帶來更多的正面效果，比起在消毒後的健身房運動要來得更有效。除此之外，如果您突然想和伴侶調情，進行親密的互動，我也非常支持！因為這可能就是您當下所需要的。

4 發展出您個人的**「放鬆行程」**。如果您已經發現，某些行為或潛意識裡的恐懼和您的心臟不適有關，請根據這些情況制定一個計劃。也許可以把目標設定為：將注意力轉往外界，而不是一直「縈繞在心中」。然後，為自己尋找適當的刺激與鼓勵，例如和朋友一起做些開心的事，或是找些有趣的書來閱讀，也可能會有幫助。值得注意的是，請不要將看電視或上網設定成您的放鬆行程，這兩種活動都會讓我們接觸到大量訊息，其中很多都是我們根本不需要知道的。閱讀能帶來的放鬆之處在於：一本書總有開始與結束，您的旅程就在兩片書皮之間。哲學家馮‧席拉赫（Ariadne von Schirach）將現代的媒體稱為「永不終結的機器」，因為它總能讓我們不停運轉，即使沒發生什麼值得注意的新事件（註 88）。

總之，在面對要求的時候，我們應該有意識地檢視：這需要花費多少時間？多少精力？並加以控制。如此一來，才會對我們自身有好處，而不是一味地配合著種種要求。

新冠肺炎：病毒與我們

新冠疫情在影響全世界的同時，也讓我們更清楚地看到一件事：就算不存在任何生物或物理因素，我們的人體還是非常容易受到影響。在這個章節中，我們要停留在口鼻區域，這裡是呼吸道感染的入口，也是 Covid-19 傳播的途徑。不過，讓我們還是把重點放在病毒和與心身醫學之間的關係。

染疫的恐懼

您是否還記得，在 2020 年初，您的生活發生了怎樣的改變？在疫情開始之際，您是否懷疑每個門把上都附著著病毒？在超市裡，是否和其他顧客彼此交換過不信任的眼神？我們對於自己和家人健康的擔憂，在一開始會成為一種保護機制：這份恐懼是健康的，原則上，它能拯救我們的生命。當媒體二十四小時不間斷地提供「新型冠狀病毒」的消息，當義大利許許多多的棺材出現在電視螢幕上，我們能做的，只有相信自己的直覺。事實上，有很多人正是因為高度的警戒心，避免了和病毒接觸的風險。這就導致了德國

大部分的人口都盡量減少外出活動，即使是在封城命令下達之前。

之後所發生的一些事情，以及我在病人身上觀察到的情況，可以說是一種經驗和反應模式：當人們面對某種真實的恐懼時，就會觸發特定的反應模式，這種模式和當事人過去面對威脅的處理方式有關。所以在某些地方，我們會看到一群看似毫不擔心疫情的人，他們刻意不遵守任何防疫規定，就這樣走在街頭上，好像新冠病毒根本不存在似的。政府嚴格的防疫措施對他們而言，反而才是應該攻擊的對象，而他們也堅持捍衛自己的人身自由。我們也許可以把這種行徑視為一種防衛恐懼的方式，也就是刻意去做那些會引起恐懼的事，甚至是在已經有恐懼症（針對特定事物的恐懼）傾向的情況下這麼做，不過當事人往往沒有意識到自己這麼做的動機。其背後潛藏的可能是面對大量恐懼的另一種保護功能：與其面對全然未知的風險，不如我自己採取行動，危險看似會變得更可控。

這些「放任」的團體讓許多小心再小心、嚴格遵守防疫規定的人很生氣，不過我想在此說明：不管是看似粗枝大葉、毫不在意的態度，還是有如驚弓之鳥、極端謹慎的態度，其背後所潛藏的恐懼程度都是相同的。讓我們再來看看小心謹慎的人，他們恨不得把一切危險因素都排除在生活之外，但是除了真實的恐懼之外，他們的心中還發展出了另一種恐懼，而且多半是和自己過去的經歷有關，而非單純只是害怕被病毒傳染。這些人可能曾經以防疫為由，逃避

或刻意錯過某些事情，例如：沒有完成重要的工作、讓其他人難以聯絡或無意識地逃避自己的責任。這在某種程度上當然能減輕他們的壓力，至少一開始看來是如此。

由於個人經驗和潛意識的動機不同，出現了上述兩種行為模式，也就是「看似毫不懼怕」與「過分小心謹慎」。而其中存在的問題是：兩邊的群體都覺得自己在道德層面上是高於對方的。於是，在自我認同的加強下，兩邊的團體都出現了不理性、行為脫序的人。其實，疫情的一大問題在於：有很長一段時間，我們對於「怎麼做才理性」都沒有達成共識，因為當初沒有人知道，疫情爆發的後果到底會多嚴重、影響多深遠。我們很難分清哪些是即將發生的現實，哪些又是存在於恐懼之中的幻想，這是一種在日常生活中從未體驗過的狀態。

在疫情的極端情況下，「人類自身」可能會被視為潛在的威脅，而這馬上就會危及社會的凝聚力。我也觀察到一些濫用防疫措施的現象，例如：藉由這些規定來支配他人，或者設下諸多限制來刁難別人。總的來說，2020 年的第一波新冠疫情影響了成千上萬的人，出於對染疫的恐懼，許多人心中潛藏的一面被觸發：有至善的、謹慎的，但也有卑劣和充滿敵意的。

對於被傳染或接觸污物的恐懼，是害怕在觸摸時沾上病毒或細菌（不一定是害怕會因此生病），這是一種相當強烈的心理象徵：

「有陌生的東西、別人身上的東西侵入了我的領域！」而這就時常會導致焦慮、反胃或重複清潔。在如今疫情的觀點下，值得注意的情形是：我的某些病人有強迫傾向，會過度清潔雙手，這些行為突然就變得不那麼怪異了，反而還對健康有益！他們原本過於仔細又吹毛求疵的舉止，成為了新的理想模範：這是一次關係上的大翻轉。

社交距離及其後果

除了擔心自己染疫的恐懼，封城也打亂了我們的生活節奏，讓我們失去了許多原本依賴的東西。除了個人因為恐懼而自主隔離外，還有政府機關規定的全面隔離，這些都是為了對抗疫情的措施。然而，在學校的課程全數取消，商店和餐廳通通關門、造成經濟損失之餘，我們也終於了解到一件事：

人類生來就是關不住的。

儘管封城之初，大家都繃緊了神經，但漸漸地，許多人的生活只剩下幻滅、匱乏與空虛。有人開始採買、囤積衛生紙和麵條，就是一種針對嚴格防疫措施的下意識反抗。然而，這種遠古時期流傳下來的「利己行為」卻沒能讓我們變得更獨立；我們是不能沒有人際關係的生物，我大部分的病人都只能利用在辦公室影印機前等候

的零碎時間，或者在路上的售貨亭跟別人見上一面。

　　我可以舉一個我工作中很實際的例子：從封城的第一天開始，我轉而透過網路，用視訊與許多病人談話、諮商，原先的診療都移至虛擬的「房間」中進行。這一開始的確是有效的，儘管我們不能出門，但一切都只是換了種方式進行；病人一開始也很滿意，認為在疫情之下能有線上形式的穩定支持，是一件值得高興的事。然而，在一兩個月後，我們都很清楚，世間萬物皆有其代價：我和病人在治療上的關係退步了，雙方的動力都已經見底。人際關係中一些積極正面的特質本來有為我們重新充電的效果，但似乎沒辦法在虛擬世界中繼續發揮作用。至少就某種程度來說，這些作用需要「在場」才能發揮，也就是在真實的空間裡碰面。時間又過了八週或十週，第一位患者戴著口罩（因此很難看出他的面部表情）又重新坐在了我面前——正如先前說過的，世間萬物都有其代價，那天的諮商對我們雙方而言都是一次非常充實的體驗，雖然我們幾週以來都有隔著螢幕見到彼此，但真實面對面的感受是無可比擬的。自此，我確信了一件事：我們的人際關係是透過彼此「真實」的會面來構築的，線上的虛擬空間永遠也無法取代這一點，儘管表面上看來好像能夠做到，但一定會伴隨著經驗與意識型態的改變。

危機就是轉機：前進或後退？

除了不幸染疫，甚至是因此死亡的人們，這場 Covid-19 危機也在心理和心身方面對我們造成了很多苦難。比方說，許多人在這次疫情中失去了曾經的依靠，然而，他們卻憑藉著無私的精神，為了他人而穩定住自己的精神狀態。事實上，這些打擊很容易造成情緒崩潰、焦慮不安、孤獨感增長或憂鬱症發作；一旦我們失去了工作帶來的滿足感、社會給予的認同和職場上的自我實現，整個生活都有可能會變得岌岌可危。新冠肺炎所造成的打擊並不全是肉眼可見的，況且，我們也許還必須面對疫情的再次惡化。

幸運的是，即使是在危難之中，也有繼續向前的方法。讓我們試著用完全不同的角度來看待眼前的狀況，將其視為打破以往例行公事的機會。現在，您不像以前那樣，需要面對那麼多的外界期待，您可以想想：有哪些事物對我來說是真正重要的。這也是「社交距離」一個隱藏的優點：我們可以不用再時刻關注他人的需求，而是更加關心自己想要什麼。在本書的第三部分，您會讀到如何促進基本的信任，這對「關心自己」而言是必須的。

一般來說，在疫情之下，我們會很需要和他人有所連繫。每個人在這場危機中都奮力支撐著，也忍受了很多困難，這雖然是種損耗，但同時也能讓我們知道：自己是有能耐度過難關的。如果您身邊沒有合適的人選能陪您一同撐過這段時光，也可以求助於心理治

療師，我們已經接手了許多新病人並開始諮商，畢竟，在這場疫情風暴中，人難免會遭受侵襲而「落難」。如果您想知道尋找醫生和心理治療師的更多細節，請參考本書最後的「待辦事項：我有心身疾病，然後呢？」

● 脫離心身陷阱 ●

17：透過疫情開始思考

新冠疫情為我們所有人的日常生活帶來了重大的變化，正因如此，也很適合利用這段時間來讓我們更了解自己。也許透過疫情，您也會發現其他人身上有著以前不曾看過的面貌。您可以向自己提出以下的問題：

❶ 防疫措施會讓我們感到孤寂，被傳染的風險會讓我們感到恐懼，面對這些情緒，最重要的是：我有沒有辦法對自己坦承，說：「我好寂寞」或「我真的很害怕」，並調和這些情緒，讓它們融入自身、達到平衡？

❷ 疫情所造成的威脅感（讓人感受到自己的脆弱）或防疫的隔離措施，有沒有讓我發現：有些人、事、物、目標或價值，比我原先想像得還要重要？如果有的話，是時候接受現狀並積極行動了。

❸ 面對危機中蔓延的恐懼、懷疑與巨大的不安，我能不能藉由回想過去的人際關係，找到最適合自己的危機處理方式？

創傷後的障礙——
被摧毀的安全感

在這趟「身體旅行」中，就算我們從頭看到腳，試著找出創傷所帶來的後果會表現在身體的哪個部位，通常也很難有個定論。所以，我將它放在這個章節：心臟和肺的下面，也就是身體的中心。因為遭逢暴力、意外或歷經失去的後果，可能會在人體內的每個地方浮現：細胞、DNA、器官的結構、大腦、心靈。

時至今日，已經有非常多關於創傷的研究，對於創傷的後果，

我們也掌握了很多資訊。我們希望當事人對創傷的羞恥感能夠減少，也希望他們不要一再受傷：先是創傷本身，然後是社會汙名化所帶來的傷害。

要辨認出創傷是有一定難度的，而長久以來，其後果也一直被醫學界所低估。最嚴重的創傷，往往也是最沉默的。

無法識別的攻擊

創傷（Trauma）一詞來自希臘文，意思是「傷口」或「受傷」。而創傷後障礙（Traumafolgestörung）則是指「受傷」所引起的疾病；有些創傷太過巨大，也過於強烈，這就讓我們人類無法靠自身的防衛與保護機制來抵禦它。

創傷後壓力症候群（PTSD）則是一種常見的創傷後果，通常是在遭逢災難般的巨大威脅後產生，當事人會對自己有種陌生、疏離的感覺，陷入情緒上的麻木當中。這種病症甚至會在時隔多年後，再次把當事人帶回創傷當下的可怕場景中：恐怖的景象、嗡鳴的噪音、止不住地顫抖、汗浸透了全身……所有當時的經歷都會突然捲土重來，即使身處在安全的環境中也一樣。事實上，外在的安全對當事人而言幫助並不大，因為他們內心的安全感早已被破壞。為了不讓自己回想起創傷，當事人往往會避開與創傷事件有關的一切，他們之中有很多人也受到記憶障礙與睡眠障礙所苦，易怒、注

意力不集中和極易受到驚嚇的情形，也是屢見不鮮。

「安全感」對一般人而言，就像呼吸一樣自然，是人類生存的基本要素；然而這正是創傷後患者失去的東西。這就導致他們的心靈、免疫系統、壓力處理系統、疼痛記憶（取決於創傷事件的類型）以及所有身體的必要程序，通通都受到了影響，創傷正是這樣在我們的心靈與身體上留下痕跡。

人際關係的創傷

在此，我想要特別強調：不是所有創傷都能追溯到一個重大的事件，也有創傷是因為長期的損害而產生的，而且外界往往難以察覺。像皮球一樣，有些人都可以回彈到被壓力壓迫前的樣子；但有些人則不會，可能就會生病，也就是生理的結構發生變化了！

人際創傷就經常是如此，很多都是因長年的情緒或身體虐待所導致的，也許當事人會覺得個別、單一的事件太過細微，因此忽略不計，但長期累積下來，卻有著相當的威脅性。尤其是，如果孩童在年紀尚幼時已經遭受到「人際創傷」，他們可能根本無法用言語形容發生在自己身上的事；當這些創傷用生理症狀的形式出現，當事人甚至找不到成因，因為他們真正的創傷是無法用理性掌握的。這就會導致強烈的負擔與驚嚇：當事人對自我產生了強烈的不安與懷疑，不知道自己到底是誰。他們的自我狀態（認為自己是什麼樣

的人）會隨著情況不斷改變，很多事情對他們而言都是超乎現實、不真實的。他們無法在這個世界找到穩定的歸依，因為他們心中的不安全感實在太深了。

● 脫離心身陷阱 ●

18：不是所有負面經歷都算創傷

很多人把「創傷」當作一個籠統的概念，在經歷了可怕或悲傷的事情，又或者是遭受不公平的對待後，有些人會覺得那就是他們的創傷。於是，他們會尋求專業的幫助，卻沒有得到一個「創傷療程」，這讓他們覺得，自己好像沒有能力面對自身的症狀。但是，在面對創傷的時候，我們通常不會像拔牙一樣，試圖將問題「連根拔起」，因為這容易讓病患和醫生之間產生衝突。原則上，很多負面、造成當事人壓力的事件，在醫學上並不會算作創傷（當然，還是要看個案的情況）。如果能誠實地告訴當事人這個觀念，對他們而言其實是有幫助的。類似的事件有：被家人出言侮辱、身邊的人自然死亡（例如年事已高的祖父母）、

失業、和戀人分手……等等，這些負面經歷其實並不一定會造成創傷。

診斷一件事是否為創傷的關鍵在於：從客觀的角度看，該事件是不是災難性的？有沒有威脅到生命？在其他許多心身疾病中，看待患者的生命歷程時，他自身的「主觀」經驗尤為重要。但創傷則需要「客觀」的判斷。如果您遭遇到某些負面事件，覺得無法自行消化自身的情緒，首先應該向醫生或心理治療師尋求幫助，盡量不要在診斷結果出爐前就想：這是我的創傷！如果您意識到：悲傷、恐懼、憤怒等情緒並不是疾病，而是在痊癒過程中伴隨而來的正常現象，這個想法應該能有效減輕您的壓力。

「緊急逃生艙」

現在，我們要認識人體的一個緊急逃生程序，這同時也可以幫助我們了解：為什麼許多人在經歷創傷後，即使沒有接受治療，也能繼續生活？

我們可以想像一下心靈內部的處理程序：透過一套複雜的身心交互作用，有可能生成一個「解離膠囊」（註89），讓我們能待

在裡面。在遇到無法忍受的狀態時，我們的感覺運動訊息（身體對當前狀況的反應）會被隔絕在這個膠囊外，儲存在潛意識中。不過，如果未來遇到某些狀況，讓我們的潛意識被再次觸發，就會突然出現心跳加快、顫抖或麻木等症狀，當事人往往無法理解：為什麼我會有這些症狀？是什麼觸發了它？

這個過程被稱為解離（Dissoziation，來自拉丁文 dissociatio ＝分離）。健康的人在日常生活中，偶爾也會經歷到程度較輕的解離現象，您可能就有親身經歷過。讓我舉幾個例子：您有一些重要的事要做，因此全神貫注地在心中規劃安排，以至於您完全聽不到他人的對話，即使他們就在您身邊。又或者，您在開車時突然聽到有趣的廣播節目，並深深沉浸在其中；幾分鐘後，您突然驚覺：現在到底是誰在開車啊？當然，開車的人就是您，當您的意識全部集中在廣播訊息時，身體還是會自動完成駕駛必要的動作。這就是「創傷膠囊」或者「逃生艙」的原理，只是程度遠比日常生活來得強烈，他會讓當事人有種感覺：自己在不幸發生時根本不在現場，更嚴重的話，甚至會讓人覺得事件根本沒發生過。

這些膠囊的形成，將可怕的感官印象隔絕在我們的認知之外，這通常也是當事人繼續維持正常生活的唯一方法。話雖如此，當事人往往還是會有程度不同的創傷後障礙，需要特別的「創傷療程」才能加以改善。

創傷後障礙會大大影響患者的心理、身體與人際關係，許多人都是因為受到某些生理症狀的折磨，才去看醫生的。然而，醫生不一定有辦法辨識出這些症狀背後的創傷，所以他們做出的診斷，有時無法緩解病人的痛苦。這就是為什麼我們要向您介紹心身醫學：這門現代的學科會同時關照身體與心靈，能夠辨認創傷對身心分別造成了哪些影響，並給予適當的治療。

完全掌控

如果您曾經歷過創傷，首先可以做的是：確保外在環境的安全。比方說，假如您的創傷是某個人所造成的，請避免繼續跟他接觸；如若情節嚴重，您也許必須決定是否要對加害者提起訴訟，在大部分的情況下，我會強烈支持當事人這麼做。

保全團隊

除了上述事項之外，其他的就請您留給專家來處理，也就是心身醫師或心理治療師。我聽過某些不完全專業的說法，表示患者應該盡快「回到創傷之中」，也就是在想像中重新經歷不幸的事件。在特定的案例中，我們的確會採用這種方式，但重點是，一定要確保患者已經有足夠的能力，可以用和之前不同的方式來處理創傷（也就是說，在心理上首先要有足夠的安全感）；也一定要確認患

者有辦法對當時的事件做出另一種解讀，這樣的治療方式才有意義。簡單來說：一切都要在掌控之中。掌控就是創傷的剋星，而創傷也總是和失去掌控有關。

我記得一位叫做妮娜的病人，她遭受前男友的脅迫，不得不從事性交易。就在她開車去見嫖客的路上，她的身體開始產生奇怪的不適。她被出賣了，卻對加害者有所依賴，這使得她完全無力改變自己的處境。以妮娜這樣的狀況來說，讓她再次回到創傷的情景，去經歷那些傷害和暴力，是完全沒有必要的。我們首先該做的是，讓她掌握自我調適與自我安撫的能力，而且，這需要花上很長一段時間。在這個過程中，「保持距離」的技巧也很重要，一旦學會了如何保持距離，當患者在心中回想、審視過去的不幸時，就能和痛苦的經歷拉開一段安全距離。在妮娜的療程中，我請她想像出一整群幻想生物，他們是可以幫助她的一個「保全團隊」（註90），於是現在，當妮娜遇到不同的問題時，她隨時可以在心裡召喚《芝麻街》的角色陪伴她一同思考解決方法；在面對過去的可怕經歷時，她也能在內心人物的陪伴下，小心地控制自己的想法。

練習室

安全感和掌控都建立在穩固的醫病關係上，醫生和治療師必須確保：病人永遠都有完全的控制權，在治療中，也要以病人的安全

與舒適為優先。和突然其來的創傷不同，在診療室裡進行的所有事都要事先商量過，確定雙方都同意才能開始。病患在這裡可以開始練習調整情況及其影響條件，直到這個空間對他而言是舒適、安全的。

編織

在進行完上述兩個治療階段後，下一個重要的步驟是：處理創傷，並將它編織進患者的人生故事，融入他看世界的眼光中。這往往與當事人的心願背道而馳。

這個過程絕對不容易，會伴隨著悲傷的情緒。但當事人必須知道：「我身上曾經發生過這樣的事」和「我希望當時事情能有所不同」是兩個不一樣的概念。患者學會為自己哀悼，他們遇到了不好的事，他們不幸成為了受害者，而這樣的事在未來絕對不該再次發生。這是一個令人痛心的領悟，但認清這個事實，能讓當事人得到非常大的解脫，我和我的病人們也一再體會到這點。

當醫生找不出腸躁症病因
（或腸道疾病病因）時，怎麼辦？

　　我們每個人應該都至少經歷過一次軀體形式症狀，有可能相當輕微，也不太明顯。在德國，大約有 5% 的人有著嚴重的軀體形式障礙（註 91），很多人在提及心身疾病時，指的就是這類的病症。

　　如果我們要為心身疾病蓋一間旗艦店，軀體形式障礙的店面一定在一樓的正中間，氣派又壯觀，就像柏林自然博物館正廳的布氏腕龍化石標本一樣。

　　在之前的章節中提到的心臟焦慮症，也是軀體形式障礙的一種，但醫學檢查不能發現疼痛部位有任何器質性病變，也難查出真正的病因。

醫學誤解

　　談到軀體形式障礙，就不得不提人們常說的：「救命，我怎麼沒病！？」大約有三分之一的患者在家醫科就診時，會聽到醫生說：

「您沒什麼大礙」或者「目前一切都正常」（註 92），而在其他科室（特別是急診），這種情況也時有發生。

軀體（Soma，來自古希臘文）指的就是身體，所以軀體形式障礙的表現形式就像是一般的身體疾病：不管是症狀、不舒服的程度還是突然發作的特性，都會讓人以為是身體疾病。雖然可能有些人會在心裡暗想：這只是想像出來的病吧！但這些病痛與功能障礙卻是真實存在的。這就不得不提到一個很大的誤解了，我們甚至可以說，這是現代醫學中最大的誤解。如果一位醫生說：「您沒什麼大礙」，他的意思是，在這位病人身上並沒有檢查出屬於他專業領域的特定疾病。通常醫生說出這句話的時候，是想表達：當事人的器官結構和組織並無缺陷，可能是心臟的肌肉和瓣膜沒有異常、腸壁沒有增厚、沒有發炎、沒有腫瘤。但是，這並不代表這個器官的運作就一切順利。軀體形式障礙對當事人造成困擾的地方，正是因為一切都「沒有大礙」。聽起來很矛盾對吧？

下一個會更好？

試想，您今天可能腹瀉、肚子痛、便秘、咳嗽、心跳過快、失眠或起疹子，而醫生檢查完之後揮了揮手，用安撫的語氣說：「看起來一切都很好呀。」如果這種情況發生好幾次，可能會成為很大的負擔。從醫生那裡得知自己沒有嚴重的疾病，雖然短時間內能有

安撫的效果，卻經常無法維持很久，因為症狀往往會再次發生，久而久之，這會讓當事人耐性全失。我們會開始想：醫生會不會漏看了什麼？因為我們確實能感覺到自己的身體有哪裡不對勁，但醫學上的診斷卻是什麼問題也沒有，兩者之間的落差往往會令患者非常困擾。

所以，患者時常會「騎驢找馬」，不斷地換醫生，想找到他的「命中之人」——也就是一位能清楚解釋他到底怎麼了的醫生。患者的症狀的確為他帶來了很大的痛苦和壓力，然而，醫生們透過各自的「專業眼鏡」，只能從專業的角度告訴患者：你的器官結構正常，沒有問題。於是，患者起身走出診間，尋找下一位醫生；今天掛這科，明天掛那科，掛號預約把行事曆排得滿滿的，但患者還是不滿意，他覺得自己始終找不到那個「對的人」。

這種循環乍看之下和「孟喬森症候群」有些類似，患者會不斷地尋找下去，直到他找到說出他想聽的話的醫生為止。很多時候，醫生也會感受到來自病人的這股壓力，於是就多幫病人做了很多檢查。然而，當檢查報告出來，他們也只能就事論事：「我們已經把能做的檢查都做了，您看吧，一切都很正常。」可想而知，得到這種回覆的病人，在 Google 評論也不會寫下什麼太好的意見。在這一來一往間，醫病關係很快就會演變為戰爭，而非合作。

防衛感覺

輾轉之下，有些病人最終開始考慮心理造成疾病的可能性，並來到我的心身門診。不得不說，大部分的初次看診都蠻有趣的。一般的醫學專科都是專精於某個器官或系統，但我們心身醫學的出發點較為不同。我也會仔細詢問病人的各個症狀，看看他在別的醫生那裡的檢驗報告並排除已經做過的檢查。病人往往急著想知道診斷結果，或者期待症狀能有顯著的改善，這些願望一開始總是會落空。有時，病人的失望之情會溢於言表，或是對我有些抱怨，畢竟我也沒有「神奇藥丸」可以給他們──我會把這些也視為疾病的一部份並加以輔導，並不會往心裡去。

長期症狀的背後，往往都潛藏著一種「防衛情緒」，也就是說，這些症狀原本可能都是由某種情緒衍生出來的：罪惡感可能會轉化為疼痛、悲傷可能會演變成精疲力竭，而焦慮可能會引發腹瀉。

這些情緒及其生成的原因，可能令人難以承受，所以我們的心理防衛機制才把它們擋下來，並壓抑在潛意識中。然而，相應的身體反應卻依然存在，而且會把我們的注意力從原本的問題轉移開來；我們不再關注內心世界的問題，而是把焦點放在身體、器官和症狀上。這其實會讓當事人的心理鬆了口氣：他的狀況是生理上的不適！於是，就像我們前面所描述過的，患者開始跑一家又一家的醫院，在和醫生們「鬥智鬥勇」的過程中，多多少少也會將心中的

一些憤怒與焦慮表現出來。其實，當事人的症狀是和他內心「難以消化」的情緒有關。

腹瀉可以讓心靈放鬆？

也許您會很驚訝：身體和心靈竟然有這麼緊密的關係！其實，大概也只有我們的頭腦會把「物質」與「非物質」分得那麼開了。

我們在本書的前半部分也提過，情緒和身體感覺是一體的，早期的經驗及其意義對日後身體的健康也有所影響。如果您能認同這些觀念，那麼當您聽到「許多疾病的成因都來自心理」和「心理的緊張會表現在身體內外」這兩種說法時，應該也不會太驚訝。

我有一位名叫丹妮瑟的病人，她是一位快要滿二十歲的年輕女性，長期有著腹瀉的困擾。當時，丹妮瑟的問題有多嚴重呢？她說，她有時候會沒辦法出門和朋友見面，因為腹瀉總是說來就來。丹妮瑟當時是一位實習攝影師，在工作時，她也必須花很大的精力來控制腹瀉的狀況。為了不讓工作被干擾，她時時刻刻都得注意，該在什麼時候去上個廁所比較好？她把全副心力和注意力都放在自己的腸道，並試著透過改變飲食來改善狀況。

我第一次認識丹妮瑟，是她來我的心身診所做諮詢，在這次見面後，開始了一系列的門診。我們先是仔細地談論生理方面的各種可能性，請腸胃科醫師排除了所有感染、慢性發炎等腸胃疾病，發

現這些都不是導致腹瀉的原因後，我們將目光轉向了丹妮瑟的生活。在我們的諮商步上軌道之後，丹妮瑟終於不用再去掛別間醫院的腸胃科門診，並一再要求醫生幫自己做腸胃鏡檢查了。在談話過程中我們發現，丹妮瑟雖然在十八歲時就自己搬出去住，但她還是非常依賴她媽媽，而媽媽也表示，丹妮瑟很容易感到緊張不安。事實上，在丹妮瑟離家之前，她的媽媽可說是為女兒打理好一切：在家吃媽媽煮的飯、見朋友時媽媽會接送，甚至連丹妮瑟的興趣與參加的活動都是媽媽決定的。如今，丹妮瑟一個人住在外面的套房，擁有完全的自由，這卻漸漸讓她感到不堪負荷。當她在外面時，是非常獨立、有能力的一位女性；但在回到家後，她的不安與不適便顯露無遺。因為這種焦慮不安令她感到羞恥，於是就以拉肚子的形式表現出來。而這當然也是有跡可循的，因為丹妮瑟小時候在學校就曾經度過一段難捱的時光，那時，她也經常會有肚子痛的症狀。她的媽媽當時非常擔心，所以就帶著丹妮瑟跑了一家又一家的兒童醫院。

我們可以從中看出症狀的重複性及其所帶來的影響：面對一些艱難的挑戰（例如：和同齡人打成一片），腹瀉實際上可以對丹妮瑟起到保護的作用；與此同時，這個症狀卻發展得越來越嚴重，讓我們難以看出它原始的目的。總的來說，身體症狀有時能緩解心靈的緊張，這在一開始對我們是有幫助的，不過長遠來看，症狀有可

能會越來越獨立，導致我們無法解決最根本的問題。

克服軀體形式障礙
換副眼鏡

如果您之所以會拿起這本書來讀，是因為您也有一些找不到原因的身體症狀，恭喜！您已經向前邁出了一大步，而這也是脫離往日模式的第一步。我們以前總是認為：「我的身體有哪裡怪怪的，我得去看醫生，必須要找出原因！」而現在，如果您開始關注心理與身體的連結，相當於是換了一副眼鏡看世界，會發現新的角度。這不但很重要，也很有效。

信任

第二步是：學會信任他人。當醫生說「找不到嚴重疾病的跡象」時，請您信任他們的判斷。會認為「救命，我竟然沒病！」的病人，通常在人際關係方面有一定的障礙，他們把過往的人際關係模式套用到了身體上，而這種模式往往和不信任有關：正因為我們太擔心自己的身體狀況，把所有注意力都放在病症上，我們很難相信人體有辦法自行改善。同樣的，這種不信任也會投射在醫生身上，我們沒辦法百分之百相信醫生的判斷。如果您無法信任自己找的第一位醫生，還算是可以理解，但如果您已經看到第三位醫生，我覺得就

沒必要再繼續換醫生了。當然，凡事總有例外，我也不敢向您保證，問題一定就是出在心理，而不是身體。

轉移注意力

我們前面曾經提過：如果我們一直憂心忡忡地觀察自己的器官、身體和症狀，那軀體形式障礙只會繼續存在，因為真正的衝突和情緒並沒有被發現。

不過，我們可以用一些方法來改變這個機制，而且在家就能做到：給自己「找事做」，安排一項任務，並全心投入其中。這項活動是否有娛樂性無關緊要，也不需要有很偉大的目標（雖然一般來說，做些對他人而言有意義的事會更好），它的主要目的是讓您的注意力集中在別的事物上，而不是自己。這個方法可說是一石二鳥，因為軀體形式障礙通常也會降低人們的自我價值，也就是認為自己對別人來說沒有價值、不怎麼重要。如果您選擇從事一些有意義的活動，正好也可以改善這個狀況！

另外，如果您發現自己將注意力從腸道、心臟或背痛移開的時間只能維持幾分鐘，不要擔心，這樣已經很夠了。我們要把目標訂得實際一點，不然只會讓自己失望。我自己的經驗是，如果把期望放得太高，往往會不知所措、無所適從。

跟身體來場對談

現在讓我們來到最後一步：請您先放下「對抗疾病」的觀念，聽聽身體究竟想告訴我們什麼。在這方面並沒有什麼公式可以套用：鼻塞不一定代表您心中對某些事嗤之以鼻，背痛也不一定代表您「沒有骨氣」。這些耳熟能詳的典型說法確實也是一種簡單破譯的方法，但最重要的還是您個人的經歷和背景，這才是身體說話的依據。

請您想一想，自己身上出問題的器官，在您的生活環境中（家庭或職場）有沒有特殊的含意？我們都知道，心臟是打出血液的幫浦，腸道是分解食物的地方，但是除了這些生理機能外，它們對您而言還象徵著什麼？除此之外，您也可以想想：困擾著自己的症狀是否讓您脫離了原本的某個狀態，或者不能再從事某些活動？還是說，您其實面臨著重要的人生挑戰，卻覺得自己還沒做好準備，而這些症狀正好讓您有喘息的空間？

● 脫離心身陷阱 ●

19：認真看待軀體形式障礙

患有心身疾病的人，需要接受醫生的幫助。有些疾病難以辨識，甚至可能會遭到冷嘲熱諷，這對患者而言非常不公平。我們剛剛列出的幾個步驟可以作為一個開始，不過患者最需要的是詳細的身體檢查、仔細的心身診斷，如果有必要的話，再加上後續的心理治療。

皮膚——我們身體的邊界

就算禮物再好，沒有包裝紙依然不算完整；皮膚就是我們身體的包裝紙，不過除了妝點我們，它當然還有其他功能。

說到皮膚，就要回到我們尚未掌握語言的時候，那時的我們正是透過皮膚來感受這個世界：父母第一次的撫摸、第一次洗澡……

當我們脫離媽媽的子宮，皮膚就是我們的保護膜，雖然整體來說，不管是我們還是皮膚，在那時都還很脆弱。

在我們的一生中，皮膚會從脫水、化學物質、病原體、小傷口和紫外線的手中保護我們，它還會透過流汗或改變血液流動情形來調節人體的溫度，並時刻維持我們的體內平衡（Homöostase，古希臘文＝平衡狀態）。

除此之外，皮膚還是感覺的器官，它會將觸摸、溫暖、柔軟或疼痛等感覺傳達給我們的感覺中樞：大腦。有時，皮膚也會透過明顯發紅或變白，向周圍的人傳遞我們此刻的情緒狀態。藉由皮膚肌肉，我們可以精準地做出表情，來表達心情或感受。當我們將目光轉往內心世界，從動力心理學的角度出發，可以把皮膚視為區分一個人內在與外在的角色，是它幫助我們維持了自我，並同時代表了劃清界線與調整距離。然而，觸動我們情緒核心的事物，有時會潛藏在皮膚底下。

由於皮膚在人際關係中有著許多功能，它也是個經常受到心身症狀影響的器官，在皮膚科門診中，大約有四分之一的患者受心理疾患所苦（註 93）。我們會在這個章節談論最常見的皮膚症狀，也就是「癢」（註 94）。

看看我／別看我！

我的病人安雅是從皮膚科轉診過來的，她的皮膚科醫生請我幫忙做個心身醫學的檢查。從幾個禮拜前開始，安雅的皮膚一直強烈地發癢，而且因為抓撓的關係，她的皮膚很多地方都受傷了，有些傷口還有感染的現象。安雅說，她在做「娛樂產業」的工作，我花了好一會兒才明白，她指的到底是什麼：安雅是一名脫衣舞孃，在俱樂部裡跳舞。四個禮拜前，她的皮膚開始到處發炎，特別是私密處、腹部和臀部，這讓她沒辦法繼續工作。安雅拜託我盡快幫助她，因為她的老闆，也就是俱樂部的經營者，已經開始不耐煩了。

看到這邊的您，對抓癢一定也有所了解，想想被蚊蟲叮咬就知道了：如果抓撓，會變得更癢，這是因為皮膚受到刺激後分泌組織胺，這會進一步增加癢的程度——這是一個「抓癢迴圈」，也就是惡性循環。

反恐懼

安雅和我約了幾次門診，我們要一起來想想：有哪些心理因素可能影響了她的疾病，讓她無緣無故開始發癢？而這些心理因素又是怎麼形成的？

在接下來的治療中，我們發現：「在公開場合脫衣服」對安雅來說可能是一種「反恐懼防禦」。這個名詞聽起來很複雜，不過應

該很多人都知道它的概念：我們有時會故意去做一些讓我們感到害怕的事，並在無意識中獲得一絲絲優越感與快樂。在安雅還是小女孩的時候，她的父母如果要處罰她，就會叫她脫光衣服站到公寓門口，一站就是五分鐘、十分鐘、十五分鐘。如果她打擾了父母的性生活（根據安雅的說法，非常頻繁），父母就會用這種方式來教訓她。而現在，安雅為了錢跳脫衣舞，透過這種「反恐懼防禦」，安雅終於能夠自主控制自己是否要裸露身體，而不是像小時候那樣：別無選擇，絲毫沒有反抗的權利。

回顧安雅的人生經歷，我們可以多次看到這種無意識的嘗試，一般來說，這是因為當事人的內心有某種強烈、無法化解的情緒，而在安雅身上是羞恥感。人的羞恥感可能會強烈到足以影響行為，對兒童來說也是如此。安雅則是無意識地對抗它，做法正是直面自己的羞恥感，並自願脫下衣服。

防禦他人靠近

在安雅的案例中，有個很有意思的部分：她的老闆曾經私底下約她出去，而安雅立刻就明白，老闆是想要和她發展進一步的關係。從那時起，安雅的皮膚就開始發癢。在這份工作中，她曾經擁有完全的控制力，但現在可能會面臨瓦解，一份新的關係可能會威脅到她的獨立。從心身醫學的角度來看，皮膚發癢常被認為是一種

面對危險逼近的防禦反應，不過在醫學上並沒有確鑿的證據能夠支持這種說法。畢竟，接近和衝突是非常主觀的，在科學上也很難去驗證。不過下列的反應倒是有經過科學證實：一般來說，壓力會導致神經胜肽分泌，在皮膚的免疫系統中，神經胜肽是神經傳遞訊號的物質，也可能會引起皮膚發癢等症狀（註95）。

就在安雅明確拒絕與老闆發展進一步關係，並用友善的態度向其他人說明這件事後，她的症狀就此慢慢好轉，這種（由心理引發的）軀體形式瘙癢就此消退。

如果皮膚影響到人際關係

在安雅的案例中，我們可以從她的童年經歷、壓抑的感情世界和眼下艱難的處境中，發現她皮膚發癢的原因。

事實上，有許多皮膚疾病都受到心靈的影響。

以神經性皮膚炎為例，這是一種慢性皮膚病，在德國大約有5%的人受其影響（註96），特徵是皮膚會間歇性地發炎，並造成強烈發癢。神經性皮膚炎可能有不同的成因，像是遺傳、免疫因素、過敏或心身影響，並且可能會隨著心理狀態產生變化。神經性皮膚炎通常會在五歲以前開始發作，其中80%的人在成年之後症狀會

漸漸消退。

值得注意的是，在我們即將開始人生新階段，面臨嶄新的挑戰時，神經性皮膚炎仍然有機會捲土重來，像是在婚禮前或找到第一份工作後。這時，病因通常就和距離與接觸有關了。

在心理方面，神經性皮膚炎通常伴隨著憂鬱和絕望，有時也有焦慮和攻擊性。永不停止的發癢讓我們不得不一再抓撓，這也會導致注意力不集中與睡眠障礙，當事人也經常因為抓破的傷口而感到羞恥，變得更加內向。總的來說，神經性皮膚炎和許多慢性疾病一樣，患病時間是很長的，這就導致當事人必須面對極大的壓力（比方說總是在晚上發作的瘙癢），甚至有可能改變患者的個性。

壓力釋放是關鍵

在一項大型研究（註 97）中，專家們觀察了居住在日本神戶地區的神經性皮膚炎患者，想確認他們在遭逢強烈的變故後（即 1995 年阪神大地震），病況是否會再次爆發。而結果顯示，在地震後的這段期間，有 38% 房屋遭受嚴重破壞的病患，其神經性皮膚炎發作的情況特別嚴重。這項結果表明：像神經性皮膚炎這類的疾病，和心理因素之間有著相互影響的關係；皮膚的健康和心理的健康密不可分。然而與此同時，也有 9% 的受試者房屋同樣遭到破壞，但他們的神經性皮膚炎卻改善了。所以，一個人會如何看待特

定的事件，這個事件又會對他的免疫系統造成什麼影響，仍然是個大哉問。在我看來，我們只能透過同理當事人的處境，並運用心理治療的方式來理解他的想法，才能判斷疾病的走向與原因。

什麼對皮膚好？

我們可以看出：皮膚和心靈之間的相互作用非常強烈，比方說，牛皮癬就經常伴隨憂鬱症或焦慮症而來。患者的皮膚發紅、腫脹、脫落，而此時，他人的目光變得難以忍受，於是許多人選擇放棄在外活動，即使這些活動能幫助改善病情。

所以，除了照顧受傷的皮膚，我們也應該關注心靈的狀態與潛在的壓力或衝突，對自己好一點（詳情請參考本書的第三部分：「DIY：促進自己的心身健康」）。如果有必要的話，也應該接受心身醫學的幫助。為了辨識出可能導致皮膚病的原因及其後果，我們可以花點時間寫下「症狀日記」：什麼時候發作？哪些症狀惡化了？此時您的生活中發生了什麼事？當下的感受是什麼？這對了解您的症狀非常有幫助。

在這個章節中，我們說了好多關於「癢」的話題，就連我自己都開始覺得皮膚有點癢癢的了。您也是嗎？皮膚癢是最常見的心身病症之一，如果皮膚出現急性濕疹或惱人的瘙癢，您可以試試泡澡，也可以去藥局或健康生活館購買橡樹皮產品在家濕敷：先把橡

樹皮切碎,再將四到五茶匙的樹皮碎塊加入半公升的水中,煮約十五分鐘。然後將敷布用煮好的液體浸濕,敷在患部。當然,這些液體也可以加入泡澡水中。如果是乾性皮膚炎的患者,則需要更富含油脂的保養品,如果含有消炎物質的話就更好了(註98)。

　　心身醫學的治療過程總是跟劈腿一樣,朝兩個方向延伸:一方面尋找緩解症狀的方法,另一方面則是要理解症狀的用意,並找出潛意識裡生病的部分。

性偏好──
戀足癖,還有……?

　　我想了很久,決定不在本書中以繁衍後代的角度來討論性行為,而是只談慾望層面,雖然兩者對我們的內心平衡都很重要。在我經手過的病人中,很多性方面的問題乍看之下是圍繞著慾望打轉,但在經過一番談話後,往往會轉向避孕問題,而最終通往懷孕──可能是想懷孕,也可能是想讓別人懷孕,依照性別而定。這也讓「是否要生小孩」這個問題浮上檯面,而在之前,此一話題往往是曖昧

模糊的，有很多當事人在此前都沒有意識到自己真正的想法。

在我看來，許多人理解性的方式並不正確。我甚至覺得，我們的社會普遍還是用一種迂腐的方式看待性，只覺得它就是一種生殖器進進出出的行為，甚至是一件齷齪而微不足道的小事，彷彿我們應該盡量不引人注意地解決它，又彷彿性只是一種生理需求。如果我們用這樣的觀點來看待性，就是忽略了其背後的一整個世界，而且性的世界和我們的人格特質是有關的。很多時候，我們只考慮到與生殖器有關的性行為，然而從心身醫學的角度來看，性還有更多意義。

醫生遊戲

小孩還在媽媽肚子裡時，就已經是「有性」的生物了，不過，他們的性與成年人的性有很大的不同。兒童是完全自由、不受拘束的，他們不會區分情慾、溫柔和（也許不太適當的）身體撫摸。他們只會追尋快樂的極致，希望盡可能體驗到更多美好的感受。因此，親親抱抱不是他們的目標，他們也不會藉著性來表達自己對他人的喜愛之情，一切都是遊戲或順其自然的結果，孩子們只是聽從自己天生的衝動。

透過玩「醫生遊戲」，孩子們探索彼此的身體，並找出男生和女生有哪些不同之處。有時他們會扮演玩偶的父母，讓自己進入大

人的角色，而他們的舉動都是從周遭環境學來的。正因為孩子對性天真無邪的態度，使得他們很容易成為成人性犯罪的受害者：有些人有戀童癖傾向，有些人則是在找能滿足自己慾望的對象，而且不想遵守道德的界線。

慾力

我們心身醫師總是很想知道病人的「變態」傾向，這聽起來可能有點奇怪……我們還是叫它「特殊性偏好」好了，雖然這兩個詞彙對我來說都不帶貶意。

我們曾經多次提到的佛洛伊德就曾說過，兒童是「多形變態」的（註 99），意思是兒童已經懂得把握所有可能性來滿足自己的慾望，甚至天性就是如此。比方說：他們可能會把光滑的樂高積木放在嘴裡咬，在搖搖馬上瘋狂搖動，或是整個人埋在球池中。簡單來說，孩子們探索著身體感官體驗，尋找哪些讓他們感覺良好、能引起他們的慾望。佛洛伊德將這種本能稱為「慾力」（Libido，又稱性慾），並且明確把這種複雜的探索遊戲和動物的生殖本能做出區隔（註 100）：動物的性衝動是簡單且與生俱來的，但兒童的性慾卻有著特定的目標與計劃，而且是一件好事。這個理論讓佛洛伊德受到很多的攻擊，因為時至今日，仍然有許多人誤解了他的想法。這個理論的核心其實是：兒童和成人有所不同，他們的慾望還

很多元（可能是跑跳的慾望、觸摸的慾望或發現的慾望，但佛洛伊德把這些都歸類於性）。一直到進入青春期，性才會開始和生殖器畫上等號。

所以，只有成年人才會追求和伴侶之間的性行為，他們的性衝動變得成熟，並直接指向另一個人。不過，這一切都只是理論！

你好變態！

我們的每個性心理階段可能不會發展得那麼平衡，也不能保證每個階段都能完美落幕，因此，我們每個人都保留了一些「變態」的部分。也就是說，除了陰道和陰莖外，我們在觸摸其他部位時也可能會產生性快感，例如：肛門、腹部或腳。我們的「性趣」也可能不是對人，而是對物品，像是吊帶襪、靴子、皮褲……等等，比較極端的情況下，也可能是對鄰居的貓。這些慾望的對象有時無傷大雅，有時則可能會引發問題。

除此之外，性的目的也有可能會改變。除了情慾與快樂，有些人追求的可能是疼痛與屈辱（受虐癖），有些人可能會把大部分的性慾都轉向自己，也就是自慰。自慰時常被當成滿足性慾的一種替代方式，畢竟在目前這個時代，我們還沒有其他的替代方案。偷窺癖和暴露癖在心理分析中也屬於性變態：一種是在偷偷觀察他人的過程中，性慾會被喚起；另一種則是被他人注視、觀察的時候會引

起性慾。這兩種傾向其實都很容易解釋，只要回想我們童年時期的經驗就知道了：在成長過程中，孩子們無不享受著被注目、被誇讚，這讓他們感到驕傲，並渴望著更多的關注，是很合理的過程。除此之外，大部分的兒童都相當善於觀察他人，當他們偷偷注視著某些情況時，內心往往騷動不安，尤其是當他們看到一些不該看的東西時。有些人對偷窺的偏好在童年時期就成形了，我也經常在診療過程中聽到向我描述：透過回溯自己的童年經歷，他們注意到自己偷窺傾向的原點。

戀足癖也在我們所談論的範圍，這是會因為腳、腳趾、腳底、腳的氣味或某種鞋子而刺激性慾的傾向。對腳的偏好通常可以追溯回兒時的記憶片段，有些兒童在看到成年人的腳時會產生興奮和慾望，這對還在四處爬行的孩子而言並不少見。

不管是什麼樣的性偏好，都有個共通點：它們是孩童時期身分認同的一部份，可以幫助我們體驗到慾望和滿足，而不必真正經歷我們最大的恐懼。這裡所說的恐懼通常都是人際關係方面的，例如：有些人的願望是臣服於他人之下、徹底解放自己、把控制權完全交到另一個人手中，這個心願可以在性方面得到實現，而不是真的建立一段這樣的人際關係。

恣情縱欲

只要在滿足自己的過程中不會傷害到任何人（包含您自己），所有的性偏好都是正常的，它們在道德上並沒有缺陷，也不該被指指點點。

大部分的成年人心中都有兩個面向：一面是變態的想法，另一面則是普通的性行為。這並不是件壞事，但有些時候，要進行一場「成熟穩重」的性行為，以及伴侶對自己性偏好的反對，會使得當事人壓力過大，從而產生勃起功能障礙或性慾低落，剝奪了性所帶來的樂趣。事實上，不管其他人對您的性偏好有什麼觀感，只有當它影響您融入社會或損害身體健康時，才有必要尋求專業的幫助。在這種情況下，您可以找心身醫師、心理治療師或性醫學專家聊聊。目前，在德國的好幾個地方都有名為「別當加害人」的計畫，是為了戀童癖，也就是對小孩產生性慾的人所設立的，目的是希望幫助有這種性偏好的人，讓他們不致走上犯罪的道路。

在其他情況下，不管是變態的小遊戲也好，或是對新的情趣感到好奇，您唯一需要奉行的格言只有：恣情縱欲，玩得開心。只要這些行為不傷害您自己和其他人，您大可大方一些，對自己好一點。畢竟，我們都只有一次機會來活出自己真正的樣子。

不誇張地說，我每個禮拜都至少會聽到一種新的性偏好或性癖，所以我不認為這是需要尷尬的事，更不會因此對當事人產生什

麼負面的看法。相反的，這證實了我們人類是複雜的生物，不會安於制式化的本能，這難道不是件令人開心的事嗎？

● **脫離心身陷阱** ●

20：性——
從「不得不做」到「想探索更多」

在閱讀完這個章節後，我們可以發現：從社會的角度來看，成年人的性行為多半只集中在陰莖和陰道，而這其實相當具有侷限性。相反的，小孩會用自己的全身來感受慾望，比成年人來得直接，也沒有任何強烈的目的性。這麼說來，或許兒童才是真正懂得享受的人。還有一件令人驚訝的事：成年人很常陷入一種「業績壓力」，好像自己一定要達到陰蒂或陰道高潮、一定要射精、一定要好好滿足自己的伴侶才行。對許多人來說，沒有性慾、沒辦法勃起或陰道不夠濕潤，都成為了一種壓力，讓人感覺自己像是被放在滾輪上的倉鼠，只能不斷往前跑。這種情況其實經

常發生，很多人應該都經歷過。

不過也是有補救措施的，那就是禁止插入式性行為。如果性對您來說已經成為一個績效導向的作業，那麼這個方法可能會很適合您，它會帶您進入一個新領域，充滿溫柔、可能性與好奇。花時間探索彼此的身體，但不進行插入式的性行為，對伴侶之間的關係非常有幫助。我的一位病人曾說，她的伴侶往往會充滿情慾地愛撫著她，但卻無法順利勃起，這就讓她有所不滿。不過，透過禁止插入式性行為，這位女士開始用完全不一樣的角度來看待這個情形：她可以更專注在探索彼此的身體上，並享受兩人之間溫柔親密的愛撫。到頭來，伴侶之間根本不需要在意自己的性行為什麼時候才會「變得完全正常」，因為性沒有什麼正不正確，也沒有所謂的正不正常。

第三部分

DIY——
促進自己的心身健康

　　健康和生病常常被認為是種絕對的概念，而且在很大程度上和社會有關：我們健康的時候，就出門工作；生病的時候，就待在家裡。生病的人可能會需要動手術，健康的人則不需要。這種「完全健康」與「絕對生病」之間的二元對立，其實可以帶給我們某種程度上的安全感。

　　不過在我看來，這樣的分類方式有點不符合我們當前所處的時代。如果我們很幸運地屬於健康的那一側，一切都會很 OK，而我們也總會希望自己能永遠健康下去。然而，當疾病找上門來，甚至讓我們再也無法恢復到「完全健康」的狀態，那怎麼辦呢？我們被貼上「生病」的標籤，就好像被綁住了雙手，必須完全仰賴醫療體系……真的是這樣嗎？事實上，疾病和健康並不是相反的概念。

　　讓我們把健康想像成一個秤，不是會顯示數字的那種電子秤，而是美麗的古代秤，有兩個金屬秤盤，看起來相當莊嚴地維持著平衡。其中一邊的秤盤放的是有益健康、保護您身體的因素，另一邊則是讓人生病的因素。所以，我們既非「生病」也非「健康」，而是不斷在這兩者之間擺盪。

　　在知道了這點後，接下來的問題就是：我們要怎樣才能靠近健康？也就是說，在「健康」那邊的秤盤上，要放上哪些東西才會有足夠的重量？如果我們心中有這個天秤的概念，而不是把健康想像成一個開關，不是 ON 就是 OFF 的話，其實在促進健康方面就能

有更多發揮的空間。

　　美國社會學家安東諾夫斯基（Aaron Antonovsky）曾經研究過「健康」是怎麼促成的（拉丁文：Salutogenese，意即「健康生成」），他發現人類需要對自己的生活有連繫的感覺，而且要能夠理解這種連繫，也就是所謂的「連貫感」。這種連貫感的基礎是可理解性、對於困難的可勝任感，並且認為自身的行動是有意義的（註 101）。

心身健康的四根支柱

　　因此，在本書的第三部分，我想提供您一些前進的動力，讓您能積極促進自己的心身健康。我會從自己在心身診所看診的經驗出發，並聚焦在一些有用的資訊上，這些資訊對我的患者們來說通常都很有幫助，您也可以衡量自身的情況，看看哪些方法比較適合您。

　　那麼，就讓我們共同出發尋找對我們心靈和身體有益的東西。首先，有四根對心身健康而言很重要的支柱：

1 成為自己的朋友

2 學會自我安撫

3 維護和他人的良好關係

4 找到屬於自己的領域，也就是能讓自己滿意的目標，並試著實踐

關於第四點，我會比較建議您一開始先設立一個雖然小、卻真正能夠實踐的目標，然後再循序漸進，慢慢把這個方法用在生活的其他方面。有時候，其中的關鍵在於您對自己和對世界的態度，而不是要改變某些具體的行為。

滿懷愛意的接納

在本書的第三和第四部份，我要再次向您強調一個事實：在心理或心身疾病中，總有一個面向正是符合我們需要的；也就是說，從某個角度來看，這些症狀和病況正好是我們可以加以利用的，而很多教您如何「自我幫助」的書籍都忽略了這點。大部分的心身症狀都不是無緣無故開始的，而是為了因應某些棘手問題而產生的緊急解套方案。心身的不適是身體與心靈之間的一種交流方式，我們可以謹慎地接受它，聽聽我們的心身究竟想傳達什麼。不過，接受徹底的身體檢查仍是第一要務，這是為了排除純粹的生理原因。

對心身疾病的當事人來說，一些症狀其實正好能暫時幫助他穩定下來，甚至起到一點支持的作用。我們可以將其視為一種退縮和另一種形式的保護，為的是不讓傷害進一步擴大。很多人由於不知道這點，所以會想和這些症狀鬥爭，而我會建議您：首先，先把對

自己和對症狀的態度放得緩和一點，您就能感覺到它們之間的運作方式了。

　　為了讓身體和心靈達到更好的狀態，有很多事是我們現在就能馬上開始做的，為了因應「緊急狀況」，我在下面列了一些應急選項供您做參考，並且會在之後的章節針對每個選項做詳細的說明。另外，我還準備了一個「個人工具箱」的清單，當您陷入心理或心身危機時（例如提不起勁或太過緊繃），它們可以幫助到您，我同樣會在之後解釋這些工具的作用。

心身急救箱

　　心身疾病需要醫學上的幫助，不過在遇到壓力、過勞或焦慮等緊急情況時，您可以先採取一些行動來幫助自己。以下所列出的幾點，都是可以 DIY 的自救方法，讓我們一起來看看。

急救措施
◎ 慢慢呼吸（**請參考本書第 299 頁**）
◎ 練習和環境接觸（**請參考本書第 283 頁**）

◎ 前往讓您感到更安全、更舒適的地方（**請參考本書第 302 頁**）

◎ 找出自己對親密和距離的需求（**請參考本書第 330 頁**）

◎ 開始進行安撫儀式（**請參考本書第 294 頁**）

◎ 烹飪（**請參考本書第 342 頁**）

◎ 試著「換副眼鏡」（**請參考本書第 290 頁**）

◎ 幫自己按摩（**請參考本書第 306 頁**）

◎ 整理問題（**請參考本書第 307 頁**）

◎ 練習尊重（**請參考本書第 276 頁**）

◎ 打給緊急聯絡人：朋友、醫生、治療師、安心專線（**請參考本書第 202 頁**）

工具箱

◎ 便條紙（用來快速記下想法）

◎ 筆

◎ 練習冊（記錄您的能力、感謝之情和任務）

◎ 緊急求助號碼（如果您有需要的話要打給誰）

◎ 手錶（讓一切有規劃）

◎ 毛毯（可以躲進去）

◎ 最喜歡的枕頭（可以抱）

◎ 運動鞋（穿了就可以逃跑）

◎ 按摩球（可以做個減輕壓力的自我按摩）

◎ 廣播或音樂 CD（用來轉移注意力）

◎ 這本書（用來查資料，還可以放在肚子上練習腹式呼吸）

如何成為自己最好的朋友？

很遺憾，在今日的社會，心身疾病還是經常得到「其實根本沒病吧」的評價。正是因為這種觀點，讓不少病人的自我貶抑傾向更強，覺得自己根本就不是什麼重要的人。

不理解

您是否有遇過下列的情況？您因為背痛、頭暈或胃痛而去看醫生，而醫生卻說：「沒怎麼樣啊，大概是心身方面的緣故吧！」

我作為一位心身醫師，在這種情況下，我首先會繼續詢問當事人，請他們回想一下自己的童年。而我們經常可以發現，在兒童時期，當事人的意願和感受經常被父母視為微不足道的小事，當他們表達想法，常得到這樣的回答：「怎樣，你又想要幹嘛？」

我們先前在提到強迫行為時曾經說過：童年時期曾經歷過的情

況或場景可能會一再重複出現。所以，如果小時候的經驗讓您認為
自身的感覺沒有那麼重要，並學會「聽話」地服從身邊的人的意見，
那麼這些經歷可能會深深地留在我們的心中。我們的大腦喜歡重溫
已知的事物，就算這些事物並不全是正面的也一樣。

　　這就有可能會形成一種惡性循環：因為某些心身症狀，讓當事
人有被拒絕的經驗；而這些經驗又使「正視自己的感受」這件事變
得更難，讓當事人更加不敢把心中的想法說出口。如果您自己也有
心身症狀，那您應該也碰過一些「不信這套」的人，他們無法理解
心身疾病的原理。

照顧自己

　　不管怎麼樣，我們希望自己不要成為那個「不理解」的人，所
以當事人可以嘗試這樣做：

用親切、關愛的態度和自己相處，成為自己最好的朋友。

　　我很確信，只要您真正意識到自己有多消極、多貶抑自己，一
定就能對自己更好一點。也許您會因為周遭的人不把自己當一回事
而感到憤怒，但此時把重點放在自己內心的聲音，會更有幫助。

　　很多人常常會陷在一個無限循環：他們覺得沒辦法給自己一些

正面的肯定，是因為小時候就是沒有成功肯定自己過，但身為成年人，我們其實是有能力重視自己、讚美自己的。所以，別再說「我不夠好」、「我應該把事情做得更好」或者「其他人一定都做得比我好」了。

請成為自己最好的朋友吧，您是最適合擔任這個角色的人，您的伴侶、醫生和家人都沒辦法做得跟您一樣好。只有當您對自己有足夠的重視與關懷，其他人才能用同樣的態度對待您。不過話說回來，我們要如何開啟這段與自己的友誼呢？

基本假設

首先，請您先觀察一下：對於自己，您有哪些思考模式與基本的假設？說到我們對自己的看法，往往是非常快速而不假思索的，但現在請您仔細檢視自己的想法：您一定有很喜歡甚至是深愛的人，不過您對自己有像對他們一樣好嗎？我想應該是沒有吧。我猜您可能經常讓自己處於壓力下，總是習慣貶低自己，對自己的需求只是一笑置之，沒有真正去捍衛那些對您來說重要的事情。

讓我們把話說清楚：有時候，我們內心的聲音會說著「你辦不到啦」、「你又不值得」、「你以為你是誰？」這些態度並不適用於今天的您，甚至不是您此刻的想法，而是來自過去；那時，您的狀態可能還沒有現在那麼好、沒那麼健康、也沒有找到對的方式和

自己相處，但是時至今日，您已經有所不同了。除了過去的自己，這些貶低您的想法也可能是來自小時候周遭的人，而您只是吸收了這些想法。小孩的身上就好像有個轉接頭，外界的看法會經過這個轉接頭，變成他自己對自己的看法。舉例來說，如果隔壁的麗絲貝阿姨一直認為她兒子馬丁是個小懶蟲，那馬丁別無選擇，他只會以為自己真的是個小懶蟲。

您拿起這本書來看的事實，說明您想改變這些想法，也絕對有能力這麼做。請閱讀下面這個關於「大象木樁」的段落，如果有興趣的話，也可以去找整篇故事來讀（註 102），它是由完形心理學家布卡依醫師（Jorge Bucay）所寫的。

● 脫離心身陷阱 ●

21：找回自己的力量

有個短篇故事名為《被拴住的大象》（註 103），出自《赫黑醫師的五十個故事處方》。故事的主人公是個男孩，他很喜歡馬戲團，特別喜歡團裡的大象。他問道：大象明明

是那麼強壯有力的動物，馬戲團的人卻只把牠栓在木樁上，這根木樁也不過插進土裡幾公分而已，為什麼大象不會直接逃跑呢？大人和他解釋，那是因為大象有受過訓練，不會隨便逃跑。可如果是這樣的話，那又為什麼還要把牠拴起來呢？最後，這位男孩終於找到一位知道答案的人：原來大象早在還是小寶寶的時候，就被拴在這種木樁上了。當時，牠不管再怎麼憤怒地拉扯也無法撼動木樁，因此得到了「自己很弱，沒辦法掙脫木樁」的經驗。時至今日，即使牠已經長成如此強壯有力的動物，大象還是沒有辦法逃跑，因為牠在這段時間以來再也沒有測試過自己的力量。

在大象的記憶中被刻下了這樣的訊息：「因為很久以前曾經失敗過一次，所以現在也辦不到」。事實上，我們的記憶中可能也烙印著同樣的訊息。這個小故事也許能啟發我們找回自己的力量，讓我們全心全意地再次嘗試某些事情，看看自己是不是其實已經有能力做到了。

預言能力

許多病人常跟我說：「但我就是做不到」或者「可是就沒辦法啊」。如果你的腦海中也浮現了類似的句子，請再想一次剛剛的那隻大象，牠是多麼強壯，木頭又是那麼地小！雖然大象擁有巨大的力量，牠自己卻一點也不知道。

有時我會和病人一起進行特別的轉念訓練，來改變固有的舊思維。大腦有著很強的聯想能力，也就是說，如果我們一直重複想著某些特定的念頭，大腦就會信以為真；如果沒有進行新的嘗試，那我們對於自身的恐懼，也很有可能會成為預言而實現。告訴自己「我還在努力」，會比「我就是辦不到」的想法更健康，因為這表示我們看到了事情樂觀的一面。藉由這種思考方式，我們又可以在天秤的「健康」那端多個加幾公克了。

友善

不管您的症狀純粹是心理上的、或者心身皆有，甚至是身體疾病的延伸，都請您給它取個友善的名字。我知道這聽起來很奇怪，但是許多病人都急著擺脫它們的症狀，這讓他們自己和我都面臨著一種壓力。不過，如果我們能理解許多症狀正是因為內心繃得太緊或壓力太而才會產生，就有機會能扭轉局面。

所以，在面對自己的症狀時，請您想像慈愛的父母會怎麼照顧

生病的小孩：給予安慰、對痛的地方吹吹、把孩子抱在懷裡、全心全意地照看他，並相信自己的孩子一定會好起來。而如果對象是心身症狀，我們可以做到的是：認真看待、忍耐某些症狀、嘗試去接受與理解，並做些能提升整體幸福感的事，例如活動身體、烹飪或充電放鬆。

我已經夠好了！

我知道，因為有時間壓力，您常常必須快點讓自己恢復到能工作的狀態，所以經常沒辦法好好照顧自己。這種「每件事都要做好」的壓力時常會造成兩種情況：一種是根本就沒辦法開始，另一種則是硬撐著要把所有事都做到完美，最後把自己消磨殆盡。但是，您可不會這樣對自己的好朋友，對吧？所以您也不應該把這種壓力一直加諸於自己身上。

為了擺脫這個陷阱，讓我們一起來看看英國兒童醫師暨心理分析師威尼科特（Donald Winnicott）很有說服力的論點：他早在1953 年提出了一個理論（註 104），那就是如果我們能跟媽媽一同成長，讓雙方都變得「還可以」，那就再好不過了。您可能會想：什麼？還可以？哪有人會追求「還可以」？大部分人都想變得完美，如果不是能幫助我們更完美的事物，很多人甚至都不會想要嘗試。「還好就好」的這種想法簡直破天荒，您有聽過誰只追求「還

可以」，不想要「很棒」或是「完美」的嗎？

根據威尼科特醫師的說法，媽媽一方面要關照孩子的需求，不讓他們覺得被拋棄；但另一方面，也不必過度地保護，不讓孩子有任何一點不愉快的經驗。孩子犯錯是沒關係的，犯錯不僅能讓他們成長，還能讓他們知道失敗是沒關係的。

所以我建議：請給自己一個目標，把自己照顧得「還可以」，並成為自己一個「還可以」的朋友，這樣就夠好了。

相信自己的身體

什麼能讓身體和健康保持在最佳狀態？關於這個問題，年輕人經常有著穩定的自我認知，對他們而言，身體順利運作可以說是一件再正常不過的事了，因為他們往往沒有得過嚴重的疾病，也不需要特別照顧自己的身體，這可以說是個完美的狀態。

不過我在心身門診中遇到的病人可就很不一樣了，他們往往腹瀉、虛弱、身體疼痛或焦躁不安，這些症狀經常讓他們感到很害怕。而害怕會讓我們自然而然提高警戒與注意力，這在生物學上是一件很正常的事。

出於對身體的擔心，當事人會去看醫生，但如果醫生說：「甲狀腺沒有問題，也沒有感染」，也就是找不到具體病因的話，就會讓當事人更仔細地持續觀察自己的身體，造成進一步的恐懼；恐懼

又會讓身體的不適加劇，您可以看到，一個惡性循環就這樣產生了。

　　所以，如果在經過了徹底的醫學檢查後沒有發現身體上的疾病，那麼當事人就有個很重要的功課要做：練習給予身體更多的信任。這不是一件容易做到的事，我們前面也曾經提到過，很多心身症狀都有種潛在的保護功能：它們會偷偷把一些緊迫的問題藏起來，而且是藏在我們意識不到的地方。面對這些從生理層面無法解釋的症狀，借助「親密與勇氣策略」（請見下方）可以讓我們更能與之共存。

● 脫離心身陷阱 ●

22：面對心身症狀的「親密與勇氣策略」

如果您會顫抖、焦慮不安或有不明原因的疼痛，但醫生卻找不出原因，可能會導致被孤立的感覺隨之而來，因為其他人往往不能理解當事人的苦惱；這也會令人感到害怕，因為我們不知道症狀背後的原因。這些感受往往又會觸發另外的問題，因為人際關係中的困難與障礙經常可以追溯回孤立感或寂寞，而不同形式的恐懼與焦慮也可能是其他

心身疾病的導火線。

有時候，我們會想直接控制這些症狀，但大多都是以失敗收場。這是因為心靈和身體在運作時有某種程度的自主性，通常沒辦法單純靠意識層面加以改變。但是，透過「親密與勇氣策略」，我們有機會在心理與人際關係層面和一些基本的情感訴求面對面，也就是剛剛提到的孤立與害怕。這些情緒會透過心身症狀讓我們注意到它們的存在，也就是說，身體發生的症狀常常只是心靈表達訊息的一種方式。

下一次當您發現心身症狀又開始干擾您的時候，可以練習有意識地和這些症狀保持一定的距離，並問問自己：

—— 在生活中，我們什麼時候曾經體會到和自己相處、和他人互動或宗教力量帶來的一種**親密感**？當時，您的感覺如何？

—— 在哪些情況下，我們曾經展露過自己的**勇氣**？在那個當下，我們的自我認知和身體感受產生了哪些改變？

您可以花兩分鐘的時間來做這兩個練習，這能讓您稍微擺脫孤立和害怕的狀態，但與此同時，請將注意力移往身體

以外的層面，這樣一來，暫時打破這個負面情緒的循環才有意義。不過，身體狀況的背後到底潛藏著哪些心理因素呢？這可能就要等到心理治療的過程中才會揭曉，因為答案往往存在潛意識中，而且也不乏它們自行化解的例子。

生命之流

在生病的當下或痊癒後，要再次信任自己看似搖搖欲墜的身體，絕對不是一件容易的事。這時，想想自己對身體和生活的態度是什麼，或許能幫助我們重拾信心。在現代的社會，人們普遍認為：所有傷痛應該都能被治癒，所有裂痕應該都能被修復，而且在痊癒後，狀態應該要比以前來得更好。

基本上，這是一個有建設性的觀念，但在這個想法的背後，我們往往忽略了一個事實：從出生那刻起，我們就開始無可避免地朝著死亡邁進，總有一天會迎來生命的終結。如果把人生當成一齣戲劇，我們當然不會說這是個「玫瑰色的美好發展」，但也並不是什麼意想不到的結局，只不過我們的心靈總是會拒絕承認這樣的發展。值得慶幸的是，我們也不會無時無刻都在想自己到底什麼時候會死，這都是多虧了可靠的心靈，它會自動幫我們「防禦」一些不愉快的想法，而且是神不知鬼不覺地進行，一點都不會打擾我們。

如果沒有這項功能的話，我們大概每天都會渾渾噩噩、茫然度日吧。

在生命的過程中，不管是透過生理疾病、心理疾病或外在的影響，身體一定會留下使用過的痕跡：疤痕、皺紋、眼皮下垂……我想和您分享的技巧是：不用太努力去**對抗**這些痕跡，讓自己順著生命的河流前進；就算您想建立一座大水壩，盡可能地力挽狂瀾，生命之流終有一天還是會把它沖毀的。而那一瞬間爆衝的大水，可能會導致地面一時之間無法吸收。

神奇藥丸

在療程開始一段時間後，我通常會問我的病人：如果有一種神奇藥丸，吃了之後就可以成為無病無痛、超級健康的人，那他們吃藥康復後會想做些什麼？

答案往往是一些生命中最美妙的事物：看電影、和朋友一起出去玩、好好讀完一本書、開車去湖邊散心或者跳舞。很多病人都說，如果真的能服用這種藥丸，他們一定會確保自己在康復後能度過一段有意義的時光。

通常，我會堅定地要求我的病人：即使生病，也要試著去做自己想做的事，至少挑個一件來做。當然，根據心理或生理的診斷結果，病人的活動常常會受到限制，但是除了這些基本的條件限制外，病人往往會在主觀上更侷限自己。也許您自己也有過類似的經

驗：當您生病時，不會去問醫生什麼可以做、什麼不能做，而是乖乖待在家裡休息，甚至是待在床上躺著。尤其是面對生理的疾病，我們會更堅信自己應該這樣做。

然而，對心身疾病來說，退縮不前反而會成為問題。因為「靜養」不但會使身體的力量下降，也會使自信心降低。人體會遵循「不浪費能量」這個目標，而在靜養的情況下，肌力、心肺功能和耐力都會被調節到比較低的水準。在這之後，要想適應強度更高的活動，就會變得有些困難了。而在心理方面，退縮同樣也是個陷阱，這個想法會使您的生活不斷被延期到「未來的某一天」：「等我好一點，就能去做想做的事了。」然而事實卻是：透過進行自己喜歡的活動，我們的心靈才會變得更健康。

大部分患有焦慮相關疾病的人，都還是可以做運動。就算是曾經得過心肌梗塞之類的疾病，還是可以依照專業醫師的建議做運動或參加各種活動，因為活動筋骨對我們而言非常重要。我非常建議您和您的醫生談談，詢問自己適合什麼樣的運動，以及運度的強度應該多高。這並不是想鼓勵您挑戰自己的極限，而是想鼓勵您進行嘗試，並找出運動對您有哪些好處。最後，只有在兼顧休養與活動的情況下，您的狀況才能有效獲得改善。請不要太擔心，如果這些活動對身體來說負擔太重，它會告訴你的，而我們要練習的就是仔細傾聽內在的聲音。

● 脫離心身陷阱 ●

23：蒐集「和解時刻」

所謂的「和解時刻」只有在我們走出家門後才會降臨，它不會敲響您家的門然後說：「你衣服有穿好嗎？我要進來囉。」我所說的「和解時刻」是指當我們氣力放盡、精疲力竭、心情低落或者過度勞累的時候，發生在我們身上的一些小插曲。

這些短短的時刻會突然讓您覺得：這個世界其實可以很美、可以很令人驚喜；我們潛意識裡可能一直渴望著關懷，而世界有時候會給予這樣的關懷，然後我們才會意識到，也許是自己太悲觀了。

讓我和您分享我最近一次的和解時刻吧。之前有一次，我既睡眠不足，又還有很多事還沒做完，不僅如此，家裡的冰箱還空空如也。拖著沉重的步伐和糟糕的心情，我來到離家最近的超市，還把購物袋忘在家裡，更慘的是，那天

超市裡擠得要命。結完帳後，我在收銀台旁邊把買好的東西用紙袋裝起來，因為東西太多了，所以裝了滿滿兩個紙袋。當時我只想趕快離開商店，所以晃動袋子的力道有點大，沒想到兩個紙袋的底部竟然都破了。就像在喜劇電影裡會出現的場景，我買好的東西散落一地：吐司、起司、番茄、優格⋯⋯掉得到處都是。我連髒話都還來不及罵，周圍的顧客就立刻湧了上來，帶著友善的微笑，每個人都幫我撿起了兩、三樣東西，還有一位先生去收銀台重新拿了兩個紙袋，於是大家就把撿起來的東西重新放入新的紙袋中。這些動作在我眼裡簡直就像精心安排過的場景一樣，完美又流暢。我只能不斷向眾人道謝，帶著兩個裝得滿滿的新紙袋回家了。在回程的路上，周圍的一切看起來突然變得更友善了，而我也和世界達成了和解。

我想告訴您的是：我們可以把更多的注意力放在正面的事物上，而不是生活中許許多多的小煩惱。我們只需要再仔細看看周圍，珍惜美好的片刻，並做好準備，讓這些「和解時刻」把我們從冷冰冰的現實裡解放出來。您可以拿筆寫下來，也可以直接記在心裡，但無論如何，我都很推薦您多蒐集這種「和解時刻」。

換副眼鏡，換個標準

我們一直都是透過特定的「眼鏡」在看待這個世界，甚至自己都沒有察覺到這點。也許在很久以前的過去，這副「眼鏡」是剛好適合我們的，於是我們就這樣不假思索地繼續戴著它；我們相信這副「眼鏡」可以讓我們看到想看的一切。

無限循環

為了讓我想表達的意思更清楚一點，讓我來和您說一位病人的故事，她叫梅蘭妮，是一位三十歲左右的年輕女性。

梅蘭妮幾乎是拖著身體來到我的診間的。幾週以來，她的心情一直很低落，還被背痛困擾著；如今，她做出了一個決定：必須要和男朋友分手，但又不知道該怎麼繼續生活下去。她當時的病情很嚴重，又深深地陷入絕望，原因是：儘管她正在和憂鬱症對抗，但她的男朋友卻決定要繼續自己的休閒活動，也就是在每週三的晚上和朋友一起練樂團。這就意味著梅蘭妮每週三的七點過後得自己一個人待在家裡，因為這件事情，她覺得自己完全被拋棄了，同時也埋怨著男友竟然沒有拒絕樂團的練習。雖然男友曾經試著向梅蘭妮解釋練團對自己來說很重要，但梅蘭妮當時太生氣了，根本就不想聽他繼續說下去，就直接離開了房間。梅蘭妮認為，自己的憤怒是個再明確不過的訊號，表示她再也無法跟男友在一起了，因為他是

如此冷酷又自私。

在這個案例中，我們看到了什麼？梅蘭妮用她自己的眼鏡來看事情，這就導致她只能看到自己「被拒絕」的情緒，而她本人其實也知道這點。只要她還戴著這副眼鏡，被拒絕的情緒就會一而再、再而三地出現在生活中，無限循環，不停重複。

但是，在男友練團這件事情上，其實也能看到優點：如果梅蘭妮能發現她的男友其實是個可靠又體貼的人，只是需要在星期三的晚上幫自己充充電，才能在其他時候陪伴在梅蘭妮的身旁，那就是一副完全不同的「眼鏡」了，而且這副眼鏡其實更適合梅蘭妮。

測量

其實，梅蘭妮也可以戴戴看另一副眼鏡：當男友每週三去練團時，她其實也得到了一個自由而寧靜的夜晚。她可以做一些自己想做、男友卻沒興趣的事，藉此來平衡低落的情緒。即使這不是梅蘭妮的本意，但她也可以接受這件事情，然後用這段時間和朋友打電話閒聊或試著放鬆心情。

而梅蘭妮沒有這麼做的原因，是因為她用了錯誤的工具來衡量情況，就好像拿著一把尺量東西，可以清楚地讀出數值，梅蘭妮認為自己的男友就是不把她當一回事，而且對此深信不疑。不過理論上，她也可以用另外的方式來衡量情況，讓這件事產生不同的意

義。比方說,也許梅蘭妮會得出結論:她的男友是有能力把自己的生活和她區分開來的,這個能力非常重要,而梅蘭妮剛好可以從自己的男友身上學到這個技能。那麼,男友所擁有的優點,也就此變成梅蘭妮的優點了。

但是,梅蘭妮當然沒有從這個角度來看事情,她在無意識間限制了自己的觀點,因為她的感情太強烈了,所以根本無暇顧及太多。當她遇到可能會被拒絕的情況時,她習慣戴上「放大」的眼鏡來檢視;而對於每個人都應該為自己負責的認知,她則習慣用「縮小」的眼鏡來看待。就樣一來,梅蘭妮看待他人的方式自然就產生了一種扭曲。

在經過短暫的治療後,梅蘭妮發現:「拒絕」之所以會讓她如此在意,是因為她那有藥癮的父親長期以來都沒有對她盡到照顧的責任,有時甚至還會拒絕身為女兒的她。在治療過程中,梅蘭妮意識到自己的心理模式,並開始能慢慢打開心房了。她也越來越能看見男友對她的關心與愛,也就是事情的另一面。她不會再按照以前的方式,把日常生活中所有可能的訊息都解讀為拒絕了。

試戴不同的眼鏡

梅蘭妮的故事告訴我們:改變視角非常重要,除此之外,也要適時重新檢視一下自己的衡量標準。我們不會每一次都能馬上知道

哪種模式適合眼下的情況，但我們可以多加嘗試，有意識地換上不同的眼鏡。

　　我就很喜歡透過不同的眼鏡來看同一個狀況，可能是朋友的眼鏡或同事的眼鏡，有時還可以試戴看看名人的眼鏡，例如某些政治人物，畢竟他們過著和我們完全不一樣的生活，我甚至還會透過我父母的眼鏡試著看世界。

　　重點是，這種「試戴不同的眼鏡」要在放鬆、不受打擾的情況下進行，並想像別人可能會有哪些視角。這並不代表別人才是對的，也不是說他們判斷事情的方式比我們正確，只是要讓我們知道：透過不同的眼鏡，看到的事情能有多不同；而我們所使用的衡量標準，也不一定適合當前的問題。您的反應會因此變得更加靈活，也能看到與自己的想法完全不同的假設。

　　我們在與他人溝通或接觸的時候，最重要的是要能夠站在對方的立場；如此一來，不僅可以理解對方說的話，還能看見話語背後隱藏的情緒。心理學家弗羅姆（Erich Fromm）就曾表示（註105）：具有侵略性的攻擊者其實充滿著恐懼，受責罵的人其實想和他人親近，而咄咄逼人又總是挑起爭端的人，其實是在盡全力維護自己的尊嚴與價值。所以，很多人際關係問題的解決之道即是同理心，讓我們練習暫時跳脫自我，前往對方的內心深處，而不是永遠站在他人的對立面。

自我安撫

也許不是每個人小時候都有學到怎麼在充滿壓力或精疲力竭的時候安撫自己，所以，我在這個章節會提供各種可能性供您參考。畢竟活到老學到老，要學新的東西永遠不嫌晚！

儀式

如果您身邊有孩子，或者回想自己的童年，「儀式」這個字一定會讓您想到一些東西或畫面：有聲故事書、加了蜂蜜的熱牛奶、用來退燒的溫毛巾、睡前的童話故事……這些都是典型的儀式。這些儀式把人體的感受和特定的時段連結起來，讓我們的心靈和身體能很清楚地知道：現在是睡覺或者感冒需要休養的時候。

孩子的成長過程中一定伴隨著儀式，他們會在日常生活中不斷加強這些行為。透過父母所制定的儀式，孩子們能夠漸漸掌握安撫自己的能力，他們會接受並適應原本陌生的行為，將其引入自己的內心世界。這個過程在心身醫學中被稱為「內攝」（Introjektion，字源為拉丁文 intro＝向內；iacere＝投射）。

這種透過儀式習得的自我安撫能力直到長大成人後依然管用。

許多人長期置身於壓力反應之中，在充滿負擔的情況下，人體的某些機能一直接受高度的刺激，由於缺乏休息與放鬆，身體也就一直無法「關機」。

與此同時，在這個不斷加速的世界中，我們漸漸放棄了越來越多的儀式：早上，我們不再一起坐在餐桌前，而是草草買個麵包解決早餐；晚上，我們在床上用手機檢查郵件和 Facebook，這其實不是真正的儀式行為，因為我們無法預期會看到什麼，也無法對這些訊息造成直接的影響，螢幕的藍光更是會干擾我們之後的睡眠。壓力和自我安撫是對立的兩面。我們都需要自我安撫，但日常生活中一些潛移默化的壞習慣，卻會讓我們在不知不覺中「支持」壓力繼續產生。

如果您能找到一、兩個童年的儀式，讓自己再度得到活力，那不是很棒嗎？至於具體是什麼儀式，就要請您回溯兒時的記憶，看看哪些行為對您來說是確定有效的，畢竟我們的大腦喜歡和一些已經得到驗證的事物產生連結。只是，如果您想達到的是鎮定、休息或助眠的效果，那這些儀式就不能有刺激性。例如：上網、看電視、玩遊戲，或是為明天的種種挑戰做準備，這些行為都具有一定的刺激性，並不能使人放鬆。

在此，我想提供一些放鬆的儀式，並鼓勵您嘗試看看：聽有聲

書、閱讀、仔細研究一篇文章、自己泡茶來喝、做一節腿部按摩球運動、出門散步。

其中，閱讀的好處是能讓您沉浸在另一個世界，遠離壓力的來源。在同理心的運作下，當我們讀到故事的主人公在孤島上發現了一處美麗的仙境，心靈會彷彿身歷其境，就好像我們自己也正面對著一片美景那樣。透過神經系統的回饋，我們在生理上也能接收到一定程度的刺激，感受就跟我們真的在荒島上差不多。除此之外，如果我們觀察醫療體系的發展，會發現許多醫院越來越注重院內的圖書館。這正是為了讓患者的意識藉由閱讀任意徜徉，暫時擺脫枯燥乏味的住院生活。好的故事會讓人不由自主進入一個前所未有的世界，也許您也知道那是什麼樣的感覺！

● 脫離心身陷阱 ●

24：建立固定的儀式

如果您想建立一個自我安撫的儀式來對抗壓力，有件重要的事值得您留意：儀式必須要定期舉行，就算您當下沒有興趣或覺得自己無法專心也一樣。我有很多病人都曾經嘗

試建立「平靜儀式」，例如在睡前讀一點書，但很多人幾個月後就停止了，因為他們認為自己沒辦法集中注意力在儀式上，不過如果您處在慢性壓力之下，那這也是很正常的一件事。

箇中的訣竅在於：不管您目前的狀態如何，試著把注意力集中二十分鐘。慢慢嘗試多讀一點，然後每天晚上重複進行。七天之後，我們可以花點時間（不要選平常進行儀式的時間）回頭檢視這個狀況，問問自己：這個儀式適合我嗎？您很有可能會發現自己已經產生了新的習慣，要進行這些儀式變得越來越容易，其正面的效果也會隨著時間不斷發展。

保持聯絡

如果我們一直處於時間壓力之下，就會忙得暈頭轉向，對身體的關注度自然也就不高（除非身體出現狀況）。也許您也很能體會「忙到腳不沾地」或「一點風吹草動就崩潰」是什麼感覺。

如果您並沒有心理或心身疾病，可以試著進行我下面即將提到的實驗，目的是把更多注意力放在身體上；不過，如果您正在接受

心理或心身方面的治療，在嘗試前請知會您的醫生或心理治療師。

透過引導我們的注意力轉向身體，可以更清楚地意識到自己腳下的地板，我們可以花點時間（約兩分鐘）有意識地感知這個事實，意識到自己正用雙腳穩穩地站在世界上，加強自身的安全感。要進行下列步驟之前，請您確定自己是單獨待在一個不受干擾的環境。

請您靜靜地站著，雙腳微微分開，根據您個人的喜好，眼睛要閉著或保持張開都可以。把注意力從腦中的各種想法轉移到身體上，到雙腿、再到雙腳。您可以注意到，自己的雙腿可靠地支撐著全身的體重，讓您穩穩站在地上，即使稍微前後晃動，也完全沒有問題。您可以感受一下，在晃動的時候肌肉是如何微妙地維持平衡的，就好像一棵風中的樹。您可以想像一棵參天大樹，有著美麗的樹皮，非常穩定地紮根在土地上，看了就令人心神安定。請您想像自己的雙腳也像這棵樹一樣穩穩地生根。

如果您因為健康因素而無法站立，或者覺得不安全的話，也可以坐著進行這個練習。舒適地坐在椅子上，雙腿稍微分開，如果想要的話可以閉上眼睛。請感受一下，您的臀部是如何放在椅子上的，雙腳又是怎麼接觸地面的。感受一下自身的體重，並花上一到兩分鐘的時間，將注意力集中在自己身體的邊界。

現在，請打開眼睛，慢慢回到現實之中。稍微伸個懶腰或做點伸展操可能會對您有幫助。

當您的注意力回到這個空間後，請感受一下自己的存在：您的注意力有集中一點嗎？有覺得平靜或安全一些嗎？這個練習算是一個小小的入門嘗試，如果它和接下來的呼吸練習有幫助到您的話，其實還有很多種方式可以讓您更深入地感受自己的身體，像是自律訓練（Autogenic Training）、漸進式肌肉放鬆練習、瑜珈或功能性放鬆（Funktionelle Entspannung）都是您可以嘗試的。

呼吸

呼吸對我們來說是理所當然的事，我們每天大概要做一萬次的呼吸，完全是自動進行的。畢竟，如果沒有不斷吸入氧氣，我們就活不下去。

我們的感情世界和呼吸肌群之間有著緊密的連繫，它們之間能夠非常迅速地交流，讓我們的呼吸狀況隨著興奮程度和活動狀態改變，端看我們當下是放鬆還是緊繃。腹式呼吸是種更健康、更妥善運用能量的呼吸方式。透過橫膈膜（像是彈簧床一樣的肌肉，把胸腔和腹腔分開）的運動，空氣通過鼻子、氣管被吸進腹部和肺部。

然而，當交感神經活躍的時候，會使我們更頻繁地使用胸式呼吸，也就是肋骨會上下移動。當我們緊繃、疲憊不堪或感覺到危險時，身體就會使用這種呼吸方式。

我們可以注意到：腹式呼吸是一種放鬆的呼吸方式，而胸式呼

吸則是一種積極的呼吸方式，也屬於一種壓力反應。有壓力或有心身症狀的人經常不是慢慢地深呼吸，而是短促地吸氣吐氣。

現在，請您稍微觀察一下自己的呼吸狀況：您是慢慢深呼吸，還是短促地呼吸？請您記住，緩慢深沉的腹式呼吸是比較健康的。

呼吸不只能讓我們看出內心狀態（緊張或放鬆），還能對其加以影響，讓自身的內在狀態產生改變。也就是說，如果我們進行平靜、深沉的腹式呼吸，可以消除焦慮、不安與壓力，對於睡眠問題也有正面的影響。這對我們來說可是個好消息呢。

還有另外一個想讓您知道的訊息：吸氣通常代表了緊繃，而吐氣則代表放鬆，這和肌肉在吸氣和吐氣時的狀態是相符的。透過延長吐氣的時間，我們可以讓身體更加放鬆。我們也可以把緊繃和放鬆想像成一個秤，當然，就像前面提到過的，不是顯示數字的電子秤，而是有著兩邊秤盤的優雅天秤。我們可以在其中一邊加上更多的重量，來調整兩邊秤盤的位置。心靈和身體若是能一起良好運作，就像這個秤達到了某種形式的平衡一樣，而這也是我們一直試圖追求的目標：讓人體的各種機能達到平衡狀態，也就是前面曾經提過的體內平衡（Homöostase）。

我們有時會透過下意識地嘆息或呻吟來增加天秤上「放鬆」那端的重量，因為呻吟其實就是種長長的吐氣，它會刺激迷走神經，讓人體能達到片刻的放鬆。所以，請您找個合適的時機——也許不

要在剛交往的對象或喜歡的同事面前，最好是您一個人獨處的時候：透過鼻子吸氣，然後再讓長長的嘆息從嘴巴吐出，記得要發出聲音。在這麼做的同時，請順便想像當前的阻礙和負擔也隨著吐氣一起被排出了體外。

● 脫離心身陷阱 ●

25：放鬆地呼吸

如果您沒有特別的疾病，或者有先知會您的醫師，可以試試看下列的呼吸練習：

—— **舒適（書式）的腹式呼吸**：請放鬆地躺在地上，稍微讓雙腿屈起，膝蓋大概呈四十五度角。接下來，闔上這本書，把它放在您的肚子上。然後試著平靜緩慢地把氣吸進肚子，吸到能看見書本明顯地跟著移動。（我在寫這段時不小心把舒適打成書式了，但其實也蠻適合的。）

—— **暫停呼吸練習**：請坐在椅子上，先放鬆地把氣盡量

吸到腹部，然後吐氣。在吐完氣後，請慢慢地默數到三，然後才能再次吸氣。這樣一來，呼吸跟呼吸間就會出現一個較長的暫停，這有助於鎮定心情。您也可以在這個練習的過程中把手放在肚子上，這樣您就更能感覺到肚子的起伏，也能更接近腹式呼吸的狀態。這個練習一次大概進行三分鐘，可以在一天當中的不同時段重複進行。

—— **減速呼吸（註 106）：** 這是心身醫學專家勒夫教授（Thomas Loew）所研究的主題，藉由呼吸來減輕壓力。他希望將呼吸練習簡化，如此一來，才能夠融入到日常生活中。而勒夫教授也取得了一定的成果，根據他目前的研究，我們可以遵循「4711」這個口訣：吸氣四秒、吐氣七秒，這樣的呼吸方式持續十一分鐘。不過根據勒夫教授的研究結果（註 107），即使只做兩分鐘也能看到正面的效果。

舒適圈

下一個自我安撫的方法是：創造一個「舒適圈」，也就是能給您安全感和歸屬感的地方。在這個屬於您的小天地，您可以放下一切，把世界的喧囂都拋諸腦後。您或許會覺得這個方法有點普通，

但我會在接下來的文章中告訴您為什麼這值得一提。我必須承認，舒適圈的概念聽起來真的有點太簡單了，讓我不禁有點擔心您會想跳過這一章。

遊戲驅力

　　所有的哺乳動物，包括人類，都有種天生的遊戲驅力。也許乍看之下，您會覺得它好像可有可無，但這可不是無用的本能，而是為了對生命有所準備而進行的編碼程序。兒童會在遊戲中學習面對各式各樣的情況，並加以練習，這個過程也加強了他們的精密運動技巧，有時還能發展為儀式行為，或嘗試在遊戲中處理人際關係中需要面對的角色。典型的例子有：如果孩子受到爸爸的責罵，就會把同樣的憤怒轉移到娃娃上；而在「直升機父母」的保護與寵愛下成長的孩子，也會試著用同樣的方式來嬌慣自己的絨毛玩偶。大約從兩歲開始，孩子們就慢慢開始發展出玩「想像遊戲」的能力，他們會為生活中的東西賦予新的意義：放襪子的抽屜可能會變成超級秘密寶藏庫，或是把河馬玩偶當成要剪頭髮的顧客，自己則是它的髮型師。兒童的許多需求都可以透過遊戲來滿足。

建造洞穴

　　最近，我突然發現自家孩子們經常玩的一種遊戲背後的意義。

自從我開始寫這本書以來，他們倆經常拿一堆被子枕頭蓋住我的書桌和椅子，試圖把那邊改建成一個洞穴。

　　有一天，我人感覺不太舒服，我的女兒也發現了，於是她邀請我去她在床底下搭建的洞穴裡看看。當我們兩個人都置身於「洞穴」中時，我的女兒說：「我們現在很安全，這裡是叢林的中央，但是沒有動物會傷害我們。」而在聽到這句話後，我突然恍然大悟：一個安全的處所是人類的基本需求，兒童會聽從自己的本能，透過遊戲來使自己的安全感得到滿足。

心靈避風港

　　所以，我想提出一個理論：建造洞穴是孩子的基本需求之一，就像其他情感方面的需求一樣，他們會追求有安全感的依附關係、自由、自主權、情感表達、與他人的界線……等等。而這些核心需求不會因為孩子長大成人就消失，就算您認為自己沒有時間，或覺得自己已經學會壓抑這些需求，它們其實依然存在。

　　我很好奇您的「舒適圈」，也就是屬於您的安全地方是哪裡。在我的想像中，那邊應該有您最喜歡的抱枕或被子，或是一條能帶給您溫暖的可愛毛毯。也許您會在那邊聽有聲書或喜歡的音樂，所以應該也要有一盞柔和的小燈和您喜歡的書。請想一想：哪些地方可以成為您的舒適圈？如果您已經有個小天地了，要怎麼讓它變得

更舒適？

化解緊繃

您可以透過生理層面或心理層面來消解一些內在的緊繃情緒，兩種層面的做法都是自我安撫的重要元素。

人際關係中的各種衝突或憤怒的情緒，都會讓我們的內在相當緊繃。而這時，如果硬是透過典型的放鬆訓練（例如自律訓練）讓自己冷靜下來，對我們反而不是那麼好。更好的方式是發洩掉這股緊繃的張力，直到它被消耗殆盡，最後達到化解壓力的目的。接下來，我會介紹一些漸進式肌肉放鬆訓練中的練習，我們可以輕鬆地跟著做做看：

● 脫離心身陷阱 ●

26：握緊拳頭，用緊繃對抗緊繃

「天秤原理」也不是在每種情況下都管用：如果內心的緊張和壓力太多，我們也沒辦法光靠放鬆來平衡。因為放鬆和緊繃有著互相排斥的特性，就算人類本就是矛盾的生

物，也沒辦法同時處於這兩種狀態。就像騎腳踏車時，也要先停止踩踏板再按煞車，才能成功停下來。所以，如果今天是在一個非常緊繃的狀態下，急著想讓自己盡量放鬆可能只是個陷阱。更好的做法是把這股緊繃的能量用掉。

請您坐在椅子上，靠著椅背，雙腳確實放在地板上。眼睛要睜開或閉上都沒關係，將您的雙手輕鬆地放在大腿上。然後，將其中一隻手緊握成拳，大概持續五秒，在此期間，把注意力都集中在這隻握緊的拳頭上。請您深呼吸，將緊繃的情緒都釋放，然後慢慢打開拳頭，休息二十到三十秒，換一隻手重複這個練習。

練習使用刺刺球

內在的緊繃也會導致身體的緊繃，通常可以從我們的肌肉狀態看出來；肩頸、背部和手臂和腿都是容易緊繃的部位。

我的很多病人手邊都有刺刺球，可以用它幫自己按摩。不管是拿球在特定部位滾動，或是放在牆壁和背之間站著按摩都可以。我覺得把刺刺球放在椅背和背部、肩頸或尾椎之間，不時改變一下姿勢也不錯，畢竟一直坐在椅子上不動也不太健康。刺刺球也為活動

身體帶了了一點趣味性，這種便宜的玩具可以紓解肌肉與筋膜之間的緊張、促進血液循環、增加正面舒適的感受，並讓人體的平衡趨於放鬆。

用秩序取代混亂

最後，還有一種緩解緊繃的方法。當我們在時間壓力下要處理許多任務與煩心事時，內心的緊繃往往隨之產生。您一定也知道這種情況：腦中塞滿了越來越多的待辦事項，似乎沒辦法好好安排完成的順序和方式。

在這種情況下，拿起便條紙和筆對您來說會很有幫助（別用手機上的 APP ！）把所有您所想到的任務都寫在紙上，注意：是所有出現在您腦海中的事項！下一步是把真正重要且對您有意義的事項圈起來，如果是既重要又緊急的任務，請您額外多畫一個 X。現在，請您找出最重要的三個任務，它們應該不只被圈起來了，還畫上了 X。把這三件事寫在紙的背面，並開始計畫完成的方式。只有這樣，我們才能找出最重要的任務並繼續前進。這其實是「健康生成」概念的一部份：為了促進健康，人類需要秩序來擺脫（頭腦中的）混亂。透過這個簡單的練習，您可以讓心身平衡更趨近秩序的那端；眼前的任務看起來似乎又在您的掌握中了，您也可以更有效地利用資源。

「我與你」──
與他人的良好關係

　　宗教哲學家布伯（Martin Buber）在自己 1923 年的著作《我與你》（Ich und Du）（註 108）曾經提到：人類的自我是在與他人的關係和界限中發展的。所以，代表人與人之間關係的「我與你」以及代表人與事物關係的「我與它」對布伯而言有著特殊的意義。

　　我們在和同事、朋友講話的時候，也常用到「你」這個字，通常是指稱當前的另一個人，但是布伯認為：「有了『你』，我們才成為了『我』。」也就是說，當我們指出「你」的時候，某種程度上也是在指自己，同時形塑出「我」的樣貌。

　　這樣的觀點可以拓展我們日常看待自己與他人的視野，因為當我們用這種觀念說出「你」的時候，同時也能發掘出一部份的自我；除了我們有意識到的部分，這樣的人際關係其實還隱藏著更多意義。

　　布伯早在上個世紀就用他劃時代的觀點向我們展示了人際關係

的重要性。而時至今日，透過神經科學和依附關係研究，科學家們也越來越了解：我們和身邊的人有著什麼樣的關係，對心靈與身體會產生重大的影響。在本書的第一部分，我們已經介紹過依附關係及其對健康與幸福感的重要性。

鎖與鑰匙

您有沒有覺得，自己在不同人面前的表現會有所不同？也許您有時是個自信的人，能堅定說出自己的意見，果斷下決定；有時又比較依賴他人，更傾向於聽別人的指示做事。

您可能會覺得這是「錯的」，或是覺得自己的變化太大，沒有對所有人「一視同仁」。但我要告訴您，這種轉變是相當正常且健康的。我們的心中都有一些兒童時期的需求，也被稱為「退行需求」，例如需要安全感、歸屬感與關注。這些渴望讓我們時不時會希望能幫我們做些事情，但如果冷靜下來思考，會發現這些事情都是我們應該要自己負責的。此外，我們心中當然也有成年人的一面，被稱為「進步需求」，這表示我們追求的是能力、力量、優越感與成就。

如果因為某些童年經歷，導致我們無法充分表現或感知其中一方面，就很可能會造成問題。當事人會一直僵硬地停在「退行」或「進化」的模式，而自己並沒有意識到背後的原因：他另一方面的

需求被心理給壓抑住了。

心理治療師暨醫師威力（Jürg Willi）根據伴侶關係（即兩人之間的親密關係）發展出一個名為「伴侶共生」（Paarkollusion）的模式（註 109）。

共生（拉丁文：colludere）的意思是相互作用，這是一種互為伴侶的兩人之間無意識的隱藏共識，每每都是在相同的角色分工和設定下作用。請您想像一對伴侶：如果其中一方總是對自己的愛人抱有崇拜之情，認為他非常偉大，那麼他就是退行的角色，也就是兒童的那一面；被崇拜的那方覺得自己很厲害、備受尊敬，他是創造者，是成年人進化的那一面。到目前為止，一切都運行得很順利，兩人重複這種模式越多次，這種自我肯定的循環就越穩固。

然而，在一段長期關係中，被壓抑的部分（也就是由另一方來表現的那部分）會漸漸開始增長，讓這對共生伴侶產生動搖：崇拜者偶爾也會想表現出偉大的那一面，而被崇拜者則感覺自己的成就被削減了，他認為自己在這段關係中必須永遠當一個「強者」。如果兩人沒有注意到這種無意識的改變並加以理解，雙方的不滿都會增長，導致越來越多的爭執。

威力醫師表示：一段關係中的兩個人常常透過一種「共同障礙」而產生連結，他們正好在一根繩子的兩端，所以就像鎖和鑰匙一樣吻合。

我們剛剛提到的是「自戀共生」模式，而接下來為您介紹另外三種典型的共生模式：

附錄：
伴侶共生模式：關係當中無意識的力量

自戀共生：一個崇拜、一個被崇拜。這種關係中可能沒有被意識到的部分是：崇拜者在這段關係中需要放棄多少自我，以及兩人還能不能保持自己原本的樣貌。我給這種伴侶的任務是：崇拜者需要擁有更多的自我價值感，而被崇拜者需要意識到自己並不是完美的。

口腔共生：和母親般的照顧有關（口腔指的是佛洛伊德所說的口腔期，也就是哺乳時期）。這種關係的核心問題是：扮演孩子的那方會在沒有任何付出的情況下，和另一半索求多少？另一方又願意扮演無私的母親到哪個程度？我給這種伴侶的任務是：被照顧的那方要學會獨立，給予照顧的那方要學習要求。

肛門共生：和控制、權力與臣服有關。這是一種依賴與統治的關係，依賴的人有多少自主的空間？而統治者又能

「占領」對方多少地盤？我給這種伴侶的任務是：統治者要學習讓步，而被統治者應該要更堅持己見，學會維護自己的利益。

性器共生：這種關係的重點在於傳統的性別差異。其中一方在欽慕另一半明顯的陰柔或陽剛特質的同時，並沒有強調自身的性別角色。當大男人碰到內向害羞的另一半，或者窈窕淑女配上草食男，一開始總是會顯得十分契合。不過隨著時間過去，進步的那方會開始對伴侶感到失望，而退行的那方也會想要稍微展露自身的光輝。我給這種伴侶的任務是：傳統性別氣質強烈的那方可以試著變得更柔和一些，溫和害羞的那方則可以試著展露出更多的男性或女性特質。

為了改變不健康或僵化的伴侶關係，您可以想想看：這段關係中是不是一再遇到同樣的問題？這些問題是不是都依循著同一個模式？下面這幾點也許可以在一段關係中起到幫助的作用（特別是穩定的伴侶關係）：

認識自己無意識加諸給伴侶，並從伴侶身上得到滿足的需求（試著讚賞對方，而非沉醉於自身的成就）

盡可能看見伴侶最原本的模樣，盡量不要讓自身的期望影響到對方當您感覺到一段關係中的差異，正是代表您和伴侶在同一艘船上，請您了解到這點。一段長期關係的對立，代表兩個人用不同的立場為了同一件事情而努力，這並不致命，反倒是隱藏著許多發展空間。

如果和伴侶之間的共生關係讓您感到不適，覺得生活被侷限，甚至產生了心身症狀，心理治療也許可以幫助到您。此外，如果伴侶之間的問題已經讓您們難以共同生活下去，根據情況的不同，也有可能會需要伴侶諮商。最好的方式是和您的心理治療師討論，尋找最適當的方法。

最後，如果您的問題不是疾病或人際關係危機，而是自身發展的話，和您的伴侶對談往往能起到很大的幫助。

對談：把關係化為言語

兩個人在相遇的當下，即是現實意義上的「認識彼此」；然而與此同時，在我們看不到的地方卻有著不同的光景：在一段關係中，雙方往往都會把過往的經歷投射在對方身上。根據契合程度的不同，這可能會在交往初期加深兩人的感情，也可能會使之崩壞。

如果您回顧過去的長期關係（可能是戀愛或其他關係），一定能在您和對方身上發現某種特定的模式，導致您們之間不斷發生衝

突。其背後所隱藏的往往都是沒有被說出口的需求和願望。在上一個單元中我們提到：共生模式可以解釋伴侶間的很多現象，包括選擇伴侶的理由和關係中的種種不滿。

在共生模式之下，個人的需求有一部份被壓抑，並在另一半身上得到滿足。這種現象會同時發生在兩個人身上，只是內容正好相反。如果想讓一段關係維持健康，請記得要看見伴侶真實的樣貌，而不是透過您自己的「眼鏡」認為他在這段關係中就應該要是某種模樣。不過，在日常生活中具體來說可以怎麼做？

為了促進更了解彼此的過程（特別是伴侶之間），心身專家穆勒（Michael Lukas Möller）發明了一個一套自助的辦法，也就是「對談」。他的著作《真相始於兩人：伴侶的對談》（註110）堪稱伴侶關係的經典名著，在書中，穆勒引導著讀者去看待可能發生的問題：許多伴侶變得如此陌生，不知從什麼時候開始，他們不再認真看待彼此，甚至在日常生活中也迴避著對方。兩個人的連繫就這樣日漸褪色，不過，我們不必袖手旁觀，因為造成這種狀況的原因往往是缺乏交流或溝通出現了落差。

對談是您在家中也能輕鬆進行的交流方式，有助於克服溝通上的落差。為了讓這樣的對談順利進行，有些規則需要遵守，我們會在稍後的附錄中提到。我也把其中的一些規則運用在伴侶或親屬的諮商中，事實證明，這些規則真的很有效。

　　對談的目的並不是要針對衝突進行協商，或者尋找解決問題的方法，而是幫助您了解另一個人的世界。我們會在對談中分享自身的感受、衝突和願望，並用心體會對方所說的內容。這種觀點的轉換說來容易，但在充滿時間壓力的日常生活中，往往很難做到。

　　為了幫助您和伴侶進行第一次的對談，我稍微將規則簡化了，希望能盡可能降低實施的門檻。如果您想更深入了解這套溝通方式，我很推薦您閱讀《真相始於兩人》這本書。

附錄：如何進行對談（註 111）

在開始之前，請先在冷靜的狀況下和伴侶達成共識：我們真的要進行對談嗎？可能會有那些優點和缺點？當您們做出共同的決定（不管是要或不要），就已經是關係中很重要的一步了。如果您們的答案是肯定的：

❶ 請兩位每週花一個小時的時間來進行對談。

❷ 每週一次，不能找藉口，這非常重要。

❸ 請把這一小時分成四個十五分鐘：每個人各有兩次十五分鐘的時間可以說說自己遇到的困難，在六十分鐘結束後，就不要繼續討論了。輪到您發言的時候，可以用這

個主題開頭：「我目前最在意的事是什麼？」

❹ 説説您的感受和想法，話題從「我」出發：我怎麼看待自己？怎麼看待你？怎麼看待這段關係？只説自己的想法就好。（在日常生活中，我們常常很快就把重點轉移到另一個人身上。）

❺ 在敍述的時候，請您注意過去的感受或態度是否重新浮現，或正被您表現出來。（這就是為什麼我們要把焦點放在自己身上，而不是馬上就轉向他人。）

❻ 對談的時候，不要向對方提問。説話的人只要講自己的願望和想法就好，不要去試著回答對方的問題。在聆聽的時候，也不要想著要給建議，專心聽就好。

這樣的對談應該先持續三個月，然後伴侶之間再互相討論一下成果如何？是否要繼續進行下去？

促進一段良好關係要考慮許多不同的面向，上述的對談基本框架正是以這些面向為基礎而設定的。穆勒並不是把它當作必須遵守的規則，而是對話發展的目標，也就是下列幾點：

1　我們不必執著於達到「相同的波長」，而是學著接受彼此身上可能存在著陌生的那一面。

2 在關係日益親密的情況下，我們可以試著把彼此視為一段關係中的兩面，而非兩個獨立的個體。

3 我們可以漸漸把對談當作一項讓關係變得豐富的活動，而不是只執著於談話中煩躁、擾人的部分。

4 我們可以盡量用個人的觀點來向對方解釋自己的想法，而不是使用「普遍」的詞彙或拿一些陳腔濫調來說明自己的感覺。

5 學會為自己的情緒負責。我們可以試著辨識：自己的情緒背後隱藏著哪些意圖？不要再認為自己的情緒都是由對方引起，甚至是從對方那裡傳來的。如果您能向對方表示「我會對自己的情緒負責」那就再好不過了。

關係工具

原則上，只要是親近的兩人都可以進行對談，包括朋友、父母和兄弟姊妹。不過在真正坐下來談話之前，很多人都會嘗試在不被對方注意到的情況下改變自己的行為和態度，試圖為一段關係帶來正面的影響。

下面，我整理了十項「關係工具」要介紹給您。在我超過十二年的醫師生涯中，這些工具時常幫助我改善和病患之間的關係，甚至是我和我自身的關係。我自己比較喜歡這些簡單、可以快速實行的概念，而不是太過深奧又複雜的想法。這些工具不限於伴侶，而

是在任何形式的關係中都可以使用。

有時沉默更好

雖然才剛介紹過對談，但我現在馬上就要說說它的反面，也就是沉默。順便一提，接下來我會要談的內容完全只針對心身醫學，在我們這個專業領域有很多資訊並非普遍適用，而是要依情況而定。我們會用獨立的眼光來看待每一位當事人的目的與性格，面對類似的問題，解決方式也可能會有所不同。

談話在伴侶關係中扮演了非常重要的角色，這點我並不否認，但是在某些關係中，如果我們要探究更深的層面，這條原則並不會起到太大的幫助。您可以想像一座冰山，就像電影《鐵達尼號》的場景：它的尖端是露出海面的，我們把看得見的這部分想像成一個人說出口的內容，也就是想傳達給其他人的資訊部分。這大約佔了冰山的20%，可以說是名副其實的「冰山一角」。根據這樣的假設，剩下的80%都藏在海平面以下，包括我們的前意識和潛意識的行為動機，像是焦慮、內在衝突、慾望、創傷、遺傳因素和本能。神經生物學的研究已經證實了這個「情緒冰山模型」（註112）。這看不見的80%只在「暗地裡」運作，但卻在我們沒有注意到的情況下影響著整個溝通的進行。

您會想「呼朋引伴」去探索冰山的未知部分嗎？例如您的老

闆、鄰居或公婆？我想應該不會吧。這其實也是很重要的一點：只要有一到兩位您想與之深交、進一步發展密切關係的人就足夠了，您可以試著詢問他們是否願意和您練習對談。至於我們生活中面對的大部分人，只要能看見他們在海面上的冰山就足夠了。在合理範圍內做出調適，小心繞開、避免碰撞，對於其他深不可測的神祕部分，就讓它靜靜隱藏在海裡吧。

怎麼讓別人尊重自己

有許多患者向我訴苦，覺得周圍的人不夠尊重自己，碧吉特就是其中一位。她年約四十，有憂鬱症狀，訴說著身旁的人經常忽視自己的意願，特別是她七歲的女兒蕾娜。碧吉特說，蕾娜根本就不把自己立下的規定當一回事。比如她明明告訴過女兒，自己受不了她在客廳玩那隻汪汪亂叫、吵死人的電動狗玩具，蕾娜卻依然故我，好像根本沒聽進去。這讓碧吉特認為蕾娜一點都不尊重她，她想要堅持自己的原則，透過懲罰來贏得應有的尊重。當她向我講述自己前幾次失敗的經驗時，碧吉特的眼淚奪眶而出，陷入了深深的絕望。

我問碧吉特：妳覺得蕾娜為什麼這麼喜歡這個玩具呢？她在哪裡玩最不會干擾到妳？碧吉特想也沒想地回答：「我怎麼會知道電子狗哪裡好玩？還是醫師你也覺得這是很棒的玩具？」

　　我們可以看出，這一切都和尊重有關。蕾娜非常喜歡這隻吵得要命的玩具狗，但碧吉特卻並不尊重這個事實，她無法理解女兒為什麼對這種科技的產物如此著迷。蕾娜的興趣沒有受到尊重，所以她也不尊重媽媽的規定，還是繼續在家中到處玩玩具，於是就形成了一個不尊重的螺旋，在這個家中不斷重複上演。

　　在接下來的幾次談話中，我們發現碧吉特的父母在她小時候也沒有給予應有的尊重；在此之前，她完全沒有意識到自己也常對別人表現出不尊重的態度。只有當別人不尊重她時，她才意識到這個問題。

> *要從別人那裡得到尊重，只有一個辦法，那就是先對他人的存在及其需求給予尊重。*

　　這個簡單的原則可以讓彼此互相尊重，使這段人際關係更健康。我們有時會想嘗試透過嚴格的限制或自身的權利來限制他人，以換取一定的尊重，就像碧吉特曾經嘗試過的那樣。但以我的經驗看來，這些都不能幫助我們建立長期、健康的關係。

　　後來，這對母女終於達成共識：蕾娜以後只能在自己的房間玩玩具狗。蕾娜願意遵守這條規定，相對的，碧吉特也尊重蕾娜的喜好。她已經知道這隻狗就是女兒目前最喜歡的玩具了，蕾娜連吃晚

餐時都會提到自己跟狗狗是如何玩耍的，不過她已經不會故意在媽媽的眼前玩給她看了。

期待別放太高

二十五歲的賽巴斯蒂安是我的病人，他很想找到一名符合自己要求的伴侶，而且能詳細說出自己的條件。他當時正在接受強迫症的治療，因為還在就讀大學的關係，他有非常多機會結識不同的女性朋友。

雖然他很想交女朋友，但是對於曾經約過會的女性，賽巴斯蒂安往往會覺得失望。他希望能遇見一名親切、有魅力的女子，之前從未談過長期的戀愛，這位女性應該要對賽巴斯蒂安投以適度的關注，以表現出對他的好感；要有和自己頻率相同的幽默感，最重要的是，她應該展現對賽巴斯蒂安的興趣，並積極安排下一次的約會。對於約會的內容，她應該要有一些創新的想法，而不是安排一些老套的行程。

簡而言之：賽巴斯蒂安一次又次地失望了，他無法如願發展心目中的理想關係，約會持續的時間也通常不超過兩個月。

您應該也看得出來，問題在於他對伴侶的期待。我們都會有所期待，但也都必須考慮到現實，並加以調整。期待通常和童年時期人際關係中的願望有關，例如：孩子會對父母有所期待。但當我們

長大成人後，繼續懷抱著這些期待似乎不太現實，就算失望也是理所當然的事。如果固執地堅持自己的期待，就表示我們的心態不夠靈活，看不到現有資源的價值。這對我們自身和旁人來說都不是一件很正面的事，他們可能會因為覺得達不到我們的期待，就此離我們而去。

所以我們的課題是：認真面對自己的期待，但不要太過堅持，而是用批判的角度來檢驗它是否有機會實現。畢竟，其他人並不是為了滿足我們的期待而生的。

看到這裡，您可能會想找出自己的心中懷抱著那些期待，我也很支持您這麼做。如果您很清楚自己期望的是什麼，就有機會能不受這些想法的限制，用開放的心胸來面對自己實際上擁有的資源。事實上，「期待」這個字也指向了未來，表示我們再等待一些尚未發生的事。斯多葛學派哲學家塞內卡（Seneca）就把期待視為幸福人生的最大阻礙之一，他曾說：「生命中最大的障礙就是期待，它摧毀了今日，又讓人心繫明日。」（註 113）

和平協議

如果一個人在職場上和生活中總是必須面對大量的爭端和意見分歧，不是得選邊站、就是得跳出來捍衛自己的立場，那他極有可能長期都處在壓力下，人體的免疫反應也會因此時常保持活躍。這

就表示腎上腺素和皮質醇的分泌都會增加，在這種情況下，偶爾讓身體休息放鬆是很重要的。為了達到這個目的，在激烈的爭吵過後，我們需要締結和平協議。

我發現人們不太常使用這個工具，就拿我的病人史蒂芬來說吧，他和男友大吵了一架，起因是他發現對方趁他不注意的時候讀了自己的私人信件。因為這件事，他氣得不跟對方說話，無視了自己男友的存在。一個禮拜過去了，我問史蒂芬：他接下來打算怎麼辦？他有點驚訝，因為他並沒有想之後的事情。在他看來，應該是自己的男友要擔心這些，而不是由他來規劃如何和好。

我們討論了一下由他主動和好的選項是否可行，這不是因為他原諒了男友的行為，也不是因為他終於決定要示弱，只是出於一個很單純的理由：和平的日子比吵架的日子要好得多。

我知道，在很多情況下我們沒辦法說停戰就停戰，但是根據我的經驗，大部分的人很少想到「和平」這個選項。不過為了能讓生活更好，這不失為是一種「外交手段」，因此希望您往後也能將它列入考慮的範圍內。

坐而言不如起而行

我朋友尤莉亞樂於助人，又非常善良，但這項特質卻為她的職涯帶來一個問題：所有討厭的工作全部都被堆到她的桌子上。尤莉

亞已經分別和老闆、同事都談過好幾次了，她說得很清楚：自己沒辦法繼續這樣工作下去，以她目前的狀況來看，已經是過勞了。每次她這樣說完後，情況都會有所改善，但最多不出三天，又變得和以前一模一樣了。

我告訴尤莉亞，這是個很常見的問題：表達意見當然很重要，只有當我們說出自己的想法，別人才能理解發生在我們身上的事。但很多辦公場所的運作都相對緩慢，而身處在這樣的系統中，行動要比說話更重要。如果要講到所有同事都能理解尤莉亞的處境，需要花上太多的時間，在那之前，尤莉亞很可能就會進入職業倦怠了。所以她必須找到能更快達成目標的辦法：如果她反應過工作太多，同事和老闆還是執意要丟給她的話，尤莉亞就應該直接置之不理。

一旦尤莉亞這樣做，首先，同事們會感到生氣，因為他們覺得尤莉亞變了。這也是尤莉亞需要克服的一大挑戰，她在辦公室會變得沒那麼受歡迎、沒那麼多人感謝她。但幾天過後，所有人應該就能習慣了。「對工作置之不理」是個明確的訊號，讓其他同事能快速接收到，然後他們便會明白，自己也要承擔多一點的工作，否則所有人都不會有好結果。

所以，請您意識到這個重點：如果您想改變某個情況，對其他人而言，您的行動往往比說出來的話更重要。所以，坐而言不如起而行！

予以信任

在克服疾病的過程中，信任自己與他人是一項重要的能力。很多來到門診的病人都告訴我，他們覺得要信任一個人真的很難，但這些都是有理由的：很多人在小時候都有自己的信任被辜負或忽視的經驗。

因為他們現在是用不信任的眼光在看世界，所以往往會遇到一些事件，證明他們的不信任是對的。

看到這裡的您可能會認為我說的不對，但事實是：我們往往都能從字裡行間感受到他人的不信任，而當我們發現這點，為了自我保護，我們也會做同樣的事——不再信任眼前的人。如果一個人用冷漠、排斥的態度對待您，您通常也不會拿出友善開放的態度來回應，不然也有可能會引起對方的懷疑。

所以，我總是告訴自己：我要當那個先付出信任的人，才會有來有往，得到他人的信任。這個模式越常成功，我對他人的失望就越少。其實，信任在我們的生活中是非常基本的：想想您去剪頭髮、看牙齒或甚至做手術的時候，很多事情沒辦法光靠我們一個人完成，所以才需要仰賴其他人。人生在世，我們終究必須放掉一點控制權、多信任他人一點。我們應該認真練習如何予以信任。

放棄說服別人

我的病人法蘭克被診斷為強迫症，他目前已經退休了，不過生活中還是有必須面對的挑戰：他的住處有很多漂亮的老地毯，地毯的邊緣有流蘇，這在以前是很常見的設計。法蘭克會把地毯的流蘇梳得整整齊齊，用同樣的間距鋪在地板上裝飾，這對他而言可謂一場視覺上的饗宴。

但他的太太卻沒有這樣的嗜好，法蘭克控訴，她每天都「無情地」踩過鋪得整整齊齊的地毯，把它們弄得一團糟。法蘭克不止一次誠心誠意地和太太談過此事，而他太太每次都表示自己可以理解法蘭克的堅持，之後一定不會再把地毯弄亂了。但每每不出三天，地板上的流蘇又會變得一團糟，法蘭克因此深受折磨。

法蘭克一直想讓妻子了解維護地毯對他來說的重要性，但我給法蘭克的課題是：放棄這個想法。如果生活中遇到無法實現的事，跟它「說掰掰」會讓人輕鬆許多，也可以把精力放在其他的目標上。為此，必須要有意識地放棄自己的目標，並努力不讓自己停滯不前。法蘭克意識到：讓流蘇地毯天天保持整潔這件事，除非自己的妻子不在才有可能辦得到。當他想通這點後，放棄就變得容易了許多。

在過了一段時間後，法蘭克從凌亂的流蘇中領悟到一件事：這象徵著自己活潑的妻子跟他生活在一起，而他們深愛著彼此。在這樣的轉念過後，這整件事對他造成的困擾有變得比較輕微了，而他

也終於能放棄讓太太一起維護地毯整潔的念頭。

友誼是什麼

我沒辦法在這裡和您解釋要怎麼締結、維護一段友誼，那有點太自不量力了。不過，友誼其實不像很多人所想得那麼複雜，朋友之間不需要對彼此有所貢獻、不需要對每件事都有共識，更不用盲目地同意對方說的話。當人們展示出自己的弱點，談論讓自己羞恥、恐懼或有罪惡感的話題，友誼往往會在其中悄然綻放；做好可能會受傷的準備，但仍然能夠信任對方，我想，這就是友誼的其中一種樣貌吧。

研究自己的想法，而不是任其爆發

有時候，我們也想尊重他人的價值，但也許就是辦不到。很多人會因此變得消極、負面，甚至是疏遠對方。如果這樣的情況發生在親近的人之間（例如父母和孩子），就會給雙方造成很大的壓力：您分明是想尊重自己的小孩或伴侶的，但他的行為卻總是不符合您的期待，如此一來，您自然會感到憤怒與埋怨。

事實上，這很有可能是過往的經歷被觸發所致，它讓您的想法和感受一時之間充滿負面情緒，而在發完脾氣後，我們又總是會感到後悔。

不過，我們有機會打破這個自動化的過程：著名的教育學家阿爾多特（Naomi Aldort）發明了一個技巧（註114），她稱之為「想法研究」。這個技巧原本是為教育目的所設計的，但在我們自己的身上也能派上用場；透過「想法研究」，我們可以不讓過多的想法與情緒干擾當前的溝通。

附錄：怎麼研究自己的想法？

每當有人說了些什麼，讓我們的內心開始啵啵冒出憤怒的泡泡時，總是會有很多聲音開始在心裡對話；這時，請用幾秒鐘的時間抽離眼前的情況。

我們要了解一件事：這些內心的想法之所以會產生，是透過一個自動運作的心靈程序，就好像電腦程式一樣，會自行開始運轉。為了停止這個程序，請您在心中「開啟新分頁」開始輸入文字：把這些想法直接說出口是不對的、這只會讓情況更糟、我之後一定會後悔的、這些話不是真心的……請您在心中默念這些句子，如果此時您突然想起一些過往的回憶，就讓它湧現吧，我們正好可以藉此機會看

看是哪些事情對我們有所影響。重點是：我們當前所感受到的情緒，沒有必要成為我們行動或說話的理由，它就像一盤舊的錄音帶，和今天的我們並沒有太大的關係。

剛開始在進行這個練習時，您可能會需要花一點時間才能打開內心的視窗，要在充滿壓力的狀況下默念訊息也需要耗費精力。不過一旦習慣，這個過程會越來越快。

您可以透過自問以下幾點來改善自己的想法研究：

— 這些因憤怒或恐懼而出現在心中的話語適當嗎？它們真的是我自己的想法嗎？

— 如果我的心中不再有某些貶抑的想法，我會成為怎樣的人？

— 我對別人的想法，是否同時也是對自己的呼籲？當我們想著「他也該學會……了吧！」的時候，往往也是認為自己可以學到更多、做得更好。

如果有強烈爆發的情緒或行為，也可能是心理疾病的徵兆。例如，如果罹患某些情緒不穩定的人格障礙，當事人就會沒辦法壓抑

怒氣，即使他知道自己的行為可能會造成嚴重的後果。這種情況就很需要醫生和心理治療師介入幫助。

親密與距離

如果您有壓力方面的困擾，例如：睡眠障礙、肌肉緊繃僵硬或疲憊不堪，那我會建議您試著研究自己兩方面的需求：親密與距離。

人類的內心張力總是很特別，我們不僅需要親密感，同時也需要距離感，而且往往會在無意識間進行細微的調整。就好像是坐在一團熊熊燃燒的營火旁：為了取暖，我們會靠近火堆；一旦變得太熱，我們又會拉開距離。

我的很多病人覺得這是件很難的事，他們雖然渴望和他人建立親密感，但同時又必須保持一定的距離，不然他們會覺得不舒服。如果在人際關係中的距離對我們來說太近了，身體會用疲憊、疼痛或反胃等症狀來提醒我們，這些症狀往往會讓我們退縮，從而達到拉開距離的目的。雖然繞了些遠路，但也算是滿足了「拉開距離」的需求。除了這些生理症狀外，有時候心理也會產生憤怒或失望，促使我們和別人保持距離。相反的，對親密的需求也能透過心身機制來滿足。

透過以下的小練習，您可以測試一下：什麼樣的距離和親密對自己來說最好？

● 脫離心身陷阱 ●

27：測試親密與距離

要進行這個試驗，首先要從感知自己身體的邊界開始。請您舒適地坐在椅子上，把手一一放在不同的身體部位：肚子、胸部、腿、手臂、頭。這是在探索我們的天然邊界，也就是身體本身。請您繼續用手沿著身體邊界摸過不同的地方。這種感受身體邊界的練習在身體心理治療（Body psychotherapy）中屬於「身體掃描」（Body Scanning）的一部分（註 115），在治療進食障礙中也經常會使用，它能幫助我們把身體當成自己的世界，和外在的世界區分開來。

接下來是第二步：感受一下自己的身體周圍要有多少空間，才能讓您感到舒適。把雙臂伸展開來，感覺一下四周的空氣，如果您所在的空間還有其他人的話，可以請他協助您練習：試著靠近他一些，再遠離一些，看看分別會有怎樣的感受。最後，找出您覺得最舒服的距離，可以停留

半分鐘的時間來驗證一下。

在日常生活中，我們往往被很多東西所束縛，很少注意自己內心的感受。讓我們花點時間想想：您對不同人之間的親密感有何不同？誰會讓你覺得需要保持一點距離？

我最好的朋友之一是一位小學的校長，他在來到新學校的第一年後終於發現：原來辦公室門總是打開著會造成他的壓力，他的身體容易緊繃，而且總是處在警戒狀態，這樣工作一天下來，讓他覺得非常疲勞。現在，他會在固定的時間內關上門，從此感覺好多了。開放的邊界會讓他感到不舒適，而他關上門後，就可以不被打擾。儘管如此，他還是很受同事們的歡迎，從他的手勢和說話方式就能感覺到他的親切。如今，他懂得用成熟的方式來釋出善意，也發現了維護邊界的重要性。請您想想：有哪些地方能滿足您對親密和距離的需求呢？

活動與運動──
找到自己的領域

提到心身健康的四根支柱，我們已經談了（1）當自己的好朋友、（2）自我安撫的能力、（3）和他人的關係，現在我們要來談第四根支柱：活動與運動。

連結正面的經驗

如果您想改善心身健康，容我在此大力推薦您：從事一些帶給您快樂、喚起您好奇心的活動吧！也許您在過去幾年間一直忙於工作或家庭，盡心盡力在您的小宇宙裡扮演齒輪的角色；生活雖然因此順順利利，但您的個人存在卻沒有得到足夠的重視。您可能都不知道有哪些事情能讓自己快樂：在大自然裡散步嗎？在週末和朋友一起打網球？還是您想學釣魚？

在許多心身治療的書籍中，都能看到一些長長的「正面活動」清單，上面列出一些能讓身體和心靈一起動起來的活動，不過許多

人的實際體驗卻沒有那麼理想。他們雖然也會想嘗試一些聽起來有趣的項目，例如「遊戲之夜」或「去電影院看電影」，但往往沒有實際付諸行動，或者只做那麼一兩次。這些活動明明就很棒，我們其實也是有興趣的，為什麼會這樣呢？

　　腦科學專家羅特（Gerhard Roth）可以為我們解答：因為人類無法輕易改變。如果他們做好準備要改變，通常是因為想得到某種「犒賞」，也就是一種愉快的感覺，由腦中的快樂激素所觸發（註116）。我們在做一些以前曾經讓我們感到愉快的活動時，就會期待能得到這種「犒賞」；相反的，如果是第一次進行的活動，我們是不會期待犒賞的。也就是說，就算有人告訴我們：幽默正面的想法、散步、釣魚等活動都有助於減少壓力和憂慮，我們也不會如此簡單地被吸引。

　　很多人都願意為健康、幸福、好身材和滿足感付出努力，但這些努力應該盡可能和早期的正面經驗有所連結，如此一來才比較實際，我們也比較容易持之以恆。我聽過有人的爺爺非常幽默風趣，每當被嚴厲的父親訓斥後，爺爺總是會和他一起看喜劇影集，讓他的心情變得輕鬆起來，這就是一種正面經驗。也許您小時候曾經和媽媽一起爬過山，在夏日的山林裡散步，這對您來說可能就是個力量的泉源；又或者是以前和社團一起釣魚的愉快經驗，這些都可以在今天派上用場。

　　請您思考一下：小時候，您喜歡的事是什麼？有可能在今天再次嘗試嗎？我相信您心中一定有個「舊愛」、有某項愛好與失落的熱情。也許您已經很多年沒有從事這項活動了，但它依然有很大的潛力，我們很需要和這些正面的經驗有所連結。

　　對我來說，我的熱情在於廣播，也就是錄製廣播節目。在我還是小學生的時候，曾經用老舊的卡式錄音機和一台小電子琴錄製自己的廣播節目。我會念天氣預報、在住家附近做簡單的採訪，還對當時我家門前的工地進行了批評報導。我的父母不得不在長途開車的時候收聽我的廣播節目，順便一提，我把節目取名為「快樂時光」。現在回頭想想，也許是因為這個廣播節目讓我能閱讀、整理文章，同時還能加入一點自己的詮釋（雖然不明顯），才讓我如此熱愛這項活動吧。當然，錄製節目的技術性和演奏背景音樂也讓我覺得很有趣。

　　再次找回這項深藏在我心中的兒時興趣，是在六年前。我和我的朋友揚（Jan Dreher，他是一名精神科醫師）一起錄製了一系列關於心身醫學的 Podcast 並在網路上公開，而在此之前，其實我也嘗試過其他的形式。這對我來說真的非常紓壓，就算我已經長大成人了，錄廣播還是非常好玩。我很確定，這就是我的領域。

　　我想請您花點時間仔細想想：您以前喜歡做什麼事？哪些事會讓您特別開心？或者，雖然您不曾親自體驗，但也許您一直覺得某

些活動一定會很開心？不一定要是您以前曾經做過的活動，這主要還是動機的問題，我希望您能找到自己真的很想做的事。重點在於它帶給您的靈感和啟發，而不是您所投注的心血。比方說，也許您小時候一直很喜歡聽鄰居家時不時響起的鋼琴聲音，這樣的經歷也可能使您的內心與鋼琴產生了某種連結。

所以，您的領域是什麼呢？

運動與活動

活動是人類的基本需求，早在我們還沒出生之前，就已經在媽媽肚子裡不停地動，也會透過活動肌肉來表達我們的感覺和情緒，雖然一開始並沒有針對某個對象。

直到我們成年，動動身體還是能幫助我們平復情緒、消除（或至少減緩）緊張不安，也能讓身體和心靈達到比較舒適且彼此協調的狀態。有越來越多的研究結果證明了運動的好處，它能促進健康，特別是心身方面的健康。例如近年來很流行的北歐式健走，這種運動不但看起來很棒，還能透過身體的活動達到和身體心理療法類似的抗憂鬱效果（註 117）。有氧運動和溫和的重訓可以化解焦慮，並保護我們不受壓力的影響（註 118）。從心身醫學的角度來看，運動真的有非常多的好處，因為它能重新調整副交感神經與

交感神經之間的交互作用，而這個過程可以讓身體對壓力的反應下降。透過規律的運動，我們的人體會在放鬆和緊繃狀態之間不斷切換，和一直靜止不動的狀態相比，有運動的人更能調適壓力。

在現今的社會中，我們可以生活得很輕鬆舒適，有很多勞動並不是非做不可。但也因為這樣，我們漸漸失去了對身體的感覺和運動的喜悅。因為生理和心理層面彼此會密切地互相影響，所以我很推薦一些同時能刺激這兩方面的活動，如果是有團隊合作成分的運動就更好了。

遺憾的是，現代人常常要不斷回訊息、回 LINE、回 E-mail，這消耗了我們很大的精力，也經常讓心靈過勞和過度刺激。有時候我們就是沒興趣也沒力氣活動身體，只想趕快「躺平」。

說了這麼多，我並不是要無視您的個人需求，硬是推薦一套訓練計劃給您。但如果您目前還沒有做運動的習慣，那要不要參考一下下面的方案？

● 脫離心身陷阱 ●

28：開始做簡單的運動

運動可以延年益壽，比吃藥還有效。如果每天花十五分鐘活動身體，死亡率會降低 14%（註 119），對心身疾病的患者而言更是「標準答案」，因為運動會觸發心血管循環、神經系統、免疫系統和內分泌系統，而這些系統都在身體與心靈的交界處運作。運動還可以提高「快樂與犒賞激素」的分泌，也就是血清素、正腎上腺素和多巴胺，進而使心情變好、壓力降低（註 120）。研究顯示，每週慢跑三十分鐘的效果和抗憂鬱藥物差不多（註 121）。

根據我的經驗，在選擇運動時，先不要為自己規劃太多進度很重要，就算您有再大的熱情也一樣。光是在健身房報名接下來四十八個月的課程，並不足以達到正面的效果。我常常聽到病人說他們報名了健身房，以及將來運動生活的期望，遺憾的是，常常會不了了之，其實我自己也很能理解……

最簡單的運動入門方式大概是騎腳踏車上班或出門遛狗了，在做這兩項活動時，我們大約可以達到最大心率的70%，畢竟再怎麼說這也都算體力活。如果您想更進一步，我建議可以試試游泳、慢跑或北歐式健走。當然，您也可以把適合的活動彼此結合，例如：一邊遛狗一邊北歐式健走。重點是：不要勉強自己！我們有時會聽說一些運動愛好者給自己太大的挑戰，不過一般人在做運動計畫時也很容易陷入盲點：一項計畫所需的時間和金錢常常被低估，人們有時也沒有注意到潛在的風險，這往往是太過自信和缺乏相關知識所導致的。

如果您在工作中需要久站或久坐，不妨試著在休息時間加入一些小運動來放鬆身體。您可以在復健運動中心學到一些適合的運動技巧，如果您有身體障礙，醫生也可能會安排您參加一些相關課程。

當然，所有事情都有正反兩面，運動也不例外。雖然運動可以讓我們擺脫緊繃、內心衝突和長期的壓力，但也有人會太沉浸在運動的衝動，甚至是到了上癮的程度。除此之外，我們也常聽到一些

案例：運動員使用興奮劑讓自己的身體超出負荷、在運動中太勉強自己而導致關節受損、馬拉松選手跑到一半突然心臟病發倒地不起……等等。

這些過度運動背後的心理因素，可能是當事人試圖透過運動上的成就來平衡自己嚴重的自尊問題，一開始也許有用，但當運動的效果越來越弱甚至失效，就會演變為另一種疾病。進食障礙也可能與過度運動有關，通常是當事人為了減重而採取的行動。在上述的情況中，運動都有可能變成一種「癮」，最終會威脅到健康。

不管您是有身體疾病、心理疾病或心身疾病，都可以徵詢醫師的意見，看看哪種運動適合您，以及大概可以做到哪種程度。無論如何：照顧好自己是最重要的。

園藝、烹飪、食物

真正的「享受」能讓我們的身體與心靈合而為一，也許您能在這個單元找到一些令人滿意的活動？

園藝小屋

園藝是一項能促進健康的活動，這點是有經過證實的。我在這方面倒不是非常活躍，只會偶爾幫花園除個草，不過我太太對園藝就十分熱衷。目前在德國，擁有自己的小花園還蠻流行的。但我認為，每個人在生命中都會經歷到一個時期，我們會在那時體會到土

地、野性和征服的意義。

我們家在柏林近郊租用的小花園，對我而言是相當特別的地方。事實上，就我的了解，那一區的「園丁」們都非常珍惜自家的花園。他們之中的一些人告訴我，在某些特別的人生階段（例如：準備迎接新生命的誕生、家中有人生病……等等），這個都市之外的花園對他們而言突然有了特別的意義。但是，為什麼會這樣呢？我認為園藝的其中一個魅力在於：您會面對一個完全不可預測的事物。定期來搞破壞的鼴鼠、飢腸轆轆的蝸牛劫持了萵苣、蚜蟲、暴雨、乾旱、土壤沙漠化、淹水……還有許許多多意想不到的狀況。因此，我們需要一定的耐心，對新技術和新知識要有開放的態度，也需要相當的專注力。即使如此，花園裡的一切還是沒辦法完全掌握在我們的手中。於是我們體會到：自然的力量遠比我們更強大。這個認知讓我能重新看待世界，而且是以一種更釋然的態度。

儘管上面的描述好像很多災多難，但我們還是收穫了許多大櫛瓜、草莓、馬鈴薯和各種香草，堆成小山的新鮮蔬果不禁令我感受到一股生命力。我並不是想大肆宣傳種菜對心靈能帶來好處，但這些美味的植物的確令我著迷。

每當我在花園除草時，青草被輾碎的新鮮氣息總是令我很享受。這種草香讓我有種熟悉的感覺，在我還小的時候，老家的花園就時常傳來這樣的香氣。如今我常常坐在花園隱蔽的陽台上，想著：

這裡真是我最喜歡的地方，是個可以休憩的地點，讓我暫時不用面對外面的世界。待在這裡的時候，我覺得有能量慢慢注入自己的身體，就好像是加油或充電那樣，讓我從日常生活中的疲勞裡恢復過來。我們家的花園就是我的「舒適圈」，在之前的章節中我們曾經談過這個概念。

但是，說了這麼多，其實您的「舒適圈」也不見得是花園。不過在我們的文化中，花園確實有著一定的地位，所以如果您願意的話，也不妨一試。我的許多病人都漸漸找到了自己的舒適圈，就是那些他們很喜歡去的地方，在那裡，他們能夠找回真正的自己。對您來說，花園有機會成為您的舒適圈嗎？

烹飪

如果您想知道什麼東西能讓您的心靈和身體變強健，那我們一定要來聊聊烹飪與飲食，就讓我們從烹飪開始吧。

烹飪會觸發我們的依附系統，特別是當我們為別人下廚的時候（註 122）。使用新鮮的食材下廚，對我們自己和共餐的伴侶、朋友或孩子都是一種值得的投資，因為這對我們的健康和心情都有益。特別是對兒童而言，健康的烹飪對他未來的生活也有幫助，因為這些烹飪過程和開心的用餐時光都會融入他的自我形象和自我認知中。

在烹飪和飲食上，每個人都有著自己的歷史。您最喜歡哪道菜？有哪些珍藏的食譜？即使是到了退休的年紀，在面對和人生息息相關的菜餚時，童年時期的感動依然會重新浮現。我很推薦您找時間回想一下內心的食譜，然後試著重現阿嬤的馬鈴薯泥或媽媽的農家早餐。

不管是一個人自炊或邀請別人一起吃自己做的料理，您都可以為自己感到自豪，並懷抱感恩的心。畢竟研究顯示，感恩是促進幸福生活的其中一項特質（註 123）。

● 脫離心身陷阱 ●

29：感恩的心

今晚，讓我們拿出練習本，寫下今天有哪三件值得感恩的事。感恩的心對我們的健康有益，如果一些不好的念頭或沒有成功的事一直浮現在您的腦中，那請您再度回到開頭的問題：今天發生的哪些事是值得感恩的？想想這些好事吧。如果您覺得這個方法很有效的話，可以把這本練習冊當作您的「感恩日記」，

讓我分享我今天的感恩日記給您（2019 年冬天）：

— 女兒的一位新老師跟我做了自我介紹，她人非常好。
— 一位病人和我開誠布公，談論了令她感到羞恥的話題，促進了我們的醫病關係。
— 和朋友見面時，我匆匆忙忙地趕到，過程中又不怎麼加入話題，不過他並沒有不開心。

這真的有用！當我回想這些不同的溫暖片刻，內心真的深受感動。

額外補充一點：有些不是很習慣表露感恩之情的人可能會說，我列出來的這些點都是一些理所當然的事，也沒什麼大不了的。簡單來說，這是一個很大的誤解，甚至可以說是錯誤的世界觀。因為沒有什麼事是理所當然的。

吃

怎樣才能吃得好？目前很流行的話題是關於一些據說有著極高價值的食物，它們被冠上「超級食物」這個名稱。相反的，有些食

物常被人嫌棄，例如牛奶和小麥製品；很多人認為這些食物不怎麼樣，就算沒有過敏，也還是會避而不吃。我最近甚至聽說了一個新概念：「大腦食物」。據說這是特別能為腦部提供能量的食物，例如全麥麵包或堅果。

其實說來說去，要想吃得好，關鍵還是在於營養均衡，這其實是我們祖父母那代就已經知道的觀念。大量的新鮮水果、蔬菜、魚，以及少量的肉類、堅果類和優質橄欖油（所謂的「地中海飲食」）能提供我們人體所需的一切營養。有時候，老祖宗的智慧會換上新的包裝，從不同的角度影響我們，為的是要讓我們更健康。

對我而言重要的是要保持一定的警覺：有時候，這些「老祖宗的智慧」或其他可疑的說詞會觸發我們心底的願望或渴望，但請不要急著把錢從口袋裡掏出來；畢竟，我們不用讀到營養系畢業，也可以讓身體與心靈都吃得健康。根據我的觀察，越來越多人想透過額外攝取或拒吃某些食品來解決自身的問題，這個趨勢其實很符合當今的消費社會：人們有越來越多的需求、期待越來越多的成長，認為這樣才能確保自己富足的生活。另一方面，內在成長、心靈發展、與自己交流（而不是與 Facebook 好友交流）雖然重要，但其中的商機尚不顯著，因此也比較少人呼籲。

仔細地吃

如果您想吃得更健康，或者防止自己過量飲食，可以試試所謂的「正念飲食」。

這是什麼意思呢？請您在吃之前先仔細看看眼前的食物：您有食慾嗎？您覺得它健康嗎？吃下肚後，這份食物對我們的身體而言算什麼？它可以被身體利用嗎？面對不同的食物，您還可以摸摸看或聞一下，這是為了要和食物產生聯繫，並強化您的感知。您可以藉此找出哪些是您真正想吃下肚的食物、哪些對您而言只是負擔。

現在，讓我們把注意力轉往身體內部：我現在真的很餓嗎？我想要的是什麼？身體需要的又是什麼？如果您每次吃飯前都會先喝點東西，讓自己感覺沒那麼餓，請想一下：這真的有幫助嗎？還是只是個習慣而已？在有壓力、感到挫折或忙碌的時候，您會吃東西嗎？是不是為了要安撫自己，就像哭鬧的嬰兒需要喝奶那樣？

有些流傳已久的說法也值得我們仔細審視：「飯沒吃完會被天打雷劈！」這句話在我們面對自身需求時，其實並沒有幫助。請您試著聆聽身體的聲音吧：它想繼續吃嗎？還是不想吃了？不要擔心，如果您的盤子上有沒吃完的食物，也不會真的打雷的。吃東西其實可以慢慢來！在咀嚼的過程中，您可以放下餐具，仔細感受食物的口味：它是鹹的、辣的、苦的、甜的還是酸的？除此之外，也請觀察一下自己的飽足感。您真的不吃了嗎？也許七分飽對您來說

就足夠了，還是您一定要吃到不能再飽？

　　「吃」是和自己身體交流的絕佳機會，讓我們用愛心與關心來仔細地吃。最好是能夠有意識地專注在飲食上，避免被其他東西所影響，例如：電視、網路或社交軟體的訊息。不過倒是可以和其他人一起享用美味的晚餐，這會為可口的食物錦上添花。

為世界做點什麼

　　工作是很健康的，這是人類生活中的一項重要技能：有些人急需某些商品或服務，於是我們為他們完成，並收取金錢作為報酬。大部分的人會在白天完成工作上的任務，到了傍晚，在確定賺進一天的工資後，就可以盡情享受下班時光。

　　「能夠工作」對健康的心理而言是一項重要因素，不過往往被人們所低估，甚至連工作本身也被妖魔化。在德國，有些人覺得工作就像毒藥，他們擔心一旦工作在工作上投入太多心力，就會對人體造成損害（在過勞又沒有充分休息的情況下的確是如此）。不過，我必須要澄清這個想法：對心理健康來說，除了愛人與被愛的能力之外，工作的能力可說是最重要的因素了。幾乎所有失業的人都因為缺乏任務而感到痛苦，至少我遇過的人當中無一例外。

　　在我和病患相處的過程中，我也理解了一件事：每個人都有一種與生俱來的力量，無論是男性或女性，都有著行使力量和從事生

產的潛力。也許您會聯想到男性的生殖能力，但我這裡想說的是一種超越的潛力。

這股力量若是無法得到發揮，我們會稱之為「無能」。在一些心身疾病中都能觀察到這個現象，例如慮病症、缺乏器質性原因的身體疾病、強迫症和憂鬱症。由於患者無法使用自身的潛在力量，導致他們非常的不滿，而疾病往往就此產生。

在這種情況下，我會建議您踏上一趟「探索之旅」，去尋找自己的潛力為何。換句話說：您在做哪些事情的時候會感到心滿意足？哪些事情會讓您願意投身其中？理想狀況下，這份潛力可以為他人所用，也就是說：您的志業可以為他人服務。如果您已經準備好要為世界做點什麼，準備做出您個人的貢獻，您可能會得到一種深深的滿足感。舉例來說，德國導演史林根西夫（Christoph Schlingensief）就在非洲建了一座歌劇村；雖然這個計畫尚未全部完工時他便與世長辭，但這個歌劇村依然存在，它是真實的，象徵著創造者的潛力。當然，不是每個人都要建立一個歌劇村，不過我們的確都在尋找自己的志業，都在想著怎樣才能為世界做點什麼，我認為這是一項人生課題。

在這個過程中，身體先是展現出力量，然後心靈體驗到這種力量和能力，這兩者之間息息相關。如果您還不知道自己對哪個領域有興趣，或是哪些事物值得您獻出潛力，那可能是因為您還沒有真

正展現出身體的力量。如果您因為這樣而遇到壓力和痛苦，請接受心理治療師或心身醫師的幫助；因為只有在著手改善這個問題後，您才有辦法找出並發揮自己的潛力。

　　心靈與身體之間的相互作用是極其精密的過程，我們甚至可以說，人類正是奇蹟的造物。這個章節中提到的哪些東西會讓您想放在心身天秤中「健康」的那端？不管您選擇了什麼，我都衷心祝願您能成功讓天秤往健康傾斜。

心身醫學的簡單哲學

　　最近我想通了一件事，雖然以前也會時不時有這樣的念頭，但一直到我寫這本書時，這個想法才逐漸變得明確起來，那就是：在談到心靈與身體的健康時，我們也應該接觸一些哲學的思考。

痛苦的意義

　　如果您讀過奧斯特（Paul Auster）的自傳小說《冬日筆記》（Winterjournal）（註124），就會知道我為什麼這麼會說。這本書將心靈與身體的共同運作化為文字，講述的是奧斯頓年輕時的故

事。讓我節錄其中的一個片段：奧斯頓在和女朋友吵了一架後，決定隻身從紐約前往巴黎待上一段時間（他在整本書中都用第二人稱寫作）：

「大約再兩個禮拜後就要啟程，一天晚上，你的胃開始強烈地表示不滿，當你在床上僅僅全縮成一團，內臟的疼痛開始攪翻，如此劇烈，如此頑強，如此難以忍受，就好像你晚餐時吞下了整整一鍋鐵絲似的。[...] 而當醫生終於來檢查你的身體，他信心滿滿地說：你的闌尾一切都正常，不過你倒是有嚴重的胃炎。把這些藥吃了，醫生說，然後不要吃辛辣的食物，你很快就會康復了。[...] 然而之後，在許多年過去之後，你才終於明白自己到底發生了什麼事。你害怕，但你不知道你在害怕。那時，你就要離鄉背井，這讓你處在一個極度焦慮但也極度壓抑的狀態；和女友分手的想法，無疑讓你的內心洶湧翻攪，比你以為的還要更嚴重。你想隻身前往巴黎，但是其中一部分的你因這種急劇的變化而陷入了恐慌，這就是為什麼你的胃像是發瘋了一樣，想把你撕成一塊一塊的。這是你生命中一再發生的故事。每當你走到分岔路口，身體就會迎來崩潰，因為這時你的身體已經知道了一些事，而你的頭腦還不知道。發高燒、胃炎、恐慌發作，不管是什麼樣的形式，這些症狀都承載著你的恐懼和內心鬥爭。你的身體為你承受了這些攻擊，因為你的頭腦還沒準備好要接受，或者根本無法承受。」

　　奧斯特為自己的痛苦賦予了意義，在痛苦之中，他從某一刻開始端詳並理解身體的徵兆，而當他傾聽自己的想法、感受自己的情緒時，他也和自己的身體開啟了一段友誼。所以他對自己說：好啦，夥伴，我知道了。看來有些地方又不太對勁了，對嗎？

　　我在先前曾經告訴過您，身體和心靈的分離是種錯覺，而我們可能會成為這種錯覺的犧牲者：如果我們只是一而再、再而三地委託醫療系統來修復我們的身體症狀，就是和自己內在的某一部份漸行漸遠，然而，正是這個部分向我們發出了不舒服的感覺訊息。

　　奧斯特透過他的文章向我們表明：他已經完完全全準備好要接受自己身上所發生的一切，因為他明白，如果想要真正認識、了解自己，用真實的樣貌生活的話，就一定得這麼做。對於那些大腦還沒準備好要接受、就已經讓身體先崩潰的事，他覺得，這是自己人生中最緊張刺激的部分了。

　　身為醫生，有時候在療程剛開始，我會感覺到自己的病人好像不太願意正視身體、心理和人際關係之間的連結，也許是因為這聽起來就是個很不舒服的過程，又需要耗費大量心神吧。但是一旦我們接受了這個說法並開始著手改善，等待著我們的就是一個生動而扣人心弦的世界，在那個世界裡，我們可以為自己做很多事。不過在此之前，讓我們先拋開一些傳統的「生病」概念，用新的角度來看待疾病成因、影響和治療對策。不再說「身體沒有問題，那大概

是心身方面的緣故吧」，而是「酷欸，我的身體好像想說什麼！」
——這就是我想在這個章節和您宣傳的觀念。

不是身體機制，而是感覺

我的一位病人也經歷了和作家奧斯特類似的情形。在就讀醫學院的第一年，阿布達拉每個禮拜都要面對好幾科的考試：化學、物理、解剖……還真正參與了大體解剖。大約又過了一年半，他來到我的門診，原因是深受睡眠障礙、心悸和焦慮所擾。心臟的狀況讓阿布達拉特別擔心，畢竟，醫學院的學生可是學過一堆心臟相關疾病的。不過心臟專科醫師並沒有檢查出問題，所以我問他：「你對自己心悸的狀況怎麼看呢？有沒有一些想法？」於是他開始跟我分享關於心臟病的一切，從瓣膜疾病到心肌炎，鉅細靡遺。「呃，我不是這個意思，」我說，「讓我們先從普通一點的原因開始。」然後我們都沉默了一會。

這件事給阿布達拉留下了深刻的印象，他注意到：由於一直在研究疾病和症狀，自己就像是完全陷在另一個世界一樣。我們花了幾次諮商的時間為阿布達拉的心悸找尋答案，結果是：因為他有許多新的挑戰要面對，所以心臟跳得很快，為的是向身體運送足夠的氧氣，讓他保持活力。阿布達拉發現這點的時候非常激動，在經歷了短短的治療後，他終於在情緒上理解了自己的狀態，比他的身體

反應要慢得多。他迫不及待地想知道接下來還會發生什麼。

認識了自己新的一面，讓阿布達拉更能好好規劃自己的日常，在面對學業上一些棘手的課題時，他也能有意識地接受挑戰。與此同時，他也發現自己需要的是平衡勞累的狀況、休憩與靜養，而不是一再對心臟進行進一步的檢查。

在很多生理不適或疾病發生的當下，我並不是要求病人轉而探索精神層面，而是從實際的需求出發，看看身體和心靈對當前的生活狀態與挑戰分別做出了什麼樣的反應。簡單來說，這是為了讓我們更能調適自己的狀態，並做出改變。

時間管理

我可以想像，很多人面對時間的原則是：盡可能不浪費時間，有效率地利用每分每秒；但與此同時，又渴望著放假和休假。

我在診療室遇到的病人，很多都希望自己能在短時間內盡快康復，越快越好。當我問到：「您康復後想怎麼利用時間？」時，我得到了一些很有趣的答案。

許多人的行程總是一個接著一個，要求自己在時限內完成所有事，最好還能有多餘的時間。但我們到底想把時間用在哪呢？哲學家塞內卡在其作品《論生命之短暫》（註 125）中提到：人類哀嘆生命過於短暫，從出生後就開始以驚人的速度奔向死亡，有時，我

們甚至還沒真正開始適應，一切就即將結束。塞內卡認為，人們往往追求安逸而揮霍生命中寶貴的時光，他也驚異於那些自願虛擲時間的人，好像還有大把大把的時間供他們利用；與此同時，他們卻斤斤計較地保護著物質方面的財產。

　　雖然塞內卡的觀察寫在兩千年以前，但我覺得以今天的眼光來看，還是非常正確且合適的。我常常會遇到一種類型的病人，當我請他們說說自己通常都在忙什麼的時候，這些病人往往看起來相當躊躇，因為他們不想用「五十分鐘一次」的諮商時間來談論這些事。而在諮商時間結束後，他們也常常急著要離開，因為還有下一個行程在等著他們。在這種情況下，我不得不挺身捍衛自己的諮商方式：請病人自述近況對療程而言相當重要，這個步驟毫無疑問是五十分鐘諮商時間的一環。當然，解釋的過程中偶爾也會發生一些不愉快。在和病人討論「時間問題」的過程中，時常充滿緊繃感，也因為我們花了時間在交流意見上，原本安排好的環節又得推遲。身為一位治療師，我並不希望諮商時間因此縮短，更不想因此耽誤病人的治療，只為了維護表面上的友好關係。

　　一輩子所擁有的時間也好，一天的所有時間也罷；您想如何讓這些時間變得有意義呢？

　　我的看法是，您需要一個有指針的手錶，因為它能夠清楚明白地顯示：在這無法逆轉的一天當中，您還有多少時間來完成自己的

計畫？

　　有意識地利用時間，而不是常常戒慎恐懼地停下來確認自己還剩多少時間也很重要。沒有人可以讓時間停下，我們一方面必須面臨生命有限的事實，臣服於時間之下；而另一方面，我們在人生中需要面對的一些大問題往往是超脫於時間之外的。也就是說，潛意識中的許多經驗與模式往往不被時間所規範，它們並不會按照發生的順序一一出現。舉例來說，重複性的強迫行為讓我們一再有相同的感受，並做出相同的反應。這是受到我們兒時所建立的特定心理模式影響，也正是一種超越了時間的現象。

　　在長期的心理治療中，我經常發現一件事：很多患者只有在不抱強烈意圖的情況下，才能順利面對自我，讓症狀得到改善。不過，現今許多心理治療都有越來越短、越來越結構化的趨勢。目前我對此仍抱持著質疑的態度，畢竟也有研究顯示：短暫的治療很可能只能帶來短期的效果。

　　如果我們出於各種目的而一直試圖管理、節省時間，那麼花在真正重要事情上的時間，就有可能會隨之變少。

● 脫離心身陷阱 ●

30：此刻，什麼才是重要的？

我很確定您一定知道一種「被吸收」的感覺。所謂的被吸收指的是：被綑綁在一套系統中、被連結到某個目的、被捲入其他人的目標中。有時候，我們眼前堆積的每件事看起來都非做不可：是要先回覆沒耐性的上司的郵件？還是要先幫孩子檢查作業？或者是先履行伴侶對我們的要求？面對這些數不清的義務與要求，常見的反應是產生心悸、焦慮不安或緊繃等反應。很多人會說，在這種狀況下要找出優先順序：哪些事情必須先做？哪些事情可以再等一下？

除了找出優先順序，一件一件把事情完成之外，其實我們還可以練習抵抗這股事情做不完的漩渦。首先，讓我們從整理想法開始。

請您拿出一張白紙（別用智慧型手機代替喔）和一支筆，先把那些急需處理的待辦事項和責任放在一旁，別去想

它。除了那些急事之外，還有哪些事情對您來說是真正重要的？如果您有想到，就在紙上寫下一、兩句話來描述它。您可以這樣想：如果在生命即將結束之際回想起這一年（或這一天），您會在意的是什麼？和心愛的人相處的一小段時光？和女兒說話？和兒子一起吃飯？感覺到自我價值的瞬間？為自己的成就而感到驕傲的時刻？朋友給予的支持與關心？還是能獨立面對世界的能力？

請您寫下內心世界中真正重要且值得為之努力的事情。如果您還是一直想到當前的待辦事項，可以先把它寫在紙的背面，然後再翻回正面繼續上面的練習。當您完成這個練習後，就可以回到忙碌中了。但是您可以時不時看一下這張紙（看「真正重要的事」那一面！）並觀察自己是否有把這些事項放在心中。

在每扇窗戶後

「在每扇窗戶後，都有一段人生，有著各自的憂愁與煩惱／破碎的願望與幻夢，在大城市的倒影後／在每扇窗戶後，都有一段人生，和我並沒有什麼不同／四面牆裡的小宇宙，這就是整個世界。」

歌手布許（Josephin）在《公寓大樓》（Plattenbau）裡這樣唱道。

她的歌曲說到了一個很重要的主題：其他人和我沒有什麼不同，這個認知在團體心理治療中非常有幫助。在每扇窗戶後，都是屬於某人的宇宙，不論我們相隔多遠，我們的本質和生活都是相似的。

這讓我想起了我組織的「心身小組」：一開始，成員彼此之間都還很陌生，他們的心中還對其他人有所懷疑，也常常詢問別人是否能理解自己的想法，因為他們認為自己很奇怪，與別人不同。不過，隨著小組裡的成員變得越來越放得開，大家在彼此身上發現的共同點也越來越多。他們都知道受傷、生病與犯錯是怎麼一回事，但同樣的，他們也知道什麼是夢想與希望。世界上有許多形形色色的人，來自不同的文化圈，但侵蝕我們內心的衝突卻是相同的，在生活中要面對的挑戰也是相同的。

心理治療師暨知名作家亞隆醫師（Irvin Yalom）在一本關於團體心理治療的重要著作中（註126）提到了一項重要的認知：「痛苦的普遍性」。亞隆醫師寫道：「一個人所有的思考和行為，和世界上的其他人並不會完全不同。我們可以看看一些陰暗面：亂倫、刑求、偷竊、貪汙、殺人、自殺……這些社會上的禁忌之所以存在，正是因為所有人的內心深處都存在著某種我們不想要也不被允許的衝動。

也許這項認知會讓您嚇一大跳，您可能會想徹底根除或拒絕這

些衝動，不過請不用太過擔心：沒有人會單純因為自身的想法、感覺或渴望就被社會驅逐。但與此同時，我們也必須要注意到一件事情：當我們用手指指向他人，把一些想法或情緒投射到別人身上的時候，同樣的東西基本上也存在於我們自己的心中。因為，我們都在同一條船上。

休息是為了走更長遠的路

您還記得上一次覺得自己沒用是什麼時候嗎？您在什麼時候有碰過一些不懂或不能理解的事？當時，您的感覺是不是不太好？如果是的話，為什麼會有這樣的感覺呢？

我們身處的系統和環境時常會指派一些任務給我們，當您覺得自己沒辦法順利完成的時候，我可以想見，那一定不是什麼愉快的感受。

越來越快

我們的生活正在不斷加速，不只是市場必須不斷成長，消費也一直都在提升。很多人相信，就連疾病與康復也必須要加快速度，這樣我們才能更快地完成每一件事。在十或十五年前，人們還會因為感冒而躺在床上靜養個幾天，而如今，在經過闌尾手術後，患者只要在醫院躺個幾天就可以回家了。我們的阿公阿嬤都知道：留一

些喘息的餘地給自己很重要，被照顧也很重要的，只有這樣，我們才能再次依靠自己的力量站起來。

然而，即使心裡都清楚，我們卻還是一再把生活的速度提高：我們的效能、成就和消費，一切都在加快。現今的生活大多都是取決於市場的標準，而市場也早就在醫療和健康產業中扮演著重要的角色。就連心理治療也應該變得更快、更有效率，就好像我們希望用更少的錢和時間換來健康。這當然是行不通的，很多人雖然知道這點，但也只能隨之起舞。那麼，我們在目前新冠疫情中的經歷和體驗，長期下來能夠改變這個模式嗎？我目前是沒有抱太大的希望。一開始，當我們都必須「緊急煞車」，也就是封城的時候，雖然大家都遇到了很大的困難，但似乎也有好的一面。然而隨著時間過去，事實證明：「暫停」不管是對經濟還是我們的心靈而言都難以承受，甚至會讓社會的不平衡越來越嚴重。

放慢速度

我認為偶爾允許自己「沒用」是很重要的，甚至對我們有益。比方說，感冒時就是應該要躺在床上，床頭放著空的茶杯和一堆用過的衛生紙，什麼都不做，甚至是唉聲嘆氣。很多病都會讓我們不舒服，例如憂鬱症、感冒或腸胃炎，這些不舒服的感受就是在提醒我們：是時候用不同的方式生活了。「我們其實不需要用最快的速

度來擺脫疾病，因為疾病並不是對身體的一種奇怪干擾，而是身體的另一種狀態，而我們需要用新的眼光才能看出箇中意涵。」我在訪問哲學家馮・席拉赫時（註127）她這麼說道。如果一切都必須要迅速有效的話，我們又怎麼會有機會認識到自身的差異性呢？

偶爾處於「沒用」的狀態，也就是漫無目標、什麼也不做，對病人來說反而是很有建設性的。因為當病人沒有什麼事要做的時候，他的心理應急模式和身體反應就能完整地展現出來，我們在心理治療的過程中也能看得比較仔細。不安、羞恥、受傷、憤怒和恐懼可以有發揮的餘地，而不是在還沒弄清它們的由來之前，就不明就裡地進行「修復」。而接受自身的痛苦需要時間，我們的心靈就是這樣運作的，它在這方面有點叛逆，並不關心外面的世界是不是在加速運轉，而是依照自己的步調慢慢來。所以，我要為「沒用」說句話：沒用有時候反而有用！

每當患者因為一些症狀而來找我，他們經常不安又緊繃，如果我對他們的狀況沒有表現出同等的憂慮，他們常常會很緊張，有時候還會有點生氣。如果他們因為生病而無法完成某些職責，有些人甚至會試圖讓我一起扛起責任。

但是，只有透過看似「無用」的狀態，透過讓自己「放空」，我們才有空間對發生在自己身上的事進行反思，從而做出調整。比方說，病人可以重新思考他的匆忙、不耐煩，以及別人施加給他的

種種壓力。也許他會發現，自己對其他人過於言聽計從，也太常否定自身的需求了；又或者是意識到自己對親朋好友的關心不夠。總之，放空再思考可以讓我們達到一個更健康的新平衡，是以我們內在真實的動機為標準，而不是別人對我們的規定和要求。所以我認為，心理治療從某方面來說應該是沒有目的的，也不用強求一個結果。因為我們並沒有一個「標準程序」，就算有，也不是照做就能有好的結果。心理治療更像是一段旅程，在這段旅程中，即使可能會累、會危險，您還是願意讓自己進入另一個文化時空當中。

當然，在某些情況下，能盡快恢復日常生活也是很重要的。有時候我們也會需要盡快回到職場、擔起責任，並藉此穩定下來。單純的「沒用」或「放空」並不適用於每種情況或每種心身疾病，即便如此，它還是一個很常被忽視的人類基本需求。

● 脫離心身陷阱 ●

31：與世隔絕 vs 與人接觸

以下，我會針對日常生活列出一些來自心身醫學和哲學觀點的小建議，也許您能找到一些有用的東西：

— 每天花五分鐘的時間靜靜坐著，觀察自己腦中的想法。如果您發現一些有衝擊性的想法或感受，試著不做出評價，就這樣放過它，讓這些想法像雲一樣從身邊飄過。像這樣不帶目的地傾聽自己的想法（或觀察自己的身體反應），您有什麼感覺？

— 您對每件事應有的發展都有著既定印象嗎？您常常在心裡把一個朋友的行為拿來跟另一個朋友比較嗎？根據我自身的經驗，期待和比較一定會讓人產生不滿。有許多病人總是在比較身邊的事物，期待能得到別人身上的機會，在治療的初期，他們往往看不見自身的獨特性驚奇之處。如果您容許自己的生活中有更多即

興的部分，那會是怎麼樣的生活呢？

一　面對兒童、老人、陌生人，我們要拿出更多善意，特
　　別是那些對您有依賴性的人。這些人看起來跟我們沒
　　有利害關係，也很有可能不會為我們帶來好處，但是
　　當我們釋出善意與尊重，對我們自身也能帶來好處。
　　這是日常生活中小小的「權力情境」，如果我們做出
　　了正確的行為，就能提升自我的價值感。

　　現在，我們也越來越可以理解：我們的感情、思考和在一段關
係中的自我形象，有一部分是透過他人而產生的。心身醫學在面對
心理或心身疾病時會如何處理這個現象，我將在本書的第四部分為
您揭曉。

第四部分

關係是最好的藥方——
心身專家如何幫助您

心身專家
可以在什麼情況下幫助您

什麼時候要看醫生？要找到這個問題的答案並不容易，也許有人會告訴您「這只是心身方面的問題」，甚至是「你根本沒病！」

所以，如果您在其他人眼中看起來「還算健康」，那到底什麼時候該去看醫生？您會發現這是個需要重新思考的問題，因為不是每位醫生都有辦法一眼識破心身疾病。也就是說，最好的方式就是由您自行決定什麼時候要讓醫生介入幫助。畢竟，很多心身疾病不同於急性的身體疾病，其痛苦之處是無法從外在識別的。

身體疾病通常都會有典型的症狀，我相信每位醫生也都受過很好的訓練，有辦法辨認出疾病的種類。但是心身疾病卻是相對安靜的疾病，不會向外爆發，卻會在內部引起許多壓力與痛苦。在家醫科、其他專科或急診室中，大約有 25% 病人有原因不明的身體不適，且不能簡單被歸類為器質性疾患（註 128）。雖然類似的病症並不少見，但是病患或醫生要開誠布公地說出這個問題時，往往還

是會覺得不太舒服。

　　假如您的身體出現疼痛或不適，而家庭醫師或專科醫師又無法找出原因的話，我建議您接受心身醫學的檢查。另一種情況是，如果您開始對醫生感到惱怒，或者檢查結果總是令您感到挫折的話，同樣也應該來心身科看看。還有一種情況有點不同：有些病患被確診出某種身體疾病，但卻很難接受這個結果，對於隨之而來的症狀也難以適應，甚至失去了對生活的希望和期待。也有些病患是被私人或職場人際關係中一再出現的困難弄得精疲力盡，同樣失去了對生活的動力。這有可能是因為心理的某種機制被觸發，使得身體出現相應的症狀。總而言之，針對上述的問題，心身醫學或心理治療通常都能做出適當的處置。

　　我時常聽到有病患試圖說服自己：「我又沒病！」或者「這不可能是生理上的疾病。」有些病人其實接受了太多的身體診斷。例如我的一位病人就因為膝蓋疼痛而接受了十次以上的手術，令人遺憾的是，手術並沒有改善他的問題。在他疼痛的膝蓋後，是強烈的心理不適，而這是可以透過心身醫學診斷出來的。

　　我還見過一些病人，他們的心身症狀漸漸發展成了慢性病：由心理所引起的不適影響了多個器官，甚至是不斷轉移。然而，因為我們太習慣身體疾病的模式，甚至可以說是深陷在其中，當事人往往沒有積極解決根本的心理問題：失業、提早退休（在 2018 年，

有 43% 的退休原因是心理疾病 [註 129]）、生活品質受到強烈的限制。其他的疾病當然也有可能是原因之一。目前在德國，因為心理或心身疾病而必須請假的人數正急速向上攀升，而且請假的天數也高於平均值。畢竟，心靈不是高鐵，沒有辦法快速衝向康復之路。

我們目前所身處的社會還沒辦法將心身疾病視為與身體疾病同等重要的問題，也許我們還有很長的路要走。所以，我想請您自己為自己的健康負起責任。如果您有一些找不到原因或羞於啟齒的症狀，請您去找一位對心身醫學有研究的醫師替您診斷。也許有人會認為您這是小題大作或過度敏感，請不要在意這些聲音，因為您的健康才是最重要的。

附錄：心理治療也有很多種

以下和您介紹三種在德國能申請保險給付的心理治療方式，分別以不同的理論為基礎，細節上也有所不同。

動力心理學治療：這是一系列以心理分析為依據的治療方式。主要特色為：探究潛意識的心理模式、聚焦於患者身邊的人際關係、促進自我認識。以深層心理學為基礎的心

理治療和分析性的心理治療都算在此類，療程有分短期與長期，形式也有分個人與團體。

行為治療：以學習理論與古典制約為基礎的一系列治療方式，有越來越傾向將人際關係中的事件與當事人背景納入考量的趨勢。典型的治療是改變行為方式與思考模式的練習。療程相對來說較短，有個人和團體的形式。

系統性治療：目前剛被納入保險範圍中，其重點是心理疾病中的社會關係，社會關係在家庭系統中也可能扮演著重要的角色。治療的目的是要理解患者的溝通模式，並加以改變。

心理治療的效果

在以心身醫學為導向的疾病處置方式中，心理治療是基本的措施，也就是當身體與心靈生病時會採取的對策之一。雖然心理治療是心身醫學的基礎，但我們在日常生活中也經常聽到另一種聲音：有人宣稱心理治療已經過時了，認為它又貴又花時間。雖然這些人

往往說得很理所當然，但我個人是不知道這種說法從何而來。

　　這是一個很大的誤解，我打算用接下來的幾頁做個說明。事實上，科學研究結果顯示出了相反的結果：在一般狀況下，心理治療是一種效率非常高的治療方式，在一些文獻中，治療的效能被大致分為三個等級：0.8 以上是高，0.5 左右是中等，0.2 是低。而心理治療的效果大約落在 0.73 到 0.85 之間，可以說是相當有效。讓我們把其他治療手段也納入比較吧：根據研究顯示，現代的抗憂鬱藥物大概有 0.24 到 0.31 左右的效果，不過在不同的情況下，抗憂鬱藥物也能在其他方面發揮作用。（註 130）

　　行為治療和動力心理學治療的成效並沒有顯著的差異（註131）。美國心理學家謝德勒（Jonathan Shedler）致力於深入研究對「分析治療」的錯誤認知，及其所謂的「微弱療效」。他統整了當時能取得的所有心理分析效果研究，從相當隨機的研究到經嚴格控制的實驗都有，最後收集到一組介於 0.78 到 1.46 之間的數字。和基於學習理論的治療方式相比，可以得到證實的是：心理分析的效果能持續比較長一段時間，在治療結束後也能持續改善患者的症狀（註 132）。

　　從前，在我剛開始在心身醫院擔任助理醫師時，我也曾經覺得心理分析是「冷掉的咖啡」，早就過時了。直到我在這個領域累積了數年的經驗，並透過進修，從專業醫生的角度去體驗病人的所見

所感，在有了這些個人經驗後，我才真正開始對心理分析複雜的作用機制有所了解。我會站在病人的角度，從他們的視角去看世界，從而發現自身的盲點和潛意識中的情緒模式。直到今天，我都是藉由這個技巧才能用坦然的目光看待每一位病人，並防止診斷中的誤判或錯誤的詮釋。

我在柏林 AOK 健康保險公司的心理疾病機構工作了將近十年，該機構自 1960 年代開始就致力於研究心理治療的效果。杜爾森醫師（Annemarie Dührssen）是當時的所長，也是心理治療普及化的先驅，他們的理念是：「為了所有有需要的人」。杜爾森醫師和她的同事研究了一千位病患，他們需要住院觀察的時間原本有上升的趨勢，但在經過貼近日常生活的心理分析治療後，這些患者需要住院的時間有了明顯的下降（註 133）。1965 年，杜爾森醫師和同事約什維克醫師（Eduard Joysticks）還發現，在心理治療結束後的五年後還是能看出其成效，這可說是一項節省成本的醫療方式，而保險公司對此當然也很感興趣（註 134）。於是在兩年後，基於上述的種種發現，心理分析治療成為了德國第一項有健保補助的心理治療方式。

佛洛伊德的精神學說與概念曾在某個時期受到強烈的抨擊，但這股「反佛洛伊德」的潮流如今在學界和業界都已經過時了（註 135）。以佛洛伊德的思想為基礎，如今的心理分析加入了許多概

念作為補充，並受到自我心理學、依附關係理論、客體關係理論和最近的跨主觀心理分析所影響。許多心理分析的基本假設都已經在神經心理分析領域得到了證實（註 136）。

我還想向您提出一個問題：對您來說，一個成功的心理治療應該要有怎樣的結果？許多人會覺得是減輕令人不適的症狀，畢竟他們就是因為這些症狀才決定要接受治療的。但我認為：一些艱難的時期同樣也是我們人生的一部份，心理治療無法讓人完全免於恐懼，因為這從根本上來說就是不可能的。以動力心理治療為例，除了一些實際可見的治療成果外，更重要的是當事人能對自己和他人有更深入的理解，因為動力心理學的宗旨就是與身邊的人建立更加圓滿的關係，並學習處理自身的情緒。它不只是純粹為了緩解症狀而採行的心理治療，而是能讓許多患者感覺自己的存在和人性受到了重視。

找到對的醫生

在德國，不同的心身診所或醫院可能會有不同的治療重點，因為它們是以不同的概念或思考模式為核心，所以對心身疾病的診斷方式也各不相同。如果您正在考慮求助心身醫學，有件事您必須先了解：心靈是造成心身疾病的重要關鍵，但我們卻沒辦法透過超音波或 X 光來觀察它。診斷心靈的工具正是醫生本人，他們會透過

感知病人的情緒和想法，加上患者本人述說的內容，來繪製一張「心靈地圖」，這會顯示患者的內心世界可能會是什麼樣子的。

因此，每一次診斷、每種思考模式、每種理論基礎下的心理治療都只是為了貼近心靈而做出的嘗試，並非當事人心理的真正樣貌。

既然如此，我們心中可能會產生疑問：每種心身治療方式對疾病的改善效力都是相同的嗎？在心身科看診和在一般的醫院看診是不是其實都一樣？

其實不是這樣的，用不同的治療方式或在不同的地方看診，對您的疾病都造成不同的影響。對我們來說，重要的是要了解疾病的成因，以及它揮之不去的原因。除此之外，病患和醫師之間的互相配合也很重要。當我們和他人相處時，心中時常會產生一些無意識的反應，有些對治療有益，有些則剛好相反。

研究顯示，醫生和病人之間緊密的合作關係是讓心理治療取得成效的基本元素。如果兩者之間有一個可實現的具體目標，那麼治療過程往往就能有所收穫（註137）。醫病關係有時甚至比治療本身還重要。

除此之外，患者有時也會對特定的治療方式產生歡迎或排斥的反應，這通常是性格和脾氣使然，但有時也和生長背景、家庭關係、工作職場或經濟狀況有關。有些人就是不想探究自己潛意識的衝動，雖然這正是動力心理學的主要任務；有些人則是不喜歡系統

化的治療模式。有些模式雖然和患者的病況正好符合，但卻無法幫
助他們了解自己看世界的眼光。

　　所以，心身醫學中有如此多的治療方式，對我們來說其實是件
好事。我們只需要開始接觸並尋找，就能找到最適合我們的道路。

● 脫離心身陷阱 ●

32：合不合得來很重要

我的病人基本上都是為了治療心身疾病而來，大部分的人
都想趕快開始進行心理治療。他們通常不會問自己：我在
這間診所感覺舒服嗎？我和這個醫生講話有沒有什麼不愉
快？當我請他們考慮這些問題時，很多人都會客氣的說：
沒關係的，您是專家，您的治療方式一定有用的。但這其
實是個陷阱。

研究顯示：心身治療關係中的「合適度」可謂成敗的關鍵
（註 138）。也就是說，醫生和病人間應該建立一段穩固、
經得起考驗的關係，才不會在遇到問題時馬上分崩離析。

所以在前往心身科就診時，我會建議您跳脫傳統的思考模式，聽從自己內心的感覺：這個醫生對我夠了解嗎？我在跟他說話的時候有安全感嗎？我覺得自己可以信任他嗎？我想對這個人真正打開心扉嗎？

當然，您的醫生也需要具備最基本的心理學背景，他們必須是心身專科醫師、心理治療師、精神科醫師……等專業人士。

心身醫學與樂高積木

心身醫師和心理治療師是如何處理疾病的？在我回答這個問題前，我必須再重申一個重要的概念：對絕大多數的病人來說，心靈都具有相當重要的意義。也就是說，大部分的疾病都可以從心身醫學方面著手治療，也有一些疾病特別需要心身方面的治療，例如：進食障礙、焦慮症或軀體形式障礙。但是針對手臂骨折、過敏或感冒，心身醫學當然就沒那麼重要。

在心身醫學中，和病人的接觸是極為重要的。我們打開病人心門的方式往往是治療中的關鍵，因為心身的症狀常常導致病人否認自己的情緒，也就是說，我們一定要仔細觀察、謹慎對待。

就實際能力而言，我們心身醫師的專業領域在於心理治療。在先前的章節中，我已經提過心理治療的重要性；不過，作為基礎的身體醫學當然也不能被忽視，所以心理治療常常是一種延伸的治療方案。心身醫學總是讓我想起樂高積木，因為我們可以根據每個病人的不同需求來連接不同的配件。

● **脫離心身陷阱** ●

33：汙名化的危險

汙名化的意思是：人們因為某些特徵而被冠上負面的名詞，例如「他明明沒病，卻老是跑去看醫生」被冠上「神經病」的稱呼。因為受到這些負面的評價，被汙名化的人往往會覺得自己真的有別人說的那種疾病。通常，當事人是沒有辦法靠自身的正面特質或能力擺脫汙名標籤的。

基本上，如果病患在醫院或診所接受心身治療，一定或多或少會受到汙名化，而且往往是隱蔽而微妙的。我們的老闆、朋友和熟人可能不會那麼認真地看待心身疾病。因為心身出狀況而請病假，有時會讓他們不太能接受。「他怎麼又沒來上班？大概是在好好利用他的病假吧？」這種批評時有耳聞，實在令人遺憾。

即使心理治療的效果已經多次得到證實，許多人還是會將其視為無用之物，甚至覺得心理治療就只是在蒐集個性中較為軟弱的部分，又或者是搬出佛洛伊德當笑話，一笑而過。我們在新聞媒體中也很少看到心身疾病的正確概念，患者有時還會被汙名化為抗壓性低、過於敏感的一群人（註 139）。

面對這些嚴峻的狀況，我們該怎麼辦？首先，如果您感覺自己生病了，依然要勇敢尋求幫助。只是請您了解，這麼做也可能會面臨被汙名化的風險。所有有著心身疾病的人一定都明白這有多痛苦，沒有人能否認這些症狀並強撐下去。當您邁出第一步之後，您會發現：正視疾病其實能帶來很大的幫助。千萬不要讓汙名化的危險阻止您去看醫生

的腳步，但與此同時，我們也要學會如何應對他人的評論和輕視。

我建議您再三考慮談論疾病的人選，如果您心中有所猶豫，那我會建議您先暫時不要讓別人知道。開始接受心身治療，代表您洞察了自身的需求，並有所行動，這需要非常大的勇氣。其實，在一個健康的社會，他人反而應該對這項勇敢的決定投以高度的讚賞才對。

第一塊積木：身體醫學

治療的第一步依然是接受身體檢查，看看症狀是否能得到合理的解釋，通常也會需要不同專科醫師之間的合作。醫生們會研究您和您的身體：抽血、照 CT（電腦斷層掃描）看看器官結構、超音波檢查，這些都能得到確定的結果，從而判斷身體器官是否有出現問題。

不過科學數據只是整體病況的一小部分，而且是非常特殊的部分；獲取這些資訊當然很重要，但它們只能反映出一小部分的真實情況。現代醫學可以透過藥物、手術、運動和改變生活方式從生理層面對疾病造成影響，但這些方式卻無法介入另一個層面，也就是

包羅萬象、但總是被隱藏的心靈。所以，心身醫學會藉由接下來的三塊積木來掌握人類的樣貌。

第二塊積木：自我認同

我們要感謝果代克和馮・韋茨賽克（Viktor von Weizsäcker）兩位醫師將自我認同這個主題引入醫學中。在醫學上，「主觀性」指的是要重視患者的想法、情緒、感覺，及其對健康或生病的理解。當然，患者的自我評價和調適疾病的方式也是重要的一環。

我們心身醫師會把身體視為患者的其中一個面向，也就是說，身體會表達出患者的自我，包括一切的想法與特質。

我們的身體不只是運行中的器官組織而已，它還會透露身體主人的許多資訊，像是透過姿勢、表情和手勢等等，於是我們就能看出這個人現在覺得如何？他在意的東西是什麼？身體對心身醫師而言不只是檢驗研究的對象，它也有自己的生命。一個人會因為生命中所經歷到的事件而做出調整，對於所處的環境往往也會有些潛意識的需求和渴望，這些可能會透過語言或身體語言表現出來。在心身醫師的眼中，患者正是這樣的存在，他會為經歷過的事物賦予意義，從而形塑出自我認同的模式，並用屬於他個人的方式講述自己的生命故事。我所遇見的很多病人對於自身的疾病都有自己的理論和推斷，有些還是在無意識中成形的。

讓當事人訴說自己的故事，在心身醫學中是很重要的，因為這往往能讓患者對自己產生新的理解。如此一來，就能幫助他們找到屬於自己的和諧方式，來面對生活中的挑戰、失敗與情緒。

第三塊積木：醫病關係

要和患者的心身方面接觸，第三塊積木就顯得特別重要，也就是人際關係層面。

每個人的內心都很在意人際關係，同事、朋友、鄰居、在麵包店遇到的女人……他們的一些舉動往往會讓我們思考其中涵義，並嘗試去理解。

我們的人生經歷和人際關係息息相關，這些關係大部分是我們有所意識的，但也有一些是儲存在潛意識中的，正是這些和他人的互動形塑了我們的性格。其中，有些人際方面的經歷無法用語言來表露，這是因為在一歲半或兩歲之前，我們根本還不會說話。不過即使尚未掌握語言，這些經歷也會在我們的記憶中留下些許痕跡，而創傷經歷更是會被當事人深刻記住。當病患產生恐懼、生理症狀，做出手勢或無意識地重複兒時行為，可能就和過往的人際關係經驗有關。

人際關係經驗也會影響醫生和病人之間的關係，因為醫生往往會需要病人的信任與依賴，這就很可能會觸發病人從前在人際關係

中的反應模式。對我來說，醫病關係是相當重要的一環，可以幫助病人面對過去的傷痛。

第四塊積木：文化因素

心身醫學中的第四個重要部分是從小生長的社會環境和文化對我們的形塑。舉例來說，德國的健康和食品工業在 1980 年代開始崛起，有大幅度的成長，在這樣的背景下成長的人，看待疾病的觀點就會和中國或阿拉伯世界的人有非常大的不同。

在不同文化和世代下，面對病人的態度和對疾病的處理方式也會有所不同，例如：有些人會覺得生病就是要休息，有些人則可能會不以為然。在德國所屬的中歐文化圈當中，人們對進步的現代醫學時常抱持著比較被動的期待，認為藥物或手術應該要盡快幫助病人恢復日常生活。除此之外，大部分的人還有一種集體的共識，那就是我們的社會應該要對生病的人予以扶持，確保他們能被社會所接納。這項認知除了帶給我們安全感，其實還加強了「病人」這個概念的程度。一方面，當我們生病時，能確保自己得到應有的照顧；但另一方面，許多生病的人也會產生羞恥感或罪惡感，因為支持他的福利是由全民所提供的。

心身醫學的處置

您可能是從家醫科被轉介到心身科的，也可能是您自行尋求心身醫學的幫助。心身醫學和心理治療領域的專科醫生雖然和其他醫生一樣有著專業醫學背景，也知道如何用藥物對抗心理疾病，但我們的治療重點依然會放在心理治療上。因此，心身醫師通常都會提供病人個人或團體心理治療，這些治療的成果可以長期應用在生活中，不只能改善心身疾病，對於身體疾病的心理層面也有著正面的影響。除了心身科的安排外，由心理治療師提供的心理治療與諮商也很值得推薦，能提供病患及時的幫助。

在每項心理治療的一開始，我們都會請病人詳細描述自身的症狀。這個步驟非常重要，醫生一定要確保自己有花足夠的時間來進行。我們也應該事先和病人清楚說明：心理治療沒有時間壓力，不像其他專科那樣，醫生看診往往非常快速。這對我們心身醫師來說當然是莫大的榮幸，因為我們有很多時間能和患者相處。一次諮商持續三十到五十分鐘是很常見的。我有時候會接到從其他科別轉診過來的病患，當他們和我說起原本的看診時間有多短，我總是會很

驚訝。其他專科醫生可以看診的時間真是少之又少！但這也是我們目前醫療體系所要求的。

心身醫學的目標是：以不同於生物醫學的觀點，揭示身體與心理的病況，並提供改善的可能性。就實際層面來說，第一步通常是試著表露內心的痛苦、創傷、衝突或人際關係障礙。為了讓我們能維持穩定的生活，心靈常常會替我們進行「防禦工事」，將心靈的傷口隱藏在平靜的外表之下。不過，心身醫學能為患者提供一個安全的空間，我們會鼓勵病人在治療過程中將這些受傷的部分展現出來，也會從旁予以協助。比起單純只用說的，借助圖畫、音樂或肢體活動的效果會更好，這是因為心靈時常審查我們要說出口的話，而出於防衛的目的，它常常會阻礙我們將內心的傷口說出來。以下的治療方式也都可以在過程中幫助我們：團體心理治療、運動、藝術治療、職能治療、園藝治療、音樂治療、物理治療、自助團體、用餐小組、照護講座、放鬆練習……等等。

附錄：怎樣才是好醫生

好的醫生或治療師會在自己與病患之間搭起橋樑，他們會試著接受病人原本的模樣並與之相處；他們會抱持著適當

的好奇心，不會把任何病人拒之門外。

— 好的醫生不會透過病人來滿足自己的需求，例如：想
　得到病人的認同或親密感。
— 如果覺得對病人有好處的話，好的醫生願意對病人敞
　開心扉。
— 好的醫生會公開自己所使用的治療方式，也會回答和
　治療相關的所有問題。
— 好的醫生會和病人說清楚：他不會對疾病與治癒產生
　直接的影響，而是會提供工具，讓病人能藉此改善自
　己的病況。

— 好的醫生會把治療上的一大步拆解成更容易實現的幾
　個小步，透過這樣的方式，讓患者的期望漸漸成為現
　實。
— 好的醫生會給予希望，讓病人對病況產生積極的想
　法，並鼓勵病人敞開心扉。
— 就像理髮師一樣，好的醫生只做病人希望他做的事，
　也只提供合理範圍內的服務。

心身醫師會做這些事

　　「心身醫學」並不是用來歸類不明疾病的概念，心身疾病也和身體疾病一樣有明確的標準，讓醫生能夠做出診斷或排除。我們先前有提到，許多專科醫師在精通自己的專業之餘，也很了解心身醫學。如果他們發現心身疾病的跡象，能夠及時提供患者幫助。接下來，我會和您介紹：如果有一位新患者初次來到我的診療室，我會做哪些事情。

初次談話

　　第一次的約診主要是關於病人有哪些擔心或不舒服的地方，詢問他對目前狀況的看法：這些問題可能是由什麼原因導致的？他已經嘗試過哪些處理的辦法？我還會問以下的問題：感到不舒服已經有多久了？以前有沒有得過身體或心靈的疾病？有沒有藥癮或酒癮？做什麼工作維生？是否已經建立了自己的家庭？生活中最大的樂趣是什麼？

　　掌握了這些資訊後，就能幫助我們判斷心身醫學能提供患者哪些幫助。接下來我們會花三到四次的約診來徹底掌握患者的健康狀況。具體來說，我們會一起檢視病人先前的身體檢查結果，看看是否有哪些地方需要進一步的釐清。

接下來要進行的步驟就和其他醫學科別有所不同了：我會把社會和心理層面納入考量，也就是患者具體的主觀視角。這對我們而言之所以重要，是因為所有人都是在特定的模式和因素下形塑出自我，沒有人是在中立或「正常」的環境中長大的，所以一定會具有某些特質。我們會從中找出患者的症狀有哪些可能的原因。

生平背景

是什麼讓一直以來對疾病的防禦措施失效了？找出觸發的關鍵很重要。疾病形成的過程有點像石頭滾下坡，而通常都是生活中負面或正面的改變推了第一下，讓它開始滾動。所以，我想了解患者的生平背景，透過他的眼光來看世界。當我戴上他的眼鏡後，就有機會看出是哪些事件觸發了他的病情。有趣的是，這些關鍵點都常常都是一些看似普通的事，例如：工作上的小小競爭、從事非法行為的誘惑、即將到來的婚禮……等等。為了避免衝突，我們內在會有很多妥協的過程，但這些事件卻能讓其產生動搖。

轉換角色

身為心身醫師，我必須要在兩種角色之間切換：一方面，我會保持一定的距離來觀察患者，了解他的行為、表情和情緒背後的心理動機；而另一方面，我會進入同理、共感的視角，讓自己體會到

患者所面對的現實，並在我們之間建立起一份聯繫。我們之前也說過，童年時期的人際關係對個性的形塑非常重要，但最早期的經歷卻無法訴諸語言，而是會透過器官功能和面部的表情反應固著在身體上。

在心身治療過程中還有一件非常重要的事：心身醫師並不是把一套詮釋方式強加給患者。因此我也很需要病人和我一同思考：哪些內心經歷、症狀和身體記憶可能與眼前遇到的問題有關？

聚焦關係

在心身醫學中，病患和醫生的關係往往是很大的焦點。骨科醫師會把重點放在背部，皮膚科醫師會把重點放在皮膚，而我們心身醫師則會把重點放在人際關係系統上。

「人際關係包含了交流、對話和非語言的溝通，這個系統的功能及運作就像是『人體器官』的一種，也是心身醫學特別要研究的對象。」（註 140）這句話出自有名的心身教科書，我們可以從中看出心身醫師的任務（與其他醫學系統相比）有多麼不尋常。我們關注的對象是身體與心靈，而其中，人際關係是最為重要的，包含了當事人與醫生之間的關係。人際關係往往會導致重大衝突、內心結構改變、產生缺陷和創傷，也會讓病患的健康狀態失去平衡。

另一個重點是：心身醫師必須做出正確的診斷。這又牽涉到另

一個很實際的問題，那就是患者是否能夠（且願意）在個人和團體心理治療中與我合作？根據不同的狀況，我也必須判斷自己的治療方針是否能幫助到病人，或者需要換一種治療方法。為了達成以上的目標，我需要有和各種病人相處的能力，他們之中的某些人因為生病的關係，在溝通過程中可能會有消極或破壞的傾向。我要做的就是在我們之間搭建橋樑，改善這段醫病關係。

錯誤記憶

在此期間我們也了解到記憶是多麼不可靠，它比我們想像中更容易隨著時間而混淆，我們有可能會因為一些根本沒發生過的事情而糾結。在這樣的前提下，對生平背景的記憶進行探究似乎就沒有太大的意義，因為我們根本不能確定某些事情是怎麼發生的。

而在心理治療方面，記憶也並不是那麼重要。當然，患者的心理是由記憶建構而成的，但我不是犯罪調查員，不需要知道實際上到底發生了什麼事。嚴格來說，研究病人的生平背景只是一種達成目的的手段，我真正想做的是和患者一起找出他戴著什麼樣的「眼鏡」在看待周遭的事物，又是怎麼體驗這個世界。我們就像是在畫一張地圖，藉此判斷哪些有意識或潛意識的記憶影響了患者對所接收資訊的判斷，而這些經歷對他而言又有什麼意義。這整個過程會影響患者當下及未來的生活。有些人認為記憶和現實可以一一對

應，這個想法有點太單純了；記憶的結構要複雜得多，是由心理結構和當前的動機組成的。當患者發現自己腦中的畫面變得具體、清晰了起來，就是要提高注意力的時候了，而治療師此時也應該把患者能明確回想起的事件和眼前的問題做連結。就像在做夢的時候一樣，記憶所留下的痕跡常常會和現在的記憶混在一起，加上混淆與誤會，讓我們以為它是過去真實發生的事。不管是在具體的研究或是在心理治療中，我們都不能光在幻想裡尋找重要的意義，也不能因為記憶的真實性沒有得到證明，就不去看患者內心的圖景。對生命的認識與理解往往存在於這兩者之間。

在治療的階段，我們會嘗試讓病人理解自身的處境，加強自我感知，發現處理問題的可能性（病人可能不是沒有發現，而是下意識地拒絕），學會照顧自己以避免進一步的負面影響，並再次致力於為自己的生活找到意義。當您開始一段心理治療後（無論是哪種形式），在日常生活中找到情感的支持也非常重要。我在這裡提供您一些關鍵字：建立社交圈、有安全的地方能夠放鬆、向他人請求幫助、學習照顧自己、堅定地拒絕被傷害。

在心身醫學的治療中，保持耐心、做好理解他人（和自己）的準備很重要。如果我們一直把自身的症狀當成一個惱人的東西，想盡快擺脫它，我們就會像滾輪上的倉鼠一樣，無法脫離這個心身的陷阱。這個陷阱讓人認為身體是心靈的死巷，以為其中沒有轉圜

的餘地。其實對於症狀的循環，我們應該試著放下焦慮不耐，轉而從情緒上理解自己、理解過往的經歷和當前的危機，這是為了向前邁進的必要過程。讓自己的人生繼續發展是有必要的，也是一項挑戰，我們只是常常都沒有意識到這點。

醫院裡會發生這些事

「不要啦，我不想去醫院！」當我在治療初期和病人談到心身急症醫院或康復醫院能提供的治療時，時常得到這樣的反應。其實我很能理解，醫院總是讓人害怕，容易喚起我們的焦慮、失去控制權的擔憂、陌生的恐懼、對身體功能受損的畏懼和分離焦慮（必須和心愛的人分開）。醫院也常常會觸發童年的恐懼。有時候，患者也擔心心身醫師會不顧他們的意願進行治療，認為只有真正的精神病患才需要進醫院，害怕一輩子無法擺脫「神經病」的標籤。

但這些都不是真的。心身醫學通常都是屬於大醫院的其中一個部門，而且布置得比其他科別更溫馨、更舒適。根據我的經驗，在心身科就診的體驗也會比一般看病要來得更舒適、更尊重。

許多患者在醫院接受心身治療後，他們對心身醫院的印象產生了很大的變化，對自我的感受也有驚人的轉變。在與其他病人、照護者和治療團隊交流的過程中，患者們體會到一種安全感和歸屬感，讓他們的焦慮得到明顯的緩解。

　　我自己在心身醫院擔任住院醫師的時候，經常看到新來的病人充滿焦慮與固執，他們幾乎無法對別人說出自己的症狀和痛苦。我們會為這些患者提供創作治療，也就是捏陶、繪畫或跳舞，他們能在過程中發現自己的樣貌，和自己締結更緊密的關係，這往往是很長一段時間以來都未曾有過的體驗。透過這些經驗，患者的內在也不再僵化，開始流動。

　　如果用談話的方式無法完全解決患者的問題，而這又對患者造成極大的恐慌，那住院治療就有其意義。在住院期間體會到的安全感能讓患者知道自己受到充分的保護，進而開始能夠接受治療。即使患者在家中必須不斷面對衝突和壓力，將他拖入疾病的深淵，不過在住院的情況下，就能有合適的空間進行治療。如果心身疾病伴隨著其他生理症狀，我們通常會和其他科室合作，在不同的層面同時著手改善。除此之外，還有一些心身症特別適合在醫院治療，例如厭食症或肥胖症，也就是進食障礙。在住院的情況下，可以直接對患者的行為進行干預。參加治療性的用餐小組對於改善進食障礙就很有幫助。

　　關於住院治療，當然也不乏反對的聲音。我個人的意見是：首先要了解心身症狀背後的意涵，再來決定住院治療是否有必要。不過，如果只靠每週一到兩次的心理治療就想改變嚴重的進食障礙，是遠遠不夠的。我們在前面也曾經提過，厭食症是一種非常危險的

疾病，越早開始進行治療越好；而肥胖症也一樣，它能輕易將患者導向糖尿病、心肌梗塞或中風，也會引起各種威脅生命的併發症。

　　一旦患者接受治療，並透過數週的住院觀察來改變行為，情況就能得到明顯的改善。通常在這之後，我們要努力的就是維持改善後的成果。為了建立長期而健康的飲食方針，出院後繼續在飲食障礙門診接受心理治療絕對是有意義的。

● 脫離心身陷阱 ●

34：運用創作過程和語言

「唉，不就只是講講話？我在附近跟鄰居聊也可以啊！」、「在醫院就只是做做手工藝，還有用薰衣草泡腳而已。」第一次接觸心身醫學治療的人，常常會有類似的反應，而我也很能理解他們為何會這樣想。儘管有科學的根據，很多人還是會覺得：聊天、做手工藝和泡腳，這些怎麼會是有健保補助的醫學治療呢？

不要懷疑，它們就是。這些治療手段被稱為「多重模式治

療」，也就是在一套治療中有許多獨立的部分，但彼此結合之下能達到最好的效果。心身醫院中的藝術治療元素，能為患者的身體和情緒都帶來正面的影響（註141），所有和創造力有關的治療方法都能幫助我們去體會各種感受，這些感受經常彼此衝突，所以往往是我們不樂見或被壓抑的。藝術治療也能幫助我們看見創傷的回憶，讓當事人慢慢進入到可以面對傷痛的階段。治療團隊有時會指導病人進行一些自我護理，像是足浴、自我按摩或其他儀式，這些過程能讓我們意識到：自己的內心有哪些童年時期的缺憾。病人也會因而開始能夠打從心底接受治癒的過程。身體和靈魂都需要時間來運作。身為當事人，一步一步慢慢走出陷阱才是比較好的做法。所以，就放心接受這些談話、手工藝和足浴吧！

心理治療的秘密

接下來我會進一步向您解釋：心理治療的原理是什麼？它有什麼功效？在開始一段心理治療前，有哪些需要注意的地方？

話語的力量總是一再遭受質疑，因為很多人會覺得：我們也有跟好朋友或同事說出煩惱呀，這怎麼可能會是幫助我們擺脫疾病的辦法呢？其實，心理治療和普通的聊天是不同的。我會試著用下面的單元和您解釋。

為了直接進入「治療過程」這個主題，容我邀請您一起來為火星移民進行準備。

附錄：
怎麼在二十四小時內把一個人訓練成心理治療師

請跟著我模擬下面的情境：世界馬上就要毀滅了，為了拯救全人類，我們組織了一個十人小隊，準備用太空船把他

們帶到火星。太空船在兩天後就要起飛，而我的任務是：在二十四小時內把其中一名隊員訓練成心理治療師，如此一來，才有人能夠把這項技術傳承下去。理想狀態下，人類會在火星繼續繁衍、生存，這名隊員可以為將來的人類提供服務，並訓練更多的心理治療師。

在這二十四小時內，我和我的學生約好要共同完成一項艱難、卻並非不可能的任務：我們要在大自然中利用能取得的自然素材來建造一棟小屋。在建造的過程中，我會給學生很大的發揮空間，讓他放手去做；但同時我也會讓他知道：我一直在他身後支持著他。當我們收集樹枝、樹葉和石頭當作材料時，我們會一起討論目標，也就是靠自己的力量建一棟小屋。它會長什麼樣子？我們要用什麼材料來蓋？它能保護我們不受侵害嗎？一旦我的學生更能敞開心胸，與我分享他的願望，我就會試著戴上他的「眼鏡」，透過他的視角來看世界，為的是能和他分享同樣的感受。而當小屋終於蓋好，我們享受著達成目標的喜悅，同時也領悟到我們之間的合作在實現目標的過程中具有什麼樣的意義。如果在合作過程中我們對彼此感到失望，或是關係出現了小裂痕的話，我們會試著修補這份關係。

也許您會想問，快速蓋小屋跟成為心理治療師有什麼關係？很簡單：在這個過程中，我的弟子已經認識了心理治療中受到最多人研究的關鍵因素，而且還是親身體驗到的。這項因素不但被研究得很透徹，其效果也被認為非常顯著，我所說的就是「同盟」，它是存在於病人與治療師之間的連繫，在治療的初期尤為重要（註 142）。良好的同盟與成功的治療結果息息相關，腦科學研究也得出了同樣的結論：從神經生物學的角度來看，治療同盟會讓大腦產生大量的依附荷爾蒙。當兩個人感受到彼此之間緊密相依、互相信任，催產素（Oxytocin，也被稱為「依附荷爾蒙」）就會分泌，產生抗憂鬱的效果（註 143）。

對治療師而言，和患者感受到同樣的感情是非常重要的，也就是一般常說的「同理心」。在同一件任務、同一個目標上，雙方要能夠團結一心。在我們的速成課程中，這個共同目標就是「建造小屋」，我們保持著堅定的信念並完成了目標，也在過程中建立了積極正面的想法，而這正是心理治療的作用。現在，這位閃電般結訓的弟子已經是我的同事了，而未來，當他在火星上面對孤獨的夜晚，他可以繼續研究精神分析和行為治療的專業知識，這兩種療法

的效果都有得到證實，只不過可能比我們一直以來以為得
要少。

當我們說到心理治療的秘密，就不得不提出一個關鍵的問題：
人們到底能彼此影響到什麼程度？

醫生就是藥

「最常使用到的藥物就是醫生本身。」心理分析學家巴林特
（Michael Balint）在 1957 年曾經如此說道。這位匈牙利醫師在
世時一直致力於將一部分的心理治療帶進一般的醫學實務中（註
144），也非常強調與患者的互動關係。

人性

前段時間我陪著女兒在急診室，因為她受了有點嚴重的傷，忍
著疼痛等待醫生的診治。您可能也知道，在這種情況下等待看診，
短時間內就會接觸到許許多多的醫護人員。我女兒緊張地蜷縮在診
療台上，第一位醫生來幫我女兒檢查傷口。當她拆開繃帶時，看到
了我女兒的紋身貼紙，我記得是船錨加一顆愛心。「天啊，也太酷
了吧！」這位年輕的外科醫師指著貼紙開心地說道。接著走進來的

是麻醉醫師，他來向我和我女兒解釋「睡美人魔法」（也就是麻醉）很快就會生效。不過在他解釋到一半時，突然說：「對了，我發現妳最近剛過生日！三天前對吧？祝妳遲來的生日快樂！」而當一位醫護人員在進行手術準備時，她走過來告訴我女兒：「妳知道嗎，我弟弟之前也發生了和妳一樣的事，不過他很快就完全康復囉！」

在這次小意外之後，每當我女兒說起這次急診室的經歷，她總是會說那裡的人很酷又很好。而她說的一點也沒錯，這些善良又專業的醫護人員所說的每一句話都表示：我們不只關心妳的傷口，還關心妳整個人。即使一個人的身體可能目前有些損傷或不對勁，但是身而為人，他的存在和自我卻不會因此而不完整。

雖然我女兒的傷口需要手術的幫助，但醫護人員當時所說的每一句話都是給予她的良藥，幫助治癒了她內心的傷口。

症狀是隱密的需求

巴林特醫師用「藥物醫生」這個名詞來形容醫生本人對病人起到的強烈療效。這位精神科醫師的核心理念是：不只有藥物（或其他治療手段）能對病情起到決定性的作用，醫生對待病人的方式也是關鍵（註 145）。

在我女兒的例子中，「藥物醫生」起到了正面的作用，但我們有時也會看到負面的例子。如果醫生在幫我女兒處理傷口的時候一

句話也不說，情況會變得如何？我想，我女兒的注意力應該都會集中到身體的疼痛上吧。

像我女兒這樣具體又可以透過外科解決的病痛還算單純，但如果面對一些查不出具體成因的病症，例如病人心悸、出汗或暈眩，而醫生只是開藥讓心跳和血壓降低的話，那情況就真的會變得很棘手了。

巴林特從一些牽涉到心理的病症中看出了一種隱密的需求：患者無助而絕望地來找醫生，因為他們不知道困擾著自己的症狀究竟代表了什麼；就像孩子求助地看著大人，希望有人能發現他的痛苦，也許還能給他一點安慰。然而，當醫生不假思索地開了藥片來止痛或壓制症狀，會讓患者的想法更加固著於身體。醫生此舉就是間接傳達了一個訊息：我知道你的身體有哪些狀況了，解藥就是這些藥片。而對於隱藏在症狀背後的真正訊息，以及真的能幫助患者從根本解決問題的方法，就這樣離我們越來越遠。患者對自我的信賴也逐漸降低，他們越來越無法相信自己能應對危機。

我接下來要說的話，您也許會覺得有點奇怪，但我認為認知到這點是非常重要的：除了有意識地針對病況進行溝通，以及有意識地對醫生及其治療手段抱以期待之外，在醫生和病人的對話當中，還有許多無意識的動機在共同作用。

反思

如果您本身受到一些症狀的反覆折磨，必須常常去掛號看醫生，狀況卻一直沒有減緩的話，也許是時候轉換一下觀點了，也許您會對自己的情況有新的認知呢。請您問問自己：我對醫生有什麼期待？這些期待是有可能實現的嗎？我常常覺得不被理解、受到拒絕或是被約束嗎？

因為我們往往非常依賴自己的醫生，所以有時候特別容易做出和兒時人際關係中一樣的反應，或感受到一樣的情緒。我們在兒童時期都會建立一些對情緒很重要的人際關係，例如和父母之間的關係。而我們有時候可以想想：這些早期的關係模式有沒有出現在我們和醫生的相處中？如果有的話，從哪部分可以看出來？這對於釐清我們的需求是很有幫助的。

在醫生方面其實也一樣。由巴林特醫師所建立的「巴林特小組」一直都是醫學院培訓和進修的一環，至今已經實行超過四十年了。醫生們在「巴林特小組」中會介紹自己病人的案例，透過與病人之間的相處，嘗試找到潛意識的人際關係模式。如此一來，他們能更了解病人的心理負擔，也能讓自己不至於壓力過大或產生職業倦怠。對於醫生（特別是專精於「身體醫學」的醫生）來說，對醫病關係的形成進行反思能帶來正面的效果，這點已經得到了臨床醫學證實（註 146）。

● 脫離心身陷阱 ●

35：別中了「抗憂鬱藥反射」的陷阱

「病人怎麼沒有抗憂鬱藥！？」我的電話另一頭時常傳來這樣的聲音，通常都是我的同事們打來的。當病人既有憂鬱傾向又有身體疾病的時候，我們經常會分工合作。而每當我聽到這樣問題，往往必須先深吸一口氣——語言是充滿陷阱的，在「抗憂鬱」方面，它就常常讓我們看不見真實，以為藥物是全能的。

憂鬱症＋抗憂鬱藥物＝健康＝能繼續工作？這個公式完全就是個陷阱。中毒就需要解毒劑？恐怖攻擊需要靠反恐小組？這些說法已經不一定完全正確了，對於像憂鬱症這種成因複雜的疾病來說，「憂鬱症需要抗憂鬱藥」的說法又更不成立了。有越來越多研究顯示：服用抗憂鬱藥時產生的正面期待，也就是「安慰劑效應」（placebo effect）其實扮演了很重要的角色（註147）。然而與此同時，患者也必須承受副作用帶來的負擔，因為抗憂鬱藥物其實會對

我們的腦部新陳代謝進行干預。抗憂鬱藥物雖然能緩解特定的症狀，但卻不是一種精確的治療方式。對大多數的憂鬱相關疾病來說，在規劃治療方針時，想辦法了解憂鬱背後的心理模式遠比藥物更為重要，具體來說就是：了解患者的想法、感受與行為是如何形成與發展的、是否影響了他現今的經歷、有沒有可以掌握的確切成因。

我向同事解釋，我們經常會太快就落入「抗憂鬱藥反射」的陷阱，也就是一聽到憂鬱症馬上就想到要用抗憂鬱藥來改善。但是針對目前的病人，我們已經澄清了身體、心理與社會三方面的因素，現在正在從動力心理學方面著手（也就是憂鬱症背後的心理模式）。雖然不一定能很快見效，但效果卻是長期的。除此之外，也可以安排病人開始運動，因為運動可以達到和抗憂鬱藥同等的功效，也就是提高腦內血清素和正腎上腺素的濃度（註 148）。

但是從同事後續的反應中，我注意到：心身醫學在關係方面做的努力及其效用，在目前的醫療體系內仍然備受冷落，有很大的進步空間。

動身出發

考察之旅

來到我們心身醫學或心理治療部門的人，無論是第一次、第二次、第三次或第四次參與這個「實驗性的治療」，常常都「在路上」。我注意到他們心中都有非常強烈的願望或計畫，想要踏上一場「考察之旅」，或是想要「站起來」。這裡就牽涉到醫學和哲學的結合了，這也是對人類的一個大哉問。

心身醫學和其他的醫療措施不一樣，我們沒辦法先「試試看」，看它有沒有效。如果有這種想法的話，那心理治療一定是沒有效果的。這不是要不要接受心理治療的問題，而是您有沒有全心全意地投入在其中。

在進行一趟考察之旅時，旅客應該會覺得自己是安全的，途中會體驗到發現的喜悅，也有機會展示自己的勇氣，但沒有人需要擔心自己會孤身一人，因為治療師會隨時在身旁支持您，並提供許多能派上用場的工具。作為患者，如果您感覺自己能夠信任這位治療師，知道他對您毫無隱瞞，會是個很好的跡象。很多人說，真誠的人容易給人安全感，特別是在一段關係剛開始的時候。

在心理治療的過程中，我們一方面會發掘抽象的心理模式並進行反思，另一方面，治療師也會提供您具體的支持與幫助。

先決條件

心理治療只有在雙方都是自願參與的情況下，才能看到成果，也就是說，病患和醫生都要明確表示出合作的態度，並認為心理治療是有意義、有目標的。根據我的經驗，如果患者純粹是因為被要求才合作，那麼心理治療往往不會有幫助。這裡所說的要求有可能是嚴格的老闆、法院、職業中心或擔心的妻子所提出的。心理治療每次持續的時間是五十分鐘，在這段時間內，當事人和醫生會一直待在同一個空間裡，對話的過程有時還會出現比較激昂的情緒。這是一個內心轉變的過程，但是光靠這些對話並沒有辦法影響到我們的腦神經，也沒辦法長期改變某些特質。

我認為把先決條件說清楚很重要，治療師自己也要想想疾病的癒後和治療的成果，然後和病人說清楚：哪些因素能夠幫助改善疾病、哪些因素又會削弱治療的成效。這方面有很多需要注意的地方，特別是面對特殊的個案時。

我想用錢來舉個例子：今天無論您是債台高築或是百萬富翁，對心理治療的癒後而言，都不是良好的先決條件。在欠債的情況下，人們往往無力改變自身的實際處境，更不要說是透過心理治療達到內心平衡了；那如果是百萬富翁呢？他往往會缺乏足夠的動機來付出努力和毅力，只為了開闢一條新的道路。畢竟，他的生活條件已經夠優渥了，為什麼要這麼努力？

所以，心理治療師應該要在治療開始前就對病患改變的動機和改變的能力進行評估，並將患者的痛苦與負擔當成促使他付諸行動的動力。

● 脫離心身陷阱 ●

36：注意心理治療的侷限性

心理治療的力量雖然時常被低估，但其實也有被高估的時候。要因應患者的不同狀況來設計適當的治療，是一項相當複雜的任務。心理治療不是萬靈藥，在某些情況下，藥物或社會心理幫助會更有效。正因為我們的專業是心身醫學，才更要在治療開始之前就先排除掉可以從生理層面處理的病症。身為心理治療師，我們也必須不斷反思：哪些部分是我們真的能帶來長期幫助的？同時，也要小心不要陷入全能的幻想中。（例如：「我們什麼都做得到！」）

目的地

「您已到達目的地，目的地在您的左手邊。」如果您事先有輸入準確目標的話，導航常常會在完成任務後這樣告訴我們。而心理治療的運作原理也是一樣的。所以，花一點時間來探討心理治療的目標能為症狀帶來哪些正面的影響是值得的。您不需要在接受治療前就知道自己的目標，但請隨時做好和治療師討論這個問題的準備。這真的很重要，因為制定目標也是治療的一部分。

我的病人莫妮卡在剛接受診斷的時候說：「我想擺脫心悸和對心臟病的恐懼，這樣我就不用一直跑心臟內科了。」我很能理解莫妮卡的心情，但這個願望的背後的確存在著一些問題，那就是沒有人能清楚知道莫妮卡該怎麼做才能達到目標。最後，我們根據莫妮卡的願望發展出了兩個目標：「我想知道是什麼讓我心悸」和「既然我的心臟檢查都沒有問題，那我想學習在焦慮的時候自我安撫。這樣一來，從明年一月開始，我一個月就只需要看兩次醫生了。」

一旦我們對症狀背後的心理模式有了更多的了解，就能用更健康、更成熟的方式去應對，在這個過程中，心理治療能給予幫助。如果成功達成上述的目標，症狀往往會大幅減輕或整個消失。以莫妮卡為例：從她前往心臟內科掛號的次數，我們可以看出她自我安撫的能力是否有所提升，或者她內心的恐懼源是否已然不再重要。

一個合適的目標應該具有以下特徵：可實現、實際、有一定的

時間限制、獨立於他人（也就是說，是您自行決定的）、足夠具體。這樣我們在一段時間後才能看出它究竟能否實現。所以，「從下個月開始我每週要打一次籃球」比「我想做更多運動」來得好。

目標應該要是正面的，像一個真正的「目的地」，不帶任何的否定。當我們說出：「我不想再發脾氣了，也不想再一直害怕被排擠。」我們聯想能力豐富的大腦就會接收到下面幾個關鍵字：生氣、害怕、排擠。

而大腦一旦持續地想這些關鍵字，就會開始適應它，我們等於是搬石頭砸自己的腳。所以不如說：「我要練習讓自己更容易得到滿足，每天做兩件事情，讓自己能有融入群體的感覺。」如果是用正面的視角訂定目標，那麼您離目的地其實就不遠了。我們最好經常想起（或說起）它，說說您有多喜歡這個目的地、您在那裡有哪些正面的感覺，就好像您已經到了一樣。

還有一件注意事項：在設定目的地的時候，請不要選那些總有一天會自動達成的事，也就是您死後才會實現的目標，例如：不受打擾、沒有壓力、不再抽菸……您應該懂我在說什麼的。

在沙發上

心理治療都有固定的框架，而在病人的生活中，對於他們所面對的問題，心理治療也起到了某種「框架」的作用。

　　我在這本書的第一部分解釋過：在許多心理疾病的背後，要不是有某個不斷重現的內心模式或衝突、要不是「自我」的某些功能不完全，要不就是有某種創傷。為了針對不同層面進行實際的處置，我們會需要一個具體的框架，也就是分段進行，否則一切都只是「差不多」，就不具有約束力了。如果我們只看事情的某一部分，框架自然會出現。有時候我們會想：看事情要看全部，才能了解一切。但請您抵抗這個想法，和巨大的全景保持距離，因為具體的分段是有益於治療的。

　　框架在心理治療中真的很重要，我們心理治療師可說是框架的守護者。透過固定的約診（每週一次）、固定的診療空間、固定的會面（最多五十分鐘）、規劃好的治療次數，能夠建立起心理治療的框架。當然，也包括病人在診間的位置，是坐著還是躺著。如果是以深層心理學為基礎的心理治療，患者通常會與醫生相對而坐；而如果是心理分析治療，患者有可能會坐著或躺著。順便一提，躺在沙發上其實不像很多人所想得那麼奇怪，這個姿勢能讓治療師和患者避開眼神交流，並讓雙方都能進入當下的對話情境中，且停留在現實層面。患者躺在沙發上的時候，能幫助他們描述一些未加修飾、天馬行空的念頭，而這對分析心理治療的進一步工作來說是個重要的基礎。躺下的姿勢也能讓身體放鬆，內心壓力也就比較不會積累在肌肉和骨骼系統中，而是透過言語表達出來。

框架的存在不是為了惹惱某些人，一切都是為了讓心理治療達到更好的效果。除了上述的基本框架外，為了維持框架的穩定性，其實還可以加上更多的約定，例如：患者和治療師對彼此沒有治療外的義務、不建立私下的情誼……等等。

簡單來說就是：理解對方，但不採取行動，就算患者或治療師有其他的想法也一樣。這是動力心理學治療中的一條重要規則。

副作用

所有能幫助我們的東西，都有著副作用。

心理治療的效果可能會改變您的人際關係與習慣，而這有時候（通常是一開始）會讓情況變得複雜。心理治療一方面能讓困擾您的身體症狀減退，另一方面，也能讓您重新意識到一些訊息，而這有可能會引發爭執與衝突，因為您開始想對生活有更高的掌控度，也想對未解決的問題負起責任；也許您現在會更關心那些對您而言真正重要的事情。然而，您身邊的人不一定會喜歡這種改變，因為人類都是習慣的動物，而且我們早已脫離自我認識的階段了。也許他們覺得，您還是像以往那樣行動會更好。

如果您即將做出一些改變生活的重大決定，最好在治療過程中先和治療師討論。

心理治療還有一個可能的副作用，就是讓創意與靈感降低。現

實中難解的衝突與無望的心願常常會觸發內心的幻想。一旦我們更清楚自己無意識的動機，那股創作的衝動可能會有所減退，這也算是一種副作用吧。

　　某些經歷、想法或情緒被埋藏在意識的深處，當我們在治療過程中開始面對時，往往會讓情緒翻江倒海；這時，如果病患本身有藥癮或酒癮，可能會導致他為了自我安撫而攝取更多的成癮物質，即使他本人並不想這麼做。所以，讓治療師知道您自身的情況很重要，而治療師在安排療程時，也要多加注意這方面的問題。

治療過程就像跳舞

　　我們剛剛已經提過，對於心理治療的規劃是非常重要且必不可少的。每當我經過心理治療區的走廊，看到一扇扇關起來的門上都掛著「治療中請勿打擾」的牌子，就會有種相當特別的感受。走廊上通常都是鴉雀無聲，但您可以感受到這些門扉後有很多事情正在發生：患者們正在診療室中，或坐或躺，經歷著生命中重要的片刻。有時候我會想，在這十九扇門後，是否有人正在經歷人生中的轉捩點？這是否會是他通往健康人生的關鍵時刻？而那些「請勿打擾」的牌子告訴我們，門的後方此刻是受到保護的領域。除了極少數的例外（一年可能不到一次），從來沒有人真的試圖闖進去過。我想藉此告訴您：這個特別的保護空間對患者和我們來說，都是神聖不

可侵犯的。

現在，我要為您打開這扇神秘的大門，讓您看看心理治療的空間究竟會發生什事，以及為什麼我把這個地方稱為「舞池」。不過，根據患者和目的的不同，治療方式會有成千上萬種可能性，這點請您也要放在心中。我會為您介紹其中最典型的元素。在那之前，先進一段理論：

附錄：動力心理治療的簡介 （註 149）

動力心理學的基本假設

我們天生就有需求，嬰兒會透過情緒（興趣、好奇、渴望、恐懼、害怕、恐慌、遊戲驅力）和生理衝動來表現自己的需求，例如：進食量的改變。

此時，心理發展的主要任務是：我們的需求該如何得到滿足？有些需求會彼此牴觸（例如好奇與恐懼），所以妥協或替代方案是必要的，最常見的方式就是幻想。

大腦中有意識的工作區域資源相當有限（只有大約 5% 的目標行為是有意識的）（註 150），因此，很多問題的解決方案都是在無意識中產生的，以我們的情緒經驗為基

礎。但在長大成人後，這些解決方案往往不再適合；而且因為我們沒有注意到，也無法做出改變。

動力心理治療的過程

我們會把情緒看得非常重要，在治療中，這些情緒代表了被壓抑、沒有被滿足的需求。心身疾病往往就是嘗試失敗的結果，因為我們的需求仍然沒有被滿足。

整個療程的主要目的是：幫助病人更了解自己的需求，並找到有效且溫和的方式來滿足。

為了達到這個目標，首先必須要意識到一些深潛於心中、自動且無意識的心理模式，並讓這些模式能夠符合患者現今的生活。

運作方式如下：查明患者內心沒有被感知到的緊迫情緒，這同時也會揭露心身症狀的意義。治療師辨識出患者內心自動運行的解決問題模式，並謹慎地讓患者自行接觸到這個機制。最後，患者能夠自行改變內心的模式。這個過程可能會需要一點時間，因為患者過去認為某些問題是無法解決的，而在準備要意識到這些問題時，內心會出現一股反抗的力量。因此，我們需要經常檢視內心的舊模式和新模式。

自由揮灑

　　為了改變導致生病的內在模式，我們首先必須任其開展。因此，在治療的第一個階段，我會請病人自由揮灑！

　　也許您曾經聽一些接受過治療的人這樣說：「喔，我就只是說我這個禮拜發生了什麼事，沒做其他的事情。」這是很正常的，患者也常常會有這種感覺。因為在這個時期，患者的任務就是回報任何他覺得重要的事。對當事人來說，這看起來也許很沒效率，他心理期待的可能是一項顯而易見的成果，能夠幫助他解決問題並恢復健康。

　　在過程中，我會盡可能帶來放鬆的氣氛。我想找出患者身上一再發生、他自己卻沒有意識到的模式，這種模式幫助患者防禦了他無法承受的情感。在放鬆和平靜的狀態下，尋找的過程通常會比較順利，這需要一段時間，有時也需要我們漫無目的地丟出話題。我必須承認，這對付錢的人（例如保險公司）來說聽起來很糟糕：讓全民為浪費時間而買單！？對此，我可以問心無愧地說：不是的！這背後有著詳細的計畫。

洞察三角

　　在尋找潛意識模式和疾病背後情緒的過程中，我們會在三段關係之間翩然起舞，因為心身疾病通常也是人際關係的疾病。我們心

中出問題的模式和人際關係往往是緊密相連的，根據患者本人的描述，我們會一起仔細觀察他生命中的三段關係。第一段：童年時期的早期關係，也許是冷淡或使用暴力的父母、充滿競爭的兄弟姊妹、溺愛縱容的養父母……等等。第二段：今時今日的關係，也許是和主導性強的伴侶、不友善的鄰居或優柔寡斷的上司。最後是第三段關係，也就是心理治療本身，在患者與治療師之間的醫病關係。這三段關係加在一起被稱為洞察協調三角。

　　我在這個階段要探究的是：患者在每段關係中各有什麼樣的經歷？他在潛意識中防衛的感情是什麼？也就是說，他在這些關係中分別缺少了什麼？我會找出過去與現在經歷中的關聯性，把它帶入談話中。我總是會在心中提醒自己：如果單純只是整理過去的經歷，是無法有效改變未來的。

　　順便一提，在醫病關係方面要探究的部分被稱為「移情」與「反移情」，指的是我們不斷把早期的人際關係經歷和現在的經驗連結在一起的現象（我們的大腦就像一台預言機器），也因為這樣，我們會在無意識間對其他人做出先入為主的判斷。而如果對方也恰好對此做出了反應，就被稱為「反移情」。在這個過程中，我們可以清楚發現哪些事情一再發生在我們身上。漸漸的，當治療師與病人慢慢建立起信任，而病人的心理模式也被找到後，雙方也可以開始談論這個現象。

節奏與信任

我的病人沃夫岡是一位上了年紀的男士，他因為心悸、失眠和嚴重憂鬱來尋求幫助。在接受了二十個小時的心理治療後，沃夫岡從外套口袋裡拿出一張名片遞了過來，那是他最喜歡的餐廳，一棟位於布蘭登堡的古樸森林建築。「您幫了我好多，庫格許塔醫生，」他說，「我想邀請您去吃個晚餐。」我非常高興，這是我職業生涯中最棒的時刻之一。不是因為我們真的會共進晚餐，而是因為我和沃夫岡一起進入了他的世界，了解了他的心願與需求。不過最後沃夫岡卻很不滿意，因為我沒有對美味的燉鹿肉展現出充分的驚嘆，被他說是不知感恩的年輕人。這真的讓我有點緊張。

就像跳舞時重心從一隻腳換到另一隻腳上，我們也能從真實事件去了解患者的內心世界，這就是心理治療的節奏。即使會變得雞飛狗跳，我們也想盡可能多跳一點這樣的舞。只有被情緒所觸發的問題模式才能被改變或調適（註151），沃夫岡和我依然在一條正確的道路上。

在接下來的治療中，沃夫岡告訴我：他知道被拒絕的滋味，這會讓他連結到另一種情緒，好像他沒有價值、不被需要。我問沃夫岡，他是怎麼發現這件事的呢？原來，他在多年前本想為自己的兒子馬塞爾買一間房子，這樣馬塞爾就可以不用住在原本的「破屋」裡了。但很顯然，馬塞爾知道自己想要什麼，他不想要爸爸買房子

給他。「有點像我那天拒絕那道美味的燉鹿肉嗎？」我問道，而那一刻，我看見這位病人第一次掉下淚來。這是一個很好的現象，因為沃夫岡曾經說，他在自己身上感受不到任何生機。

在接下來的療程中，沃夫岡越來越意識到造成自己生病的心理因素可能是什麼：在過去，面對他那暴躁又蠻橫的父親，沃夫岡總是覺得自己軟弱無力。他再也無法承受這種感覺，所以不知不覺間，他開始無意識地爭取掌權的位置，想要為其他人做出決定（住什麼樣的地方、在哪裡吃飯……等等）。他其實一點都不想變得和他父親一樣，所以他將這種傾向隱藏在關心中，認為自己做的事情明明就是為了他人好，卻被他人棄而不顧。

當他的兒子決定離開他時，沃夫岡生病了，但一開始沒有人看得出這兩件事的關聯性。他換了一次又一次的醫生，做了一次又一次的檢查，卻找不到任何身體生病的跡象。

捧在手心

在患者和心理治療師共同經歷的這些事件中，讓治療通往成功的基礎是：患者感覺到自己被捧在手心呵護。我們從兒童時期開始就有著被保護、被關注、悉心陪伴與被同理感受的需求，這是兒科醫師暨心理治療師鮑比醫師（John Bowlby）（註 152）理論的一部分。他從 1950 年代開始發展自己的依附理論，這套理論在之後

促成了「母嬰同室」的概念，也就是在嬰兒剛出生後的幾天，照顧者會和嬰兒同住在醫院。時至今日，我們也已經知道兒童在緊急狀況時，會需要爸爸或媽媽的陪伴，他們能夠感受到孩子的情緒狀態，並給予安慰和關懷。

　　類似的情況也發生在心理治療過程中，治療師就是患者可靠的基礎。只有在安全的基礎上，患者才能對痛苦、有缺陷的人際關係提出質疑，同時建立一份正確的人際關係經歷。要促成這樣的經歷需要患者和治療師付出許多不同方面的努力，不僅僅是談論問題而已。面對心靈的緊急狀況，有安全感的關係就是最佳解藥。

　　每一次的治療方案都是為患者量身訂做的，以患者和病人之間獨特的關係為基礎，療程也會漸漸發展。不是每位病人都像沃夫岡那樣，內心存在著無意識的衝突，就像我在第一部分解釋過的那樣，當事人的問題核心也可能是「自我」功能障礙、身體疾病或創傷，在這些情況下，心理治療的過程又會有所不同了。

在一起的幸福

　　「不要啦，我不要跟別人一起！」當我的病人聽到有團體心理治療時，很多人都會這麼說。「團體」似乎聲名狼藉，但是考慮到它的療效與成果，這麼說實在有點不公平。

　　我在團體中使用動力心理治療已經很多年了，而治療的成果讓

我很確定，關於團體心理治療效果的研究是正確的（註 153）。但為什麼有那麼多人不喜歡團體呢？我認為大家對團體有所顧慮的原因，也正是團體的優點：如果在場有五、六、七、甚至是八位患者，他們有機會對彼此作出反應，移情作用就會發生得非常快；同時，這個空間也不像一對一治療時那樣，讓患者有那麼大的安全感。患者的舒適圈也可能很快就會消失：雖然治療師還是會確保環境和保密方面的安全性，針對治療中發生的事件，所有成員都必須保密。如果患者有還沒消化完的負面經歷，他不需要也不應該在團體治療中分享。儘管有這些措施，但團體治療一開始還是很令人害怕。

　　團體的凝聚力、團體治療的過程、身為團體一分子的感覺……這些對患者而言，都是相當強調個人存在的體驗。他們也會體驗到一種無私的利他主義：在團體裡，他們可以對其他人伸出援手，並隨時切換為支持者的角色。另一件對患者有幫助的事情是：他們可以體驗到其他人面對危機或生活困境的方式，如果願意的話，也可以加以模仿。團體同樣也是一個社會演練的空間，患者可以在這裡測試新的行為模式，而不用承擔現實生活中的後果，他們會從其他成員那裡得到回饋。這些都是只有在團體心理治療中才能做到的。

　　米莉雅是一位三十歲的病人，對她來說，要融入每週的治療小組是件很不容易的事。她是個工作狂，總是擔心時間不夠用。一想到自己的老闆要忍受她每週花一百分鐘進行團體心理治療，米莉雅

就覺得惶惶不安、難以忍受。

米莉雅有肌肉疼痛和背痛的症狀，也嚴重缺乏精力；除此之外，在治療剛開始的時候，她剛經歷了一次憂鬱症發作。其實她以前是個很好相處的人，就是那種就算你要偷車也能放心找她一起的朋友。在事前的會談中，米莉雅告訴我：她身為超市的員工，遭到上司的利用與刁難，但她就是無法劃清界線或辭職走人，因為她總覺得咬牙忍受是自己的使命。在談到她的生平背景時，也能隱約看見她不做抵抗、默默忍受的內在模式。米莉雅說，她的爸爸就是個暴君，在她還小的時候，爸爸就會一直叫她到自己經營的夜間雜貨店幫忙，即使她的功課都還沒做完也一樣。而她的媽媽長年患有偏頭痛，所以她沒有可以求助的對象，只能屈服於這種情況。

一開始，米莉雅不太喜歡待在團體中，因為這讓她想起了兒時的經歷。於是她對自己的課題與需求閉口不談，總是附和著其他人，看起來就像是毫無怨言地接受了自己的症狀。

令人高興的是，團體中的其他人有認真把這位新來的成員放在眼裡，他們很快就說出自己感覺到的事：「妳這樣不就讓自己真的成為受害者了嗎？」其他成員告訴米莉雅，這種做法也有令人煩躁或挑釁的成分在，這就像是為米莉雅打開了新世界的大門。在那之後，米莉雅經歷了理解和哀悼的階段，在其他成員的幫助下她發現：今天的她和小時候不同了，她能為自己所做的事承擔責任。「以前

是對的事情，現在也可能是錯的。」另一位患者下了這樣的結論。漸漸的，米莉雅發展出她從未想像過的力量。她換了工作，練習照顧自己的需求；不管是在團體內或團體外，她都一再體會到：自己已經是一個成年的女性，，能夠面對生活中的挑戰，不再手無寸鐵。因為米莉雅的改變而受益的不只有她本人，整個團體都因此而變得更好了。

團體心理學家福克斯（S. H. Foulkes）把團體中特別的溝通網絡稱為「矩陣」（Matrix）（註 154），並把每一位團體成員都看做神經系統中的一個神經元，也就是複雜系統中的一個節點。福克斯說，一個團體不只是成員的總和。根據他的理論，心理疾病之所以會產生，是因為當事人的個人社交網絡中出現了某種擾動，而他只是運氣比較不好，剛好成為那個出事的人罷了。有個團體分析療法正是依循著這個理論，其運作方式為：建立一個代理網絡，在其中處理原本社交網絡中的干擾，而經過治療後的節點（患者）就可以重新連回他原本的網絡之中。

附錄：

從腦科學研究的角度看心理治療的效果（註 155）

關於「治療同盟」這個主題我在先前有提過：神經生物學家羅特發現，「依附荷爾蒙」催產素的分泌和心理治療的第一階段是否成功有關，而症狀改善的程度也會隨著醫病關係的品質上升或下降。心理治療開始後，一些相對來說比較快速可見的改善，是透過依附系統所受到的刺激而促成的，就像媽媽和寶寶在出生後一段時間所經歷的那樣。

不過，當心理治療為疾病帶來長期改善的時候，我們的大腦中又發生了哪些事？關於這個主題，我們目前還知之甚少。根據科學家的推測，神經細胞在大腦不同區域所建立的新連結可能扮演了重要的角色。（在心理治療的第一個階段）透過觸發依附系統，促進催產素分泌，讓腦內神經元產生新的連結，進而達到緩解憂鬱相關疾病的目的。除此之外，催產素也會促進血清素釋放（許多抗憂鬱藥物也有同樣的功效），而這又會刺激海馬迴中的神經細胞生成新連結，同樣也能達到抗憂鬱的效果。

從神經生物學的角度來看，下面的治療措施對大腦來說特別重要：改善長期記憶的儲存與分類、觸發隱藏的資源（透過良好的關係和正面的自我經驗，詳見本書的第三部分，231頁）、在依附關係和自我認同方面創造新的資源與優勢（我是誰？）以及自主權（獨立做出判斷）。

而從神經科學的角度來看，在嚴重心理疾病的處置方面，長期的心理治療是不可或缺的。因為有問題的感覺型態、思考和行為模式都被深深「埋藏」在大腦的基底核與杏仁核當中（註156）。

　　在我替這個章節拉下帷幕之前，還是要回答一個問題：為什麼我說心理治療就像跳舞呢？這是因為在心理治療中，我們有固定的節奏，但在形式和風格方面又有著多樣性，和跳舞很類似。我們需要面對牆上的鏡子，否則我們看不見自己在做什麼；而在心理治療中，我們需要一位心靈契合的對象，就像我們的舞伴，他能深入理解我們的內心，讓被隱藏的情感和人際關係模式重見天日。

待辦事項——
我有心身疾病，然後呢？

起點：您覺得自己心理或心身方面出了點問題。

第一步行動：

向家醫科醫師、心身專家（心身專科醫師或心理治療師）或任何具有「心理治療」和「心身基本照護」的醫院科別，請他們提供專業的介紹和診斷。

過渡時期：

如果您的手邊有一些相關書籍（例如：心靈成長、自我幫助）可以參考看看，或是閱讀這份「病患手冊」（www.awmf.org/leitlinien/patienteninformation.html）。

根據檢查結果以及和醫生諮詢的結果，採取以下的方案：

轉診到專科醫院或住院、請假、藥物治療、康復治療、心理門診、住院心理治療、職能治療、物理治療或酒癮／藥癮治療門診。

如果需要進行心理治療，請注意下列事項：

回顧過往的病史、和不同的治療師約談、請認識的醫生為您推薦人選、和保險公司諮詢補助事宜、也可以和保險公司的業務約談。

由於心理治療的資源往往不是非常充足，請您展現出積極的態度，明確表示出：

您想努力邁向康復！

結語

我們都會跌倒

昨天我和我兒子去公園，當他盪鞦韆的時候，我正在幾步之外放空。

突然，兒子的大叫將我拉回現實，他從鞦韆上跌了下來，我趕忙跑過去。「我撞到頭了！」他驚恐地啜泣著，這讓我難受得心都揪了起來。我把他抱在懷中想著：到底發生什麼事了？

有另一位爸爸朝我們的方向走過來，他向我點頭打招呼，似乎事情並不嚴重。這讓我稍微安心了一點，畢竟我剛剛正心不在焉地看著天空。

我兒子摸著他的後腦勺，看不出什麼外傷。我想：不知道他有沒有受傷？還是「只是」受到一點驚嚇？

他跌這一下，在撞出一點瘀青的同時，大腦中的杏仁核也發出「恐懼警報」，但這兩者之間的差別在哪裡？一個是皮肉傷、另一個只是壓力荷爾蒙的過度分泌嗎？

恐懼會在我們的內心留下疤痕，就像皮膚上的傷口一樣；即使經過治療，也有可能會再次裂開。在我確認兒子沒有嚴重外傷後，我鬆了口氣，否則我就要帶他去醫院檢查了。而他所受到的驚嚇，則需要我的關心與照顧。

「我想回家，我頭痛痛。」我六歲的兒子小聲說。就在我抱著他走回家的路上，我突然體會到：我們的文化跟「身體」真的息息相關。而這裡的身體指的一個完整的概念：不光是「活著」的軀體，還包括湧動的生命與感情。心身醫學專家懷斯（Edoardo Weiss）和英格利許（O. Spurgeon English）早在 1943 年就開始提倡類似的觀念：在醫學上應該給心靈層面更多的注意力，而不是只針對身體做研究（註 157）。不過，這並不代表我們要減少至今為止投入到「身體」層面的資源與技術，而是要額外關心所有病人的「心靈」層面。

我們今天所看到的心身醫學與心理治療專科，其實只是一種緊急救援或補救措施。因為每一種疾病其實都有心身的層面，有時是身體方面更需要治療，也有些時候，是人際關係方面更需要治療。也許在未來，我們的醫療體系會整個大翻轉，關注心理層面會成為理所當然的概念，但直到那天來臨前，我都抱持著這樣的想法：

時至今日，我們依然在努力拯救心靈。

當我在廚房準備泡茶給兒子喝的時候，他已經不哭了；而當他喝完茶後，他已經把跌倒的事情拋諸腦後，開始玩拼圖了。

「真相是冷酷而無可避免的，那就是：我們都會跌倒，沒有人能倖免。」心理分析師韋伯斯特（Jamieson Webster）在她的論文中這樣寫道（註158）。這就讓我想起里爾克（Rilke）的《秋》（Herbst）這首詩，其中也提到了跌倒。在詩的最後有著這樣一句話：「卻有一個人，無限輕柔地將這墜落捧在手中。」（註159）

伸出援手

在這本書裡，我為您介紹了心身症狀，它們表達著那些未曾與他人言說的感情與需求。很多人經常嘗試用儀器或藥物來應對這些心身症狀，但這些手段不但無法掌握我們心裡的癥結，也無法理解它，更不要說是治療了。也正因如此，當事人常常像是落入陷阱般動彈不得：他尋求著依靠，但沒有人看見他的需求。

醫學機器無法滿足人類「被接住」的願望。

打從我們還在媽媽肚子裡的時候，與他人有所連繫就已經是至關重要的需求了。這項需求不會隨時間流逝而消失，只是被我們每天所面對的「要務」給掩蓋，讓我們對此感到麻木。而正是因為我們和生命中真正重要的事物如此疏遠，當壓力和其他症狀找上門來，我們就會希望能把身體「修好」，幻想著藥物或手術能讓一切都回到正軌。

笛卡爾認為：人也是一種機器。而現代的機器越來越精密，也越來越快，這就讓我們有種錯覺，好像身體和心靈也應該一起加快腳步。不過急劇上升的心身病例（有些人雖然沒有就診，但還是因為心身狀況而需要請病假或提早退休）在在向我們表明：一直要求「加速」是行不通的。現今的醫學的判斷與治療都變得更加精確，然而心身正是這套系統的弱點：人類的種種感受都被偽裝成症狀來表達。

所以我想在此呼籲：不要為了追求效率而忽略了人性的部分。我所認為的人性，是當他人跌倒的時候，我們可以伸出援手接住對方；而在其他人將我們接住的時候，我們更可以學會放手。心靈不像電腦那樣可以加速或升級，所以一旦生活的速度太快，我們就有可能會忘記自己與生俱來的本能：和他人產生連繫，也和

自己產生連繫。

　　讓我們開始接受那些找不到原因的生理症狀和心靈的負擔吧，把它當成生活的一部份，當作是來自「我」的訊息。「我」想要什麼？我錯過了那些感覺和訊號嗎？有那些事物能讓我依靠？讓我們開始探索症狀背後的心理世界，同時，也接受感覺並不總是令人愉快的這個事實。

　　讓我們承認這些矛盾的存在吧：好與壞、生病與健康、愛與恨；這些通通存在於一個人身上，而我們經常身處其中，左右為難，這就是人類啊。而不管您在其中有什麼感受，那就是您應該感受到的情緒，我們不用也不能去左右它。

　　「那大概就是心身方面的問題了！」如果您聽到這句話，通常表示聚焦於人體器官的醫學不能再為我們做什麼了。但這並不代表您會因此而絕望，因為心身醫學也是醫學的一種。當您的身體和心靈失去平衡，我們心身醫師能夠介入觀察，向您解釋可能的情況，並研究治療的方法。

　　在「**關係醫學**」中，也就是病人和醫生之間彼此信賴關係的幫助下，病人可以找到新的依靠；而那些無聲吶喊著內心需求的症狀，也就變得不再那麼迫切需要。我在此祝福您收穫滿滿、一切順利！

　　您誠摯的亞歷山大・庫格許塔醫師。

謝　詞

感謝我的妻子莎拉・庫格許塔博士（Dr. Sarah Kugelstadt），謝謝妳的愛與支持；感謝我親愛的孩子，謝謝你們的耐心與絕妙的主意。因為有你們，我才得以思考和寫作。感謝我的父母，謝謝你們一直對本書報以真誠的興趣。

感謝柏林 rauchzeichen-agentur 的韋伯女士（Laura Weber）及其同事，謝謝妳們提出讓我撰寫一本心身醫學科普書的想法，也謝謝妳們在過程中給予的大力支持，這給了我很多靈感，非常感謝！

非常感謝馬賽克出版社（Mosaik Verlag）的計畫主持人安格克（Johannes Engelke），是他對「心身醫學」這個概念的興趣與 Wiesbusch 努力，讓更多的人得以對該領域有所了解，從而消除許多與「心身」相關病症的恐懼。他也用極大的熱情與耐心，幫助我認識科普類書籍的世界。謝謝維斯布許女士（Ruth）對本書的編輯工作，謝謝克瓦卡女士（Sabine Kwauka）繪製獨特又絕妙的封面，謝謝安德雷斯女士（Stefanie Endres）精確地篩選並傳達出我書中的核心訊息。在此，我要再次對馬賽克和戈德曼出版社（Goldmann

Verlag）的合作團隊致上謝意。

　　謝謝魯道夫博士（Dr. Michael Rudolph）的專業建議，他是我敬愛的上司與心理治療的導師，有了他的幫助，我才能把書中的許多概念描寫得更精確。謝謝我的朋友博特費特（Egbert Bortfeldt），他花了無數個夜晚和我一起沉浸在心身醫學的世界中，也對我的論點十分理解。我真的非常感謝他！

　　關於本書的內容、語言和道德方面的評估，我想要感謝以下的朋友與同事：阿德勒博士（Dr. Yael Adler）、德雷爾博士（Dr. Jan Dreher）、海因里希先生（Sven Heinrichs）、洪恩博士（Dr. Michael Horn）、兩位菲力浦博士（Dr. Marina Wayan Philipps ╱ Dr. Ron Philipps）、萊希先生（Sebastian Reich）、里德爾博士（Dr. Andrea Riedl）、修利澤女士（Antje Scheuritzel）、馮‧席拉赫女士（Ariadne von Schirach）與季莫曼博士（Dr. Sebastian Zimmermann）。沒有你們的幫助，就沒有眼前的這本書。非常感謝你們！

　　最後，我要向我的病人們致上最特別的感謝，從你們的身上，我學到了很多。

　　　　　　　　　　　　　　　　　　　　寫於 2020 年夏天

附　錄

所有網路搜尋資料已於 2020 年 7 月 14 日修訂完成
本書內文註 1 至註 159

1. Rudolf, G.: Wie Menschen sind. Eine Anthropologie aus psychotherapeutischer Sicht. Schattauer, Stuttgart 2015, Seite 257 ff.
2. Cohen, S., D. A. Tyrrell, A. P. Smith: Psychological stress and susceptibility to the common cold. N Engl J Med 1991; 325: 606–612. Zitiert nach: Rüegg, J. C.: Mind & Body: Wie unser Gehirn die Gesundheit beeinflusst. 2. Aufl., Schattauer, Stuttgart 2014, Seite 155.
3. Rudolf, G., P. Henningsen: Psychotherapeutische Medizin und Psychosomatik. 8. unv. Aufl., Thieme, Stuttgart 2017, Seite 21.
4. Kandel, E.: Das Zeitalter der Erkenntnis. Pantheon, München 2018.
5. Will, H.: Georg Groddeck: Die Geburt der Psychosomatik. dtv, München 1987.
6. Koenig, H. G.: Religion, Spirituality and Health: The Research and Clinical Implications. ISRN Psychiatry 2012; 2012. Online unter: https://doi.org/10.5402/2012/278730.
7. Egger, J. W.: Das biopsychosoziale Modell. Schweiz Ärzteztg 2018; 99 (35): 1156–1158. Online unter: https://doi.org/10.4414/saez.2018.06861
8. Ebd.
9. Freud, S.: Das Unbehagen in der Kultur (1930). In: Sigmund Freud, Sämtliche Werke, e-artnow 2015, Kap. 1.
10. Sangwan, N.: Your Body Is Talking. Are You Listening? Huffington Post, 10.07.2013. Online unter: https://www.huffpost.com/entry/emotional-wellness_b_3992379.
Die Anregung zu diesem Kasten stammt aus dem Artikel der Internistin Neha Sangwan.
11. Roth, G.: Wie das Gehirn die Seele formt. FAZ, 11.08.2015. Online unter: https://www.faz.net/-i30-86co8
Eine übersichtliche Zusammenfassung von Neurobiologe Gerhard Roth
12. Kisilevsky, B. S., S. M. Hains, K. Lee et al.: Effects of Experience on Fetal Voice Recognition. Psychological Science 2003; 14 (3): 220–224.
13. Billig, S., P. Geist: Wie Babys die Welt entdecken. Deutschlandfunk Kultur, 22.11.2018. Online unter: https://www.deutschlandfunkkultur.de/saeuglingsforschung-wie-babys-die-welt-entdecken.976.de.html?dram:article_id=433919
14. DeCaspar, A. J., M. J. Spence: Prenatal maternal speech influences newborns' perception of speech sounds. Infant Behavior & Development 1986; 9 (2):133–150.
15. Moon, C., R. P. Cooper, W. P. Fifer: Two-Day-Olds Prefer Their Native Language. Infant Behavior & Development 1993; 16: 495–500. Online unter: https://infantstudies-psych.sites.olt.ubc.ca/files/2015/03/Moon-et-al.-1993.pdf
16. Schubert, C.: Was uns krank macht, was uns heilt. Aufbruch in eine neue Medizin. 5. Aufl., Fischer & Gann, Munderfing

2018, Seite 73.

17. Neubauer, K.: Stress in der Schwangerschaft hinterlässt Spuren im Baby-Hirn. Spiegel Online, 18.10.2013. Online unter: https://www.spiegel.de/gesundheit/schwangerschaft/stress-in-der-schwangerschaft-hinterlaesst-spuren-im-gehirn-a-928555.html

18. Weiss, S. J.: Parental touching: Correlates of a child's body concept and body sentiment. In: Barnard, K. & T. B. Brazelton (Eds.) 1990. Zitiert nach: Geuter, U.: Körperpsychotherapie Praxis, Springer 2015, Seite 218 f.

19. Uvnäs-Moberg, K.: Oxytocin may mediate the benefits of positive social interaction and emotions. Psychoneuroendocrinology 1998; 23 (8): 819–835.

20. Uvnäs-Moberg, K.: Antistress Pattern Induced by Oxytocin. News Physiol Sci. 1998; 13: 22–26. Online unter: https://doi.org/10.1152/physiologyonline.1998.13.1.22

21. Geuter, U.: Körperpsychotherapie Praxis. Springer, Berlin 2015, Seite 265.

22. Dornes, M.: Die emotionale Welt des Kindes. Fischer, Frankfurt 2007, Seite 19 ff.

23. Ebd., Seite 21.

24. Ebd., Seite 22.

25. Äin-red: Die Trotzphase. Kinder- und Jugendärzte im Netz. Online unter: https://www.kinderaerzte-im-netz.de/altersgruppen/kleinkinder/entwicklung-erziehung/die-trotzphase/

26. Ermann, M.: Psychotherapie und Psychosomatik. Ein Lehrbuch auf psychoanalytischer Grundlage. 6. Aufl., Kohlhammer, Stuttgart 2016, Seite 73.

27. Ganna, A., K. Verweij, M. Nivard et al.: Large-scale GWAS reveals insights into the genetic architecture of same-sex sexual behavior. Science 2019; 365 (6456). Online unter: https://science.sciencemag.org/content/365/6456/eaat7693

28. Diem-Wille, G.: Latenz – Das »goldene Zeitalter« der Kindheit. Kohlhammer, Stuttgart 2015.

29. Geuter (2015), Seite 236.

30. Waldinger, R.: What makes a good life? Lessons from the longest study of happiness. TED Talk 2016. Online unter: https://youtube/8KkKuTCFvzl

31. Wolf, C.: Kindheitsmuster. Aufbau, Berlin 1976.

32. Rudolf (2017), Seite 92. Es gibt verschiedene Definitionen von Basisemotionen

33. Wettig, J.: Eltern-Kind-Bindung: Kindheit bestimmt das Leben. Dtsch Arztebl 2006; 103 (36): A 2298–2301. Online unter: https://www.aerzteblatt.de/archiv/52567/Eltern-Kind-Bindung-Kindheit-bestimmt-das-Leben

34. Kishimi, I., F. Koga: Du musst nicht von allen gemocht werden. Vom Mut, sich nicht zu verbiegen. Rowohlt, Hamburg 2019, Seite 34–37.

35. Cohen, S., D. Janicki-Deverts, R. B. Turner et al.: Does hugging provide stress-buffering social support? A study of susceptibility to upper respiratory infection and illness. Psychological Science 2015; 26 (2): 135–147.

36. Kort, R., M. Caspers, A. van de Graaf et al.: Shaping the oral microbiota through intimate kissing. Microbiome 2014; 2: 41.

37. Rüegg, J. C.: Mind & Body: Wie unser Gehirn die Gesundheit beeinflusst, 2. Aufl. Schattauer, Stuttgart 2014, Seite 47 ff.

38. Rudolf (2017), Seite 210.

39. Schonecke, O. W., J. M. Herrmann: Psychophysiologie. In: von Uexküll, T. (Hg.): Psychosomatische Medizin. Modelle ärztlichen Denkens und Handelns. Urban & Fischer, München 2008, Seite 193 ff.

40. Alexander, F.: Psychosomatische Medizin. De Gruyter, Berlin 1951.
41. Freud, S.: Bruchstück einer Hysterie-Analyse. Fischer Taschenbuch, Frankfurt am Main 2007.
42. Freud, S., J. Breuer.: Studien über Hysterie (1895). In: Sigmund Freud, Sämtliche Werke, e-artnow 2015.
43. Quinodoz, J. M.: Freud lesen. Eine chronologische Entdeckungsreise durch sein Werk. Psychosozial-Verlag, Gießen 2011. Dieses Buch bietet einen guten Blick in das Werk Freuds, auf den Seiten 27 bis 45 geht es um die Konversionsneurose.
44. Sojka, P., M. Bares, T. Kasparek et al.: Processing of Emotion in Functional Neurological Disorder. Frontiers in Psychiatry 2018; 9: 479. Online unter: https://doi.org/10.3389/fpsyt.2018.00479
45. Ermann (2016), Seite 272.
46. AWMF: S3 Leitlinie »Funktionelle Körperbeschwerden«, 2018. Online unter: https://www.awmf.org/uploads/tx_szleitlinien/051-001l_S3_Funktionelle_Koerperbeschwerden_2018-11.pdf, Seite 10.
47. Schultz-Henke, H.: Lehrbuch der analytischen Psychotherapie, Thieme, Stuttgart 1951. Zitiert nach: Ermann, M.: Psychotherapie und Psychosomatik, 6. Aufl., Kohlhammer, Stuttgart 2016, Seite 276.
48. Siegmann, E. M., H. H. Müller, C. Luecke et al.: Association of Depression and Anxiety Disorders With Autoimmune Thyroiditis: A Systematic Review and Meta-analysis. AMA Psychiatry 2018; 75 (6): 577–584. Online unter: https://jamanetwork.com/journals/jamapsychiatry/fullarticle/2679767
49. Cai, Y. J., F. Wang, Z.-X. Chen et al.: Hashimoto's thyroiditis induces neuroinflammation and emotional alterations in euthyroid mice. J Neuroinflammation 2018; 15 (1): 299.
50. Freud, S.: Drei Abhandlungen zur Sexualtheorie (1905). In: Sigmund Freud, Sämtliche Werke, e-artnow 2015.
51. Bargh, J. A., T. L. Chartrand: The unbearable Automacity of Being. American Psychologist 1999; 54 (7): 462–479.
52. Freud, S.: Das Ich und das Es. Reclam, Leipzig 2013.
53. Kandel (2018), Seite 436.
54. F43.1 Posttraumatische Belastungsstörung nach ICD-10. Online unter: https://www.icd-code.de/icd/code/F43.-.html
55. Felitti, V. J., R. F. Anda, D. Nordenberg et al.: Relationship of childhood abuse and household dysfunction to many of the leading causes of death in adults. The Adverse Childhood Experiences (ACE) Study. Am J Prev Med. 1998; 14 (4): 245–258.
56. Ebd.
57. Wöller, W.: Assoziationsmodell. Drittes psychodynamisches Theoriemodell neben Konflikt- und Strukturmodell? Psychotherapeut 2016; 61: 66–71.
58. Freud (1930)
59. Lutherbibel Standardausgabe. Deutsche Bibelgesellschaft, Stuttgart 1985: Prediger 3,1–4.
60. Ströhle, A., J. Gensichen, K. Domschke: Diagnostik und Therapie von Angsterkrankungen. Dtsch Arztebl Int 2018; 115: 611–620.
61. Plab, K.: Psychoanalytische Psychosomatik. Vandenhoeck & Ruprecht, Göttingen 2016, Seite 158.
62. Groddeck, G.: Vom Menschenbauch und dessen Seele – Schriften zur psychoanalytischen Psychosomatik. Stroemfeld 1933. Zitiert nach: Plab (2016), Seite 157.
63. Bischoff, C., H. Zenz, H. Traue: Kopfschmerzen. In: von Uexküll, T. (Hg.): Psychosomatische Medizin. Modelle ärztlichen Denkens und Handelns.

Urban & Fischer, München 2008, Seite 825 ff.

64. Hovanitz, C. A., D. J. Reynolds, M. P. Cote et al.: Objective behavior associated with an »ordinary« mild headache: a surprising failure of pain onset to signal self-protective or self-regulatory behavior. Headache 1999; 39 (9): 654–661.

65. Lang, H.: Zwang – Psychoanalytische Therapie. In: Senf, W., M. Broda (Hg.): Praxis der Psychotherapie. Ein integratives Lehrbuch. Thieme, Stuttgart 2000, Seite 356–362.

66. Kandel, E.: Psychiatry, Psychoanalysis and the new Biology of Mind. American Psychiatric Publishing 2005. Zitiert nach: Rudolf (2017), Seite 35.

67. Adolphsen, C.: Autogenes Training für Dummies. Wiley-VCH, Weinheim 2011. Eignet sich gut zum Weiterlesen, und um eine Methode gegen Schlafstörungen zu erlernen.

68. Hoffmann, S. O., G. Hochapfel (Hg.): Neurotische Störungen und Psychosomatische Medizin. Schattauer, Stuttgart 2009, Seite 131.

69. Ebd.

70. Die Arbeit mit diesen inneren Anteilen wird besonders intensiv in der Schematherapie praktiziert. Eine gute Einführung: Roediger, E.: Was ist Schematherapie: Eine Einführung in Grundlagen, Modell und Anwendung. Junfermann, 3. überarb. Aufl., Paderborn 2018.

71. Harlow, H. F., R. R. Zimmermann: Affectional Responses in the Infant Monkey. Science 1959; 130: 421–432.

72. Gießelmann, K.: Glutensensitivität: Selbstdiagnose meistens falsch. Dtsch Arztebl 2018; 166 (16). Online unter: https://www.aerzteblatt.de/archiv/197517/Glutensensitivitaet-Selbstdiagnose-meistens-falsch

73. Patientenleitlinie zur Diagnose und Behandlung der Adipositas. Deutsche Adipositas Gesellschaft 2019, Seite 20. Online unter: https://www.adipositas-gesellschaft.de/fileadmin/PDF/Leitlinien/Patientenleitlinie_Adipositas.pdf

74. Thomson, J. R.: The Very Real Psychological Benefits Of Cooking For Other People. Huffpost, 17.07.2017. Online unter: https://www.huffpost.com/entry/benefits-of-cooking-for-others_n_5967858ae4b0a0c6f1e67a15

75. WHO: Millionen leiden an Depressionen. Dtsch Arztebl, 23.02.2017. Online unter: https://www.aerzteblatt.de/nachrichten/73297/WHO-Millionen-leiden-an-Depressionen

76. Online unter: https://www.psychcast.de

77. PsychCast mit Alex und Jan: PC066 Suizidalität. Online unter: https://psychcast.de/pc066-suizidalitaet/

78. Cowles, M. K., C. B. Nemeroff: Depression – A Systemic Illness. In: Blumfield, M., J. Strain (Hg.): Psychosomatic Medicine. Lippincott Williams & Wilkins, Philadelphia 2006, Seite 47–65.

79. Strain, J.: Psychological Care of the Medically Ill: Understanding the Conceptual Framework of Psychosomatic Medicine. Vortrag New York Psychoanalytic Society & Institute, 04.10.2017.

80. Sullivan P. F., M. C. Neale, K. S. Kendler: Genetic Epidemiology of Major Depression: Review and Meta-Analysis. American Journal of Psychiatry, 2010; 157 (10): 1552–1562. Online unter: https://doi.org/10.1176/appi.ajp.157.10.1552

81. Border, R., E. C. Johnson, L. M. Evans et al.: No Support for Historical Candidate Gene or Candidate Gene-by-Interaction Hypothesis for Major Depression Across Multiple Large Samples. American Journal of Psychiatry 2019; 176 (5): 376–387.

82. Heimbeck, A., G. Hölter: Bewegungstherapie und Depression – Evaluationsstudie zu einer unspezifischen und einer

störungsorientierten bewegungstherapeutischen Förderung im klinischen Kontext. Psychother Psych Med 2011; 61 (5): 200–207.

83. Fontane, T.: Briefe an seine Familie: Erster Band. TP Verone Publishing House Limited, Nikosia 2017, Seite 101.

84. hil: Wie Stress das kardiovaskuläre Risiko erhöht. Dtsch Arztebl, 18.01.2017. Online unter: https://www.aerzteblatt.de/nachrichten/72519/Wie-Stress-das-kardiovaskulaere-Risiko-erhoeht

85. hil: Psychische Belastungssituationen steigern das Herzinfarktrisiko auch bei Gesunden. Dtsch Arztebl, 28.09.2018. Online unter: https://www.aerzteblatt.de/nachrichten/98193/Psychische-Belastungssituationen-steigern-das-Herzinfarktrisiko-auch-bei-Gesunden

86. Ermann (2016), Seite 251.

87. Wegner, M., I. Helmich, S. Machado et al.: Effects of exercise on anxiety and depression disorders: review of meta-analyses and neurobiological mechanisms. CNS Neurol Disord Drug Targets 2014; 13 (6): 1002–1014.

88. Schirach, v. A.: Die psychotische Gesellschaft. Wie wir Angst und Ohnmacht überwinden. Tropen, Stuttgart 2019, Seite 126 ff.

89. Scaer, R. C.: The neurophysiology of dissociation and chronic disease. Appl Psychophysiol Biofeedback 2001; 26 (1): 73–91.

90. Reddemann, L.: 1000 Meilen beginnen mit dem ersten Schritt. Herder, Freiburg 2009.

91. AWMF online: S3 Leitlinie »Funktionelle Körperbeschwerden« 2018. Online unter: https://www.awmf.org/uploads/tx_szleitlinien/051-001l_S3_Funktionelle_Koerperbeschwerden_2018-11.pdf, Seite 10.

92. Ebd., Seite 13.

93. Harth, W., U. Gieler: Psychosomatische Dermatologie. Springer, Heidelberg 2006. Zitiert nach: Plab (2016), Seite 155.

94. Tangier, U., U. Gieler, B. Köhnlein: Somatoforme Störungen bei ambulanten dermatologischen Patienten. Psychotherapeut 2003; 48: 321–328.

95. Peters, E.M.: Gestresste Haut? – Aktueller Stand molekularer psychosomatischer Zusammenhänge und ihr Beitrag zu Ursachen und Folgen dermatologischer Erkrankungen. JDDG: Journal der Deutschen Dermatologischen Gesellschaft 2016; 14: 233–254.

96. Leiner, P.: Die atopische Dermatitis kommt selten allein. hautnah dermatologie 2019; 35. Online unter: https://doi.org/10.1007/s15012-019-3237-8

97. Harth (2006). Zitiert nach: Plab (2016), Seite 160.

98. Adler, Y.: Hautnah. Alles über unser größtes Organ. Droemer, München 2018.
Hier wurden praktische Rezepturen zusammengetragen.

99. Freud (1905)

100. Parin, P.: Zur psychoanalytischen Theorie der sexuellen Perversion. In: Proceedings of the Fourth World Congress of Psychiatry. International Congress Series No. 150. Madrid: Excerpta Medica: 1024–1027. Online unter: http://paul-parin.info/wp-content/uploads/texte/deutsch/1966b.pdf, Seite 2

101. Antonovsky, A.: Salutogenese. Zur Entmystifizierung der Gesundheit. dgvt-Verlag, Tübingen 1997.

102. Bucay, J.: Komm, ich erzähl dir eine Geschichte. Fischer, Frankfurt 2007, Seite 7 ff.

103. Ebd.

104. Winnicott, D. W.: Transitional objects and transitional phenomena; a study of the first not-me possession. Int J Psychoanal 1953; 34 (2): 89–97.

105. Fromm, E.: Die Kunst des Liebens. 12. Aufl., dtv, München 2011.
106. Loew, T. H.: Langsamer atmen, besser leben. Eine Anleitung zur Stressbewältigung. Psychosozial-Verlag, Gießen 2019.
107. Ebd.
108. Buber, M.: Ich und Du. Reclam, Leipzig 1995.
109. Willi, J.: Die Zweierbeziehung. Das unbewusste Zusammenspiel von Partnern als Kollusion. Rowohlt, Hamburg 2012.
110. Moeller, M. L.: Die Wahrheit beginnt zu zweit. Das Paar im Gespräch. 35. Aufl., Rowohlt, Hamburg 2016.
111. Ebd.
112. LeDoux, J. E.: The Emotional Brain. The Mysterious Underpinnings of Emotional Life. Touchstone, New York 1996. Zitiert nach: Steinert C., F. Leichsenring: Psychodynamische Psychotherapie in Zeiten evidenzbasierter Medizin. Vandenhoeck & Ruprecht, Göttingen 2017, Seite 16.
113. Giebel, M. (Hg.): Seneca: Das Leben ist kurz! Reclam, Leipzig 2007.
114. Aldort, N.: Von der Erziehung zur Einfühlung: Wie Eltern und Kinder gemeinsam wachsen können. Arbor 2008, Seite 22 ff.
115. Probst, M., H. Coppenolle, W. Vandereycken: Body Experience in Anorexia Nervosa Patients: An Overview of Therapeutic Approaches. Eating Disorders 1995; 3: 145–157.
116. Roth (2014), Seite 147 f.
117. Heimbeck (2011), Seite 200–207.
118. Stoll, O., H. Ziemainz: Laufen psychotherapeutisch nutzen. Springer, Berlin u. Heidelberg 2012. Zitiert nach: Geuter (2015), Seite 28.
119. Hollstein, T.: Fakten und Zahlen für das individuelle Maß an Bewegung. Dtsch Arztebl 2019; 116 (35–36). Online unter: https://www.aerzteblatt.de/archiv/209444/Sport-als-Praevention-Fakten-und-Zahlen-fuer-das-individuelle-Mass-an-Bewegung
120. Ebd.
121. Ebd.
122. Thomson, J. R.: The Very Real Psychological Benefits Of Cooking For Other People. Huffpost, 17.07.2017. Online unter: https://www.huffpost.com/entry/benefits-of-cooking-for-others_n_5967858ae4b0a0c6f1e67a15
123. Sansone, R. A., L. A. Sansone: Gratitude and Well Being. The Benefits of Appreciation. Psychiatry (Edgmont) 2010; 7 (11): 18–22. Online unter: https://www.ncbi.nlm.nih.gov/pmc/articles/PMC3010965/
124. Auster, P.: Winterjournal. 2. Aufl., Rowohlt, Hamburg 2013.
125. Giebel, M. (2007)
126. Yalom, I. D.: Theorie und Praxis der Gruppenpsychotherapie. 10. Aufl., Klett-Cotta, Stuttgart 2010.
127. PsychCast mit Alex und Jan: PC007 Brachliegen als Chance: Im Gespräch mit Ariadne von Schirach, Berlin 2015. Online unter: https://psychcast.de/ariadne-von-schirach/
128. Rudolf (2017), Seite 202.
129. DGPPN: Zahlen und Fakten der Psychiatrie und Psychotherapie (07.2019). Online unter: https://www.dgppn.de/_Resources/Persistent/154e18a8cebe-41667ae22665162be21ad726e8b8/Factsheet_Psychiatrie.pdf, Seite 3.
130. Mehr dazu findet sich bei Solms, M.: The scientific standing of psychoanalysis. In: BJPsych Int. 2018; 15 (1): 5–8. Online unter: https://www.ncbi.nlm.nih.gov/pmc/articles/PMC6020924/
131. Steinert, C., T. Munder, S. Rabung, J. Hoyer, F. Leichsenring: Psychodynamic Therapy: As Efficacious as Other Empirically Supported Treatments? A Meta-Analysis Testing Equivalence of Outcomes. Am J Psychiatry 2017; 174 (10): 943–953.
132. Solms (2018)

133. Dührssen, A.: Katamnestische Ergebnisse bei 1004 Patienten nach analytischer Psychotherapie. In: Zeitschrift für Psychosomatische Medizin 1962; 8: 94–113.
134. Dührssen, A., E. Jorswieck: Eine empirisch-statistische Untersuchung zur Leistungsfähigkeit psychoanalytischer Behandlung: Nachdruck aus Nervenarzt 36 (1965): 166–169. In: Zeitschrift für Psychosomatische Medizin und Psychoanalyse 1998; 44(4): 311–318.
135. Shedler, J.: That Was Then, This Is Now: An Introduction to Contemporary Psychodynamic Therapy. University of Colorado School Medicine 2006. Online unter: https://jonathanshedler.com/PDFs/Shedler%20(2006)%20That%20was%20then,%20this%20is%20now%20R9.pdf
136. Solms, M., O. Turnbull: Das Gehirn und die innere Welt: Neurowissenschaft und Psychoanalyse. Walter Verlag, Düsseldorf 2010.
137. Wampold, B. E., Z. E. Imel, C. Flückiger: Die Psychotherapie-Debatte. Was Psychotherapie wirksam macht. Hogrefe, Bern 2018.
138. Steinert (2017), Seite 53 f.
139. Kugelstadt, A.: Psychosomatik im Spiegel deutscher Zeitungsartikel: eine systematische Medienanalyse. Wi-Ku-Verlag, Duisburg 2010, Seite 120.
140. Rudolf (2017), Seite 15.
141. Plecity, D. M.: Die Auswirkung der Kunsttherapie auf das körperliche und emotionale Befinden der Patienten – eine quantitative und qualitative Analyse. Dissertation. Universitätsklinikum für Psychosomatische Medizin und Psychotherapie, Ulm 2006. Online unter: https://oparu.uni-ulm.de/xmlui/handle/123456789/771
142. Wampold (2018), Seite 324.
143. Roth, G., N. Strüber: Wie das Gehirn die Seele macht. Klett-Cotta, Stuttgart 2014, Seite 355 ff. Die Autoren betonen die Wichtigkeit des Arbeitsbündnisses aus neurobiologischer Sicht.
144. Balint, E.: Michael Balint und die Droge Arzt. In: Psyche 1976; 30 (2): 105–124.
145. Langer, G., H. Heimann: Psychopharmaka: Grundlagen und Therapie. Springer, Wien 1983, Seite 479 ff.
146. Flatten, G., G. Bergmann, V. Tschuschke: Balintgruppen: Arzt-Patient-Beziehung gestalten. Dtsch Arztebl 2018; 115 (50): A-2348. Online unter: https://www.aerzteblatt.de/archiv/203894/Balintgruppen-Arzt-Patient-Beziehung-gestalten
147. Kirsch, I., B. J. Deacon, T. B. Huedo-Medina et al.: Initial Severity and Antidepressant Benefits: A Meta-Analysis of Data Submitted to the Food and Drug Administration. PLOS Medicine, 26.02.2018. Online unter: https://doi.org/10.1371/journal.pmed.0050045
148. Müller, T.: Sport hilft so gut wie Antidepressivum. ÄrzteZeitung, 03.12.2013. Online unter: https://www.aerztezeitung.de/Medizin/Sport-hilft-so-gut-wie-Antidepressivum-280307.html Bericht über eine Gesamtanalyse von 39 Metaanalysen
149. Solms (2018)
150. Bargh, J. A., T. L. Chartrand: The unbearable Automacity of Being. American Psychologist 1999; 54 (7): 462–479. Online unter: https://acmelab.yale.edu/sites/default/files/1999_the_unbearable_automaticity_of_being.pdf Baumeister, R. F., E. Bratslavsky, M. Muraven et al.: Ego Depletion: Is The Active Self a Limited Resource? Journal of Personality and Social Psychology 1998; 74 (5): 1252–1265. Online unter: https://www.ncbi.nlm.nih.gov/pubmed/9599441

151. Grawe, K.: Grundriss einer allgemeinen
     Psychotherapie. Psychotherapeut 1995;
     40: 130–145.
     Gute Beschreibung der Problemaktuali-
     sierung als Wirkfaktor
152. Bowlby, J.: Bindung als sichere Basis. 4.
     Aufl., Reinhardt, München 2018.
153. Lorentzen, S., P. Hoglend: Predictors of
     chance after long-term analytic group
     psychotherapy. Journal of Clinical Psy-
     chology 2005; 12: 1541–1553.
154. Foulkes, S. H.: The Group as a Matrix of
     the Individual's Mental Life. 1973. In:
     Foulkes, E.: Selected Papers. Psycho-
     analysis and Group Analysis. Karnac
     Books, London 1973, Seite 223 f.
155. Roth (2014)
156. Roth, G.: Warum nachhaltige therapeu-
     tische Veränderungen im Gehirn Zeit
     brauchen. Psychotherapeut 2016; 61:
     455–461.
157. Weiss, E., O. S. English: Psychosomatic
     Medicine. The Clinical Application of
     Psychopathology to General Medical
     Problems. Saunders, Philadelphia u.
     London 1943.
158. Zimmermann, S.: Fifty Shrinks: Portraits
     aus New York. Kohlhammer, Stuttgart
     2019, Seite 14.
159. Rilke, R. M.: Herbst. In: Gedichte. Fischer
     Klassik Plus, E-Book, o. Jahr.

原來這就是

心身症！

疲憊易怒、恐慌憂鬱、失眠反胃……
權威心理醫師教你擺脫身心問題，不再依賴藥物

作者 亞歷山大‧庫格史塔 Alexander Kugelstadt
譯者 魏佐君
主編 趙思語
責任編輯 林靜姿 (特約)
封面設計 羅婕云
內頁美術設計 李英娟

發行人 何飛鵬
PCH集團生活旅遊事業總經理暨社長 李淑霞
總編輯 汪雨菁
主編 丁奕岑
行銷企畫經理 呂妙君
行銷企劃專員 許立心

出版公司
墨刻出版股份有限公司
地址：台北市104民生東路二段141號9樓
電話：886-2-2500-7008／傳真：886-2-2500-7796
E-mail：mook_service@hmg.com.tw
發行公司
英屬蓋曼群島商家庭傳媒股份有限公司城邦分公司
城邦讀書花園：www.cite.com.tw
劃撥：19863813／戶名：書虫股份有限公司
香港發行城邦 (香港) 出版集團有限公司
地址：香港灣仔駱克道193號東超商業中心1樓
電話：852-2508-6231／傳真：852-2578-9337
製版‧印刷 漾格科技股份有限公司
ISBN 978-986-289-591-7‧978-986-289-595-5 (EPUB)
城邦書號 KJ2023 **初版** 2021年07月
定價 550元
MOOK官網 www.mook.com.tw
Facebook粉絲團
MOOK墨刻出版 www.facebook.com/travelmook
版權所有‧翻印必究

國家圖書館出版品預行編目資料

原來這就是心身症！：疲憊易怒、恐慌憂鬱、失眠反胃……權威心理醫師教你擺脫
身心問題,不再依賴藥物/亞歷山大.庫格史塔(Alexander Kugelstadt)作；魏
佐君譯. -- 初版. -- 臺北市：墨刻出版股份有限公司出版：英屬蓋曼群島商家
庭傳媒股份有限公司城邦分公司發行, 2021.07
384面；14.8×21公分. -- (SASUGAS；23)
譯自：Alles zur Psychosomatischen Medizin - "Dann ist das wohl
psychosomatisch!": Wenn Körper und Seele SOS senden und die
Ärzte einfach nichts finden
ISBN 978-986-289-591-7(平裝)
1.心身醫學 2.心靈療法
415   110010279